KB241246

수술하지 않고
허리병, 허리디스크
치료하는 방법

최신개정판

수술하지 않고
허리병, 허리디스크
치료하는 방법

디스크 걸린 한의사가 알려주는 증상별 치료 해법

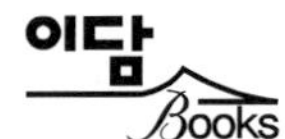

책을 펴내며

　이십대 후반의 젊은 나이, 대수롭지 않게 여겼던 허리의 통증은 어느 사이 나의 일상을 지배하는 생활의 일부가 되어 있었습니다. 허리가 끊어질 듯한 통증을 참기란 여간 고역이 아니어서 사람들과 앉아서 대화를 나누는 것조차 힘들었습니다. 디스크의 고통 앞에서 나는 무력한 환자일 뿐이었습니다.

　한의사인 나 자신도 막상 환자가 되고 보니 많은 시행착오를 겪을 수밖에 없었습니다.

　이론과 실제의 적용 문제도 있었고 방대한 양의 정보와 자료 속에서 옥석을 가리기도 쉽지 않았습니다.

　약 7년의 투병생활 끝에 마침내 수술 없이 완쾌되어 원래의 자리에서 환자들을 진료하면서 디스크 환자들에게 치료 이외에 환자들이 꼭 알고 지켜야 할 것들을 자세히 설명해주려고 했습니다. 그렇지만 주어진 시간이 너무 짧고 설명해준다고 해도 환자들이 짧은 시간에 들은 많은 내용을 다 기억하지 못하는 아쉬움이 있습니다. 환자들은 운동을 하라고 하면 어떤 운동을 어떻게 해야 할지 몰라 막막해하고 바른 자세를 하라고 하면 어떤 것이 바른 자세인지 몰라 주위에 있는 환자들이나 일반인에게 묻고 다니기 일쑤였습니다. 이런 안타까운 모습들을 보면서 나의 경험을 바탕으로 그들이 쉽게 디스크란 병을 이길 수 있게 도와주고 싶다는 생각이 들었습니다.

　척추는 사람의 신체를 전반적으로 지지하고 몸무게를 지탱하는 기둥의 역할을 합니다. 기둥이 부실하면 몸 전체가 부실하게 됩니다.

　척추 중에서도 상체의 무게가 집중되는 요추(허리뼈)는 구조도 복잡하고 항상 많은 일을 하는 곳이라 다치기 쉽고 잘 낫지도 않습니다. 그래서 허리(디스크)는 한번 다치면 평생 간다는 말이 있습니다. 그러나 디스크는 난치병(고치기 어려운 병)이지 불치병(고치지 못하는 병)은 아닙니다. 디스크는 수술 없이도 완치될 수 있습니다. 다만 많은 노력(환자의 노력+의사의 노력)과 시간을 필요로 합니다.

허리디스크의 가장 중요한 원인은 잘못된 자세로 인해 허리에 가해지는 누적된 손상이므로 일상생활에서 올바른 자세의 유지가 척추질환의 예방과 치료 그리고 재발 방지에 가장 중요하게 작용합니다.

나는 많은 시행착오로 7년이 걸렸지만 이 책에 쓰인 대로 하나씩 꾸준히 실천하면 대략 3~6개월이면 될 것입니다.

환자의 눈높이에서 최대한 이해하기 쉽게 썼으니 이제부터 다시 시작한다는 마음으로 바르게 걷고, 바르게 서고, 바르게 앉고, 바르게 눕고, 바르게 숨 쉬면서 허리병, 허리디스크로부터 자유로워지길 간절히 소망합니다.

사욕을 멀리한 채 경상북도 의성에서 1950년대부터 2007년까지 50년 이상을 의사로서, 그리고 하나님의 뜻에 따르는 모범적인 그리스도인으로서 당시 의료에서 소외된 이웃들과 고통을 함께 나누며 진정한 의미의 봉사하는 삶을 사셨던 분이 계십니다. 환자로서 찾아간 저에게 봉사의 삶을 살 수 있도록 물질적으로나 정신적으로 아낌없는 사랑을 베풀어 주셨던 의성제일교회(義城第一敎會) 故 김기한(金基漢) 원로장로(元老長老)님께 이 책을 바칩니다.

정 재 우

차례

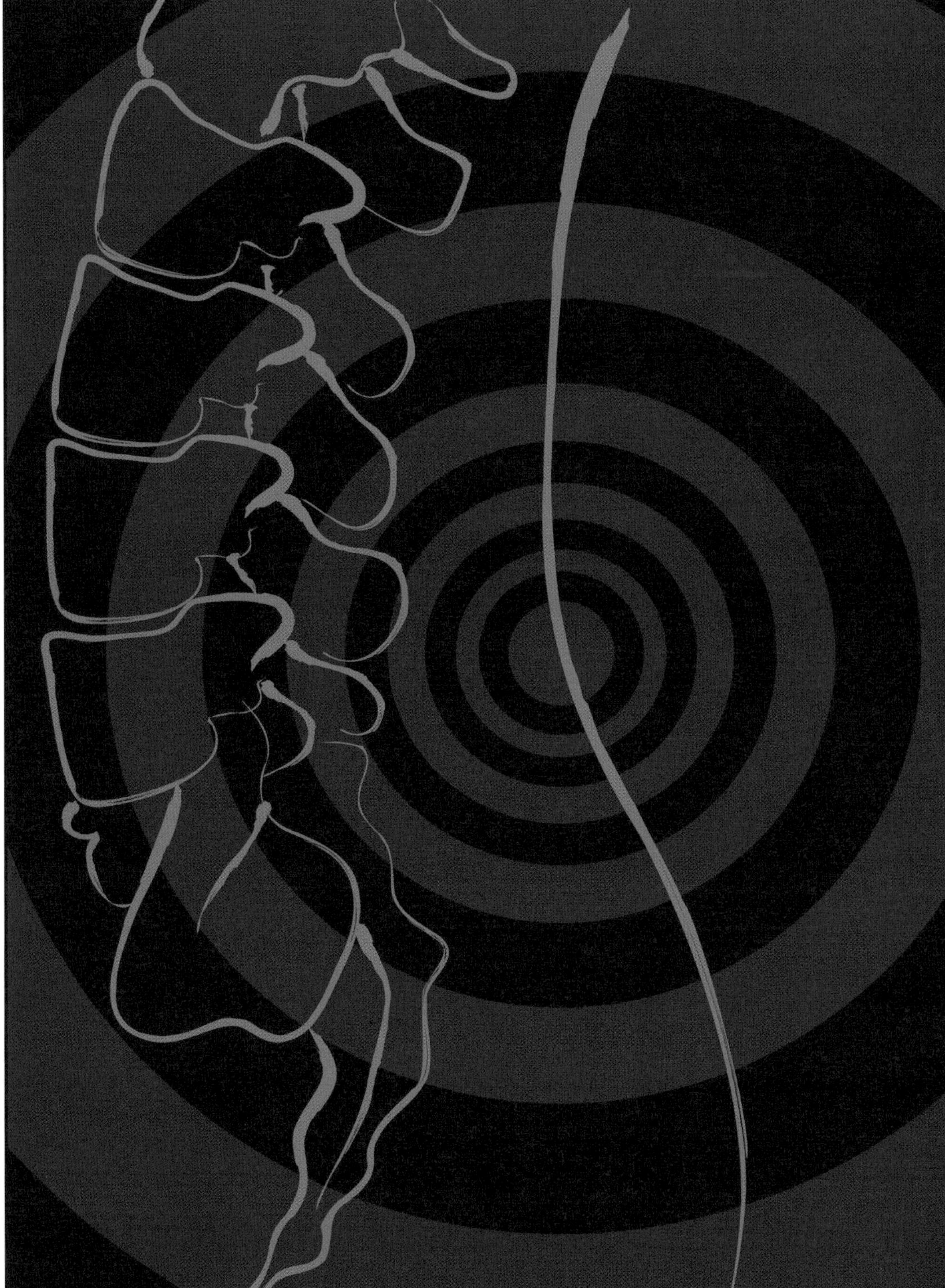

허리디스크란 무엇인가

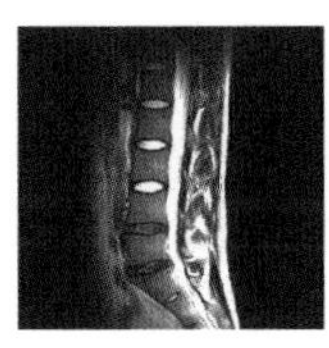

허리디스크란 무엇인가

디스크(추간판)가 붓었거나 튀어나온 것을 흔히 '디스크에 걸렸다'고 한다. 그러나 디스크는 정식 병명이 아니다. 디스크는 척추뼈 사이에 있는 연골조직을 말하며 의학용어로는 추간원판(椎間圓板) 또는 추간판(椎間板)이라고 한다. 그러므로 '허리디스크에 걸렸다'는 것은 디스크가 탈출했다는 것으로 정식 병명은 '요부 추간판 탈출증'이다.

1. 척주(척추기둥)의 구조

척주(척추기둥)의 구조는 작은 척추뼈들로 이루어져 있는데 목 부위, 등 부위, 허리 부위, 엉치뼈 부위, 꼬리뼈에 따라 기능과 모양에서 차이가 난다. 경추(목뼈) 7개, 흉추(등뼈) 12개, 요추(허리뼈) 5개, 천골(엉치뼈) 5개, 미골(꼬리뼈) 3～5개로 구성되어 있고 그 척추뼈 사이사이에 디스크(추간판)가 존재하게 된다.

척주(척추기둥)는 1자가 아니라 S자 형으로 휘어 있다. 만약 척주(척추기둥)가 1자 형이라면 몸에 가해지는 사소한 충격도 디스크(추간판)와 척추뼈로 바로 전달되어 척추뼈와 디스크(추간판)에 상당한 무리가 올 것이고 디스크(추간판)도 빨리 닳아서 제 기능을 상실하게 될 것이다.

경추(목뼈)와 요추(허리뼈)는 전만인 상태가 정상이고 흉추(등뼈)는 후만인 상태가 정상이다. 쉽게 설명하면 전만·후만에서 만은 만곡, 즉 굽어 있다는 뜻으

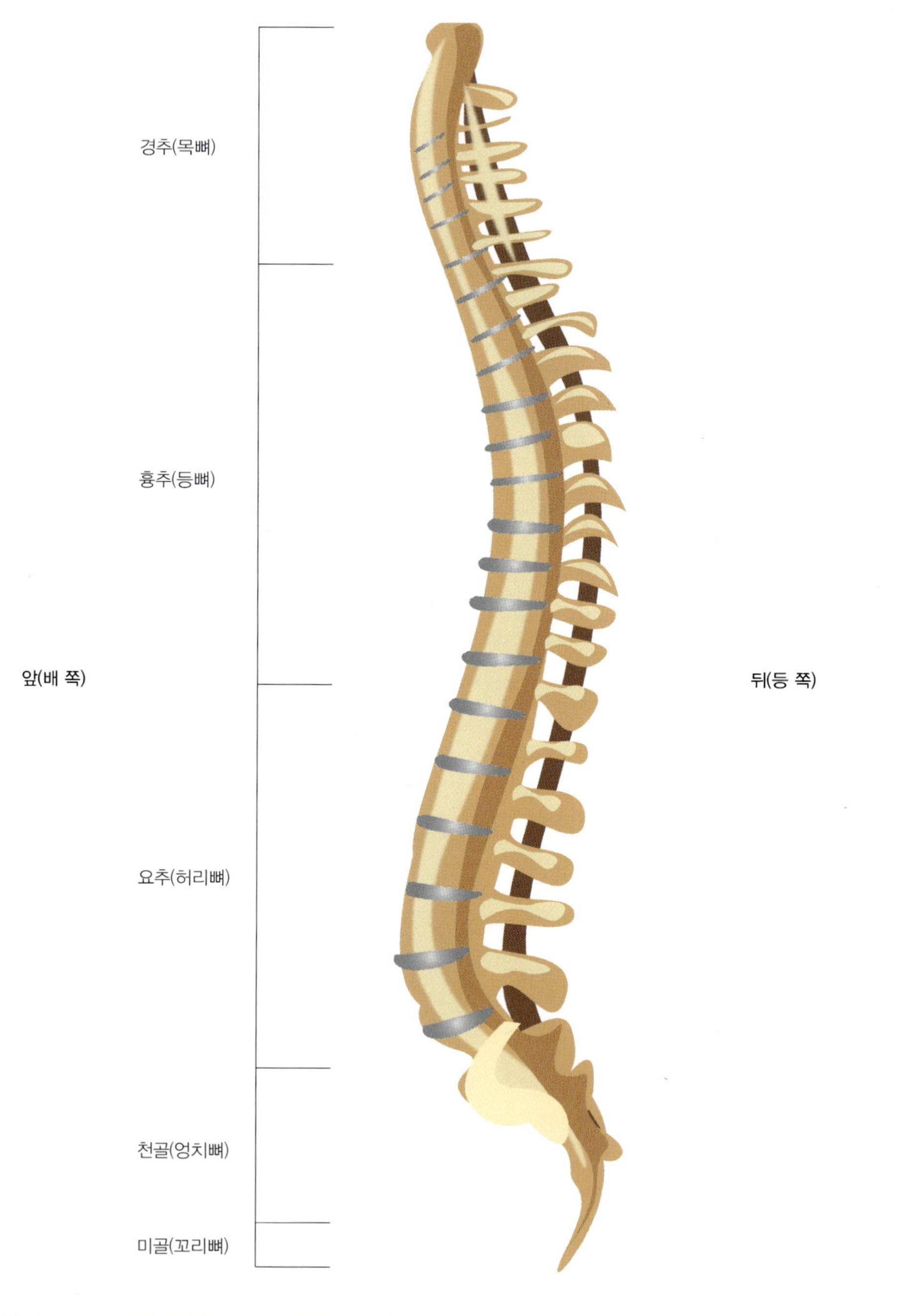
경추(목뼈)
흉추(등뼈)
앞(배 쪽)
뒤(등 쪽)
요추(허리뼈)
천골(엉치뼈)
미골(꼬리뼈)

로 전만은 앞으로 굽어 있다는 말이고 후만은 뒤로 굽어 있다는 말이다.

일자 목과 일자 허리란 목과 허리의 정상적인 만곡이 사라지고 말 그대로 1자 형태로 되는 상태를 말하는데 디스크 탈출로 인한 통증으로 생기기도 하고 주위 근육과 인대가 약해지거나 잘못된 생활습관으로 생기기도 한다.

당연히 일자 목과 일자 허리는 충격 흡수가 잘 안 되므로 쉽게 피로가 쌓여 목과 허리가 자주 아프게 되고 잘 다치게 되며 쉽게 지치게 된다. 그 결과로 디스크 탈출이 되는 경우도 있고 반대로 디스크가 탈출되면서 몸이 통증을 피하려고 목과 허리가 일자가 되는 경우도 많다. 악순환이 반복되는 셈이다.

만약 일자 허리라면 디스크 탈출로 인한 통증을 없애고 근육과 인대를 강화하여 목과 허리의 전만을 만들어 주는 것이 요통과 요통 재발의 방지를 위한 중요한 관건이라 할 수 있다.

2. 디스크로 인한 측만증

좌측(左側) 척추신경(근) 외측(外側)으로 디스크가 탈출된 경우 척추신경(근)을 왼쪽 팔로 보았을 때 탈출된 디스크는 어깨에 위치하게 되어 어깨(shoulder) 타입이라고 하며 좌측으로 굴신하면 통증이 증가되어 우측으로 허리를 굽히게 되어 좌측 측만증을 유발하게 된다.

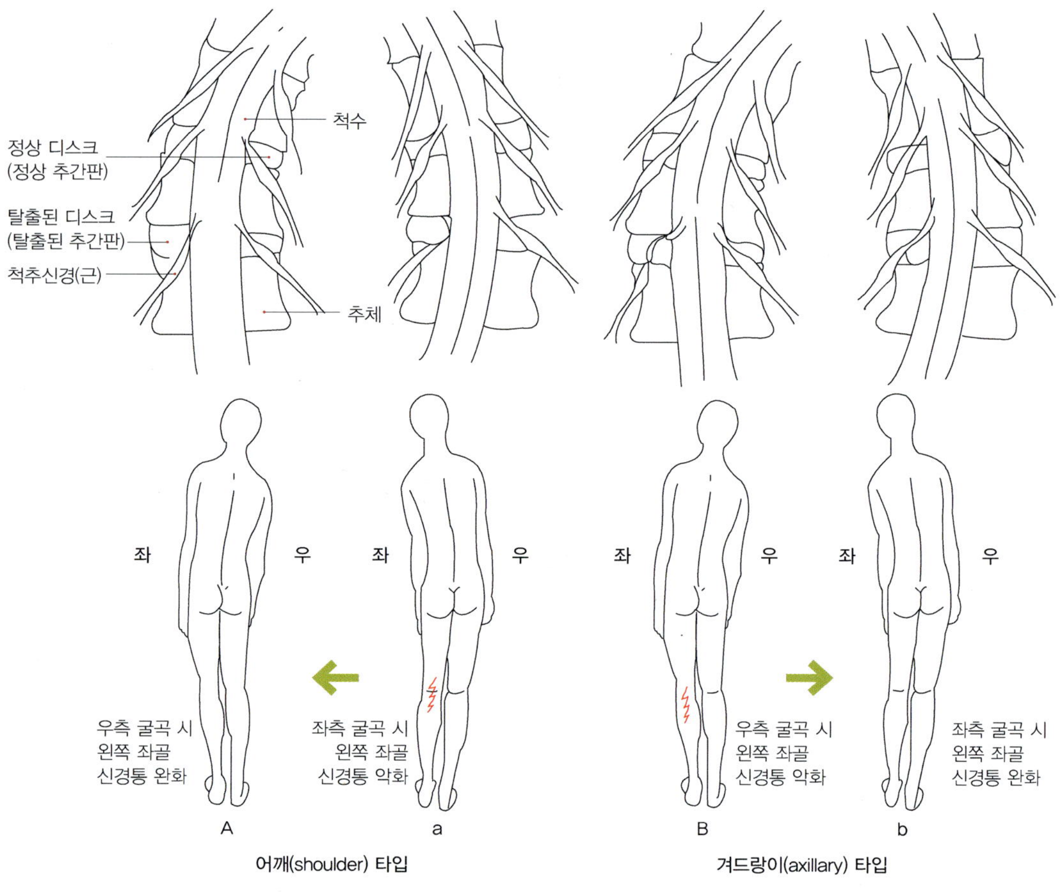

　　좌측(左側) 척추신경(근) 내측(內側)으로 디스크가 탈출된 경우 척추신경(근)을 왼쪽 팔로 보았을 때 탈출된 디스크는 겨드랑이에 위치하게 되어 겨드랑이(axillary) 타입이라고 하며 우측으로 굴신하면 통증이 증가되어 좌측으로 허리를 굽히게 되어 우측 측만증을 유발하게 된다.

디스크로 생긴 측만증은 디스크로 인한 통증을 피하기 위해 허리가 좌우로 굽게 된 것으로 디스크가 치료되면서 통증이 사라지면 원래의 모습을 되찾기 때문에 크게 염려할 필요는 없다.

3. 디스크(추간판)의 모양

척추 사이마다 디스크라는 추간원판(= 추간판)이 있다.

추간(椎間)은 척추 사이라는 뜻이고 원판(圓板)은 원형으로 생긴 판을 말한다. 척추만 쌓여 있다면 뼈끼리 부딪쳐서 척추에 손상도 많이 가고 통증도 상당할 것이다. 그래서 척추 사이에 뼈끼리 부딪치는 것을 막아주는 디스크(추간판)가 있다.

정상 디스크

디스크 가운데는 젤 형태의 말랑말랑한 수핵(髓核)이라는 물질이 있고 그 둘레를 섬유질로 된 섬유륜(纖維輪)이 수핵을 수십 겹 나이테 모양으로 싸고 있다. 수핵을 싸고 있는 섬유륜은 각각의 결이 반대 방향으로 수십 겹 짜여져 있어서 잘 터지지 않도록 되어 있다.

구조가 워낙 견고하여 수핵이 밖으로 나오기란 상당히 힘들다. 디스크 자체만으로도 수핵이 빠져나오기 힘든데 뒤 공간이 비어 있는 것도 아니고 디스크와 척추 주변으로 인대와 근육이 촘촘히 지지하고 있어서 더더욱 수핵이 빠져나오기란 어렵다.

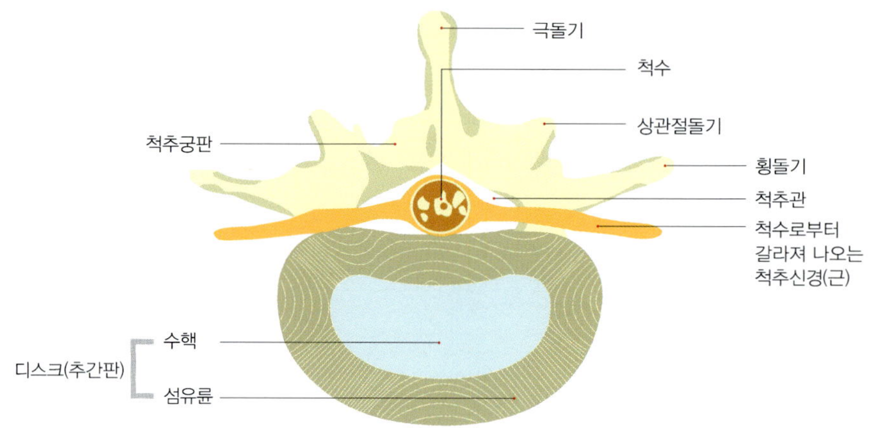

가로로 자른 척추 · 디스크 단면

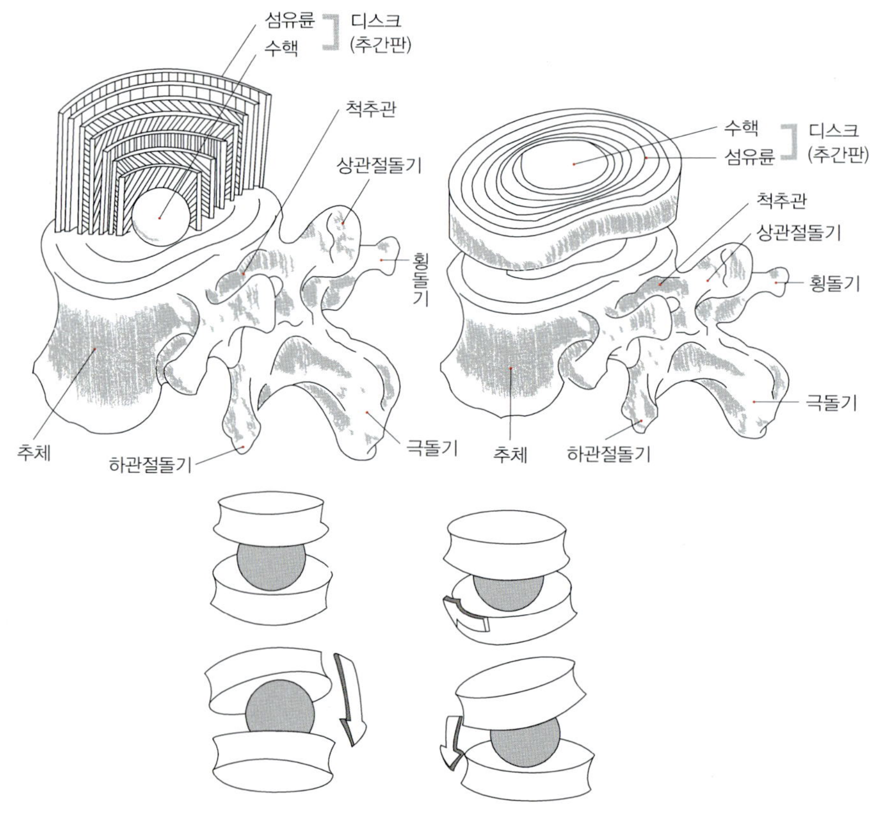

비스듬히 본 척추 · 디스크의 구조

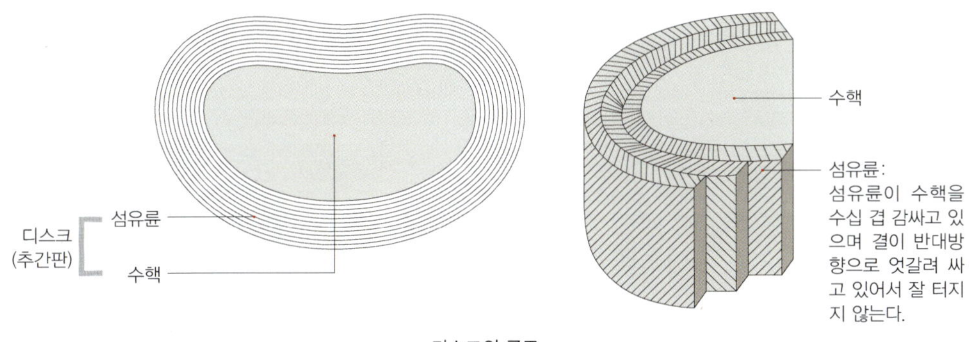

디스크의 구조

탈출된 디스크

　허리에 상당한 충격(예: 교통사고, 추락 등)이나 나쁜 자극(안 좋은 생활습관: 지속적으로 떨어지는 물방울이 바위를 뚫는 것과 같은 이치)이 지속적으로 가해지거나 허리가 삔 상태에서 치료를 제대로 하지 않아 지속적으로 삐게 되면 디스크를 받쳐주던 허리 주위 근육과 인대가 약해져 수핵이 빠져나오게 되기도 한다.

　디스크의 구조상 수핵은 빠져나오기가 어려운 만큼 한번 빠져나온 수핵이 원상태(정상 디스크 모양)로 되돌아가기란 거의 불가능하다.

| 탈출된 디스크

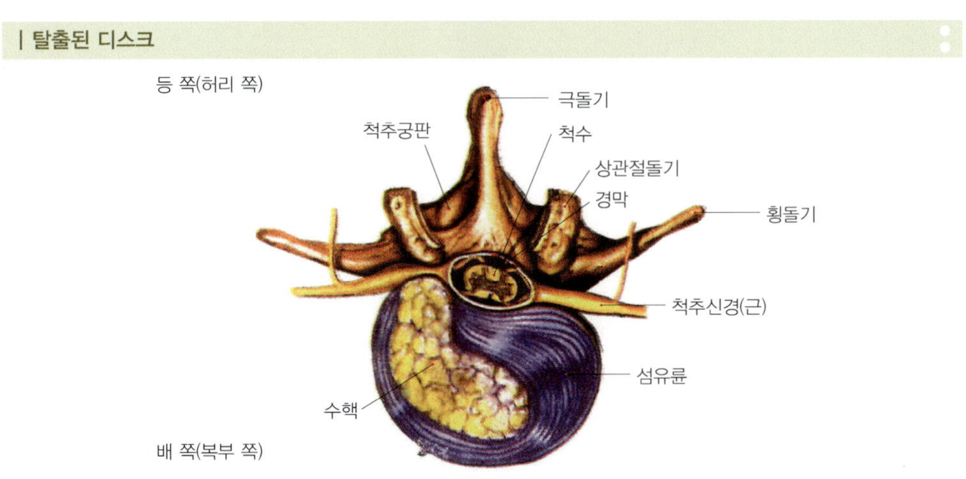

가로로 자른 척추 · 탈출된 디스크 단면

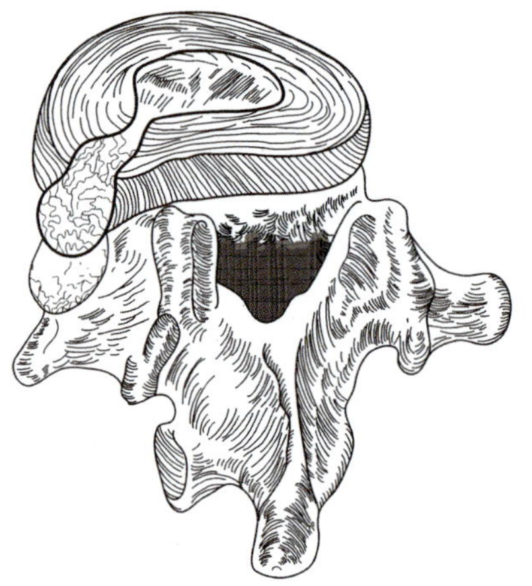

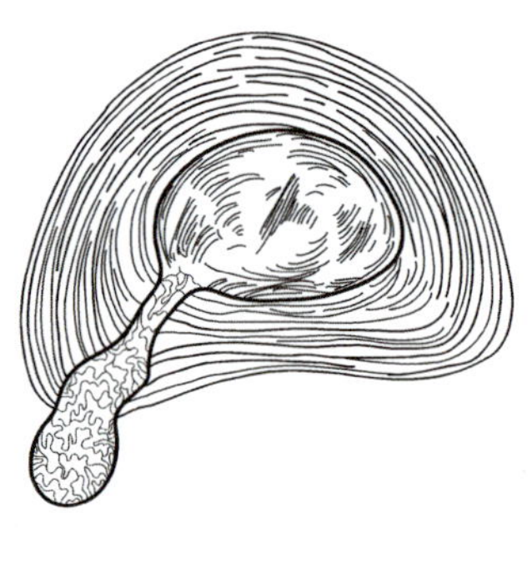

가로로 자른 척추 · 탈출된 디스크 단면   가로로 자른 탈출된 디스크 단면

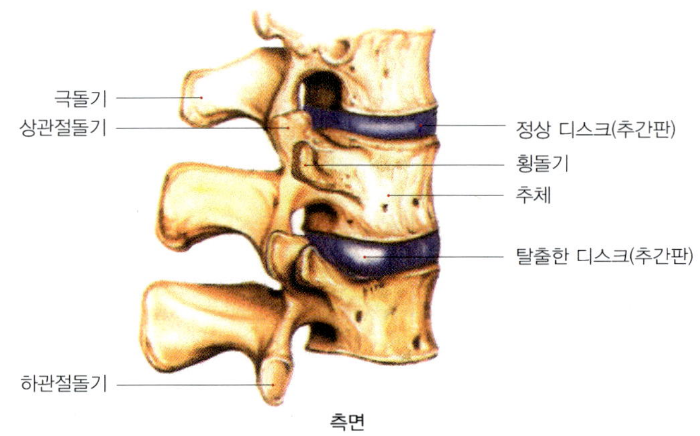

측면

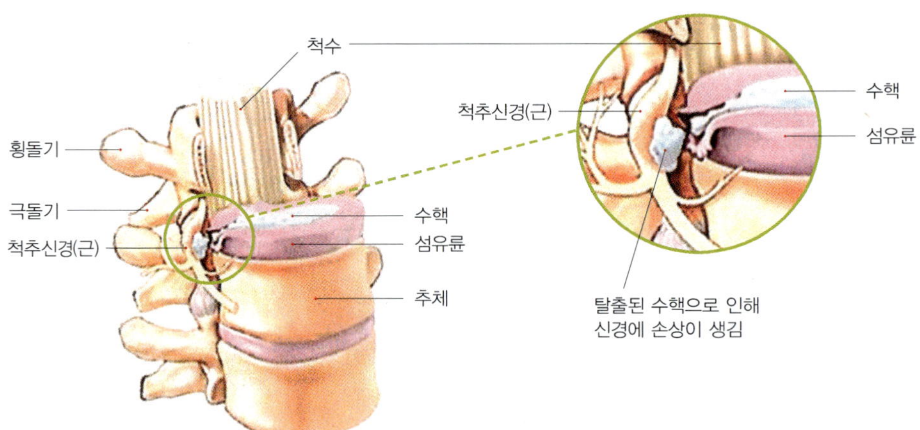

비스듬히 본 측면

4. 디스크 통증의 원인

디스크가 탈출하여 신경을 누르는데도 아프지 않은 사람이 있고, 아픈 사람도 있다.

MRI가 보편화되면서 탈출된 디스크가 물리적으로 신경을 누르느냐 누르지 않느냐는 통증 유발에 그리 큰 영향을 미치지 않는 것으로 드러나고 있다. 원인은 디스크 속의 탈출된 수핵으로 인해 척추신경에 손상을 입었느냐 아니냐의 차이이다. 탈출된 디스크가 척추신경에 손상을 입히면 통증이 생기고 디스크가 탈출되었다 하더라도 척추신경에 손상이 없다면 통증은 없게 된다. 그래서 디스크로 인해 불편한 증상이 발생하게 되면 우선적으로 비수술적인 여러 가지 치료 방법들로 손상된 신경이 빨리 회복되도록 치료를 하게 되는 것이고 디스크 환자의 90% 이상은 비수술적인 치료 방법으로 손상된 신경이 회복되어 정상적인 삶으로 복귀하게 된다.

그러나 몇 개월 동안 비수술적인 방법들을 시행하였음에도 불구하고 불편한 증상이 없어지지 않거나 더 심해지면 마지막 수단으로 수술을 선택하게 되는데 수술도 물리적으로 신경을 누르는 디스크를 제거한다기보다는 척추신경의 손상을 유발하는 탈출된 디스크를 제거한다는 쪽으로 보는 것이 디스크 질환을 이해하는 데 도움이 될 것이다.

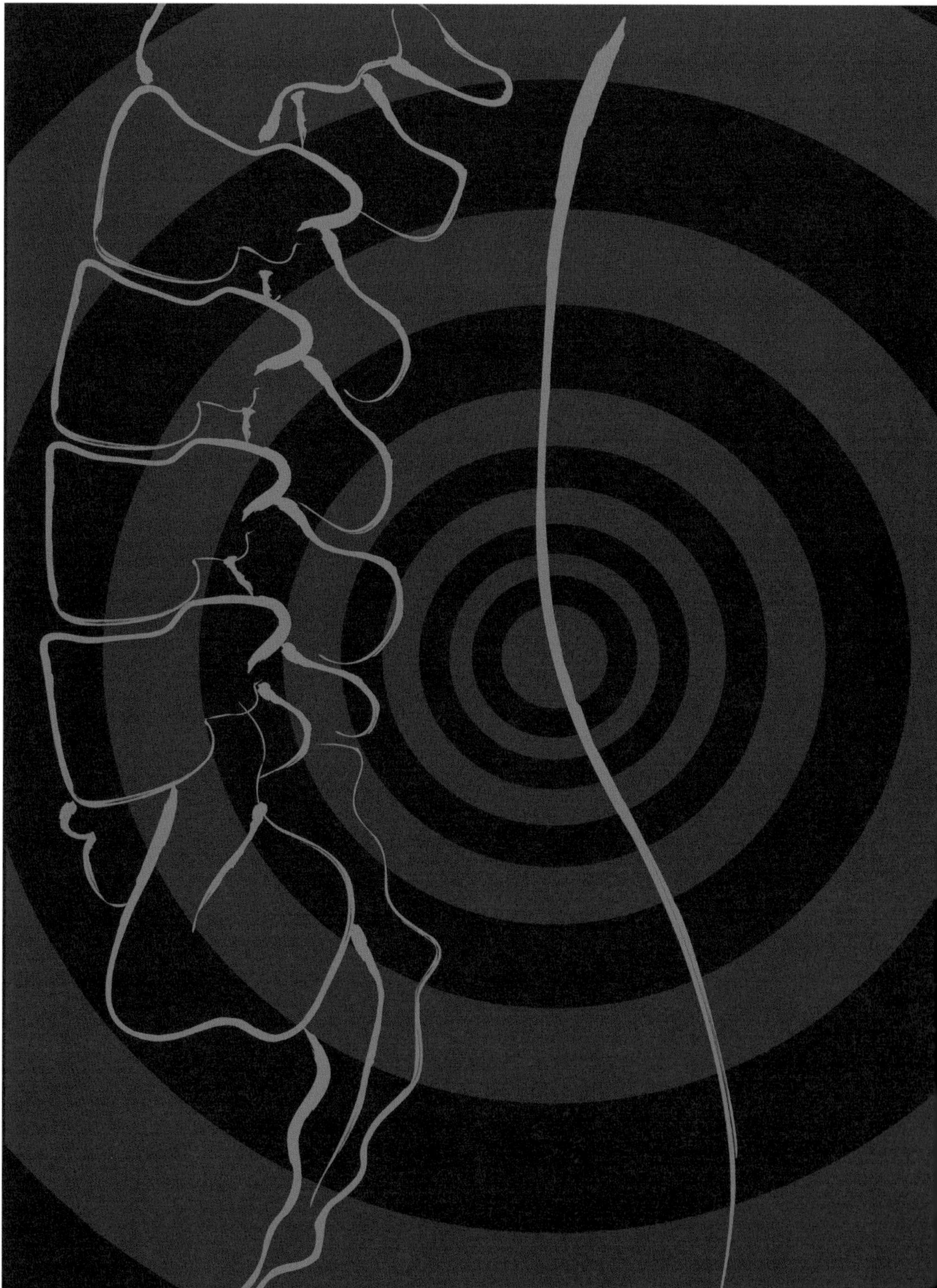

디스크 치료에 대한 이해

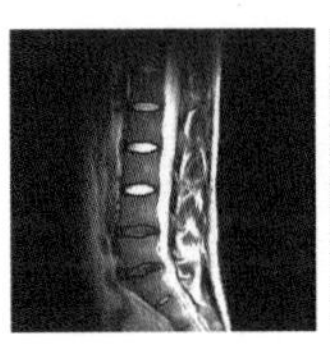

디스크 치료에 대한 이해

1. 탈출된 디스크는 원래의 상태로 되돌릴 수 없다

디스크 환자들이 꼭 알아야 할 사실은 디스크 탈출증에서 한번 탈출된 디스크는 수술을 하든, 비수술적 방법으로 치료를 하든 원상태(정상 디스크)로 되돌아가지 않는다는 것이다.

터져 나온 디스크의 크기는 시간이 지나면서 줄어드는 경우가 많지만, 이런 경우도 나온 디스크가 원래 있던 곳으로 들어간다기보다는 주변 조직으로 흡수되어 줄어드는 경우가 대부분이다. 다시 말해 탈출된 디스크의 크기는 줄어도 디스크가 원상태로 되기는 힘들다.

예를 들면 역도 선수들의 경우 MRI상으로는 디스크 탈출이 심한데도 증상이 없는 경우도 많다. 정상인의 경우에도 40대가 넘어서면서 MRI상으로는 디스크가 탈출된 사람이 많지만 전혀 불편함 없이 지내는 경우도 많다. 이런 경우를 무증상 디스크라고 하며 치료의 대상도 되지 않고 정상으로 간주한다.

디스크가 탈출되어 통증이 있는 환자가 문제지 디스크가 탈출되어도 전혀 아프지 않거나 생활하는 데 지장이 없다면 디스크 탈출 여부와 상관없이 정상으로 봐도 무방하다. 단, 탈출한 디스크로 인해 통증이 발생하게 되면 상당히 고생하게 될 가능성을 내포하고 있으므로 디스크 증상이 발현되지 않게끔 허리강화운동과 바른 습관을 익히는 등 허리에 대한 주의와 관심의 필요성은 더욱 커진다. 그러므로 환자들은 디스크 치료에서 터져 나온 디스크를 원상태로 되돌리는 데 너무 연연하지 말아야 한다.

2. 수술과 비수술 치료의 차이

디스크 치료는 크게 수술과 비수술 치료로 나눌 수 있다.

수술적 치료

수술은 디스크를 원래의 상태로 되돌리는 것이 아니라 섬유륜 밖으로 삐져나와 있는 디스크(수핵)를 제거하는 것이다. 탈출된 수핵을 제거하기 위해서는 피부, 근육, 척추뼈, 인대를 수술도구가 지나가야 할 경우가 생기므로 디스크에 눌린 신경은 회복된다 하더라도 허리 주변 다른 부위가 약해지는 경우나 후유증이 발생할 수도 있다. 예를 들어 다리가 당겨서 수술했는데 수술이 잘되어 다리 당김은 없어져도 없던 요통이 생길 수도 있고 원래 있던 요통이 더 심해질 수도 있다.

또한 절대 간과할 수 없는 재발의 경우도 문제다. 재발했을 때 비수술로 나은 경우는 예전의 치료 경험을 바탕으로 관리하면서 치료를 받으면 처음보다 더 쉽게 제어되는 경우가 많다. 그러나 수술한 경우는 문제가 간단하지 않다. 재수술을 할 경우 첫 번째 수술에 비해 성공률도 떨어지고(수술 횟수가 거듭될수록 수술 성공률은 현저히 떨어진다.), 비수술적 치료도 수술 받지 않은 환자들에 비해 호전의 속도나 회복이 늦어지는 경우가 많다.

그래서 수술은 도저히 방법이 없을 때 하는 최후의 방법인 것이다. 일이 바빠서 빨리 직장에 복귀하기 위해서, 빨리 낫고 싶어서 수술 받는 것이 아니라 정말 도저히 방법이 없을 때 최후의 수단으로 수술을 선택하는 것이다.

물론 응급으로 수술해야 할 경우도 있다. 대소변 장애가 있는 경우나 다리를 움직일 수 없는 심각한 마비가 오는 경우는 담당의사의 지시에 따라야 한다.

비수술적 치료

비수술적인 치료는 몸의 자연치유력을 키워 몸이 스스로 손상된 신경을 회복시키도록 하는 방법이다. 즉 몸의 상태가 좋아져 몸이 알아서 없애는 방법이다. 이런 점에서 한약, 침, 뜸, 도인안교(전통 척추교정) 등의 한방치료는 환자의 자연치유력을 극대화시켜 몸을 회복시켜주므로 비수술적인 치료 방법에서 강점이 있다.

피부에 상처가 나면 사람들은 대부분 소독을 하고 연고를 바르므로 치료를 소독약과 연고가 한다는 착각을 하기 쉽다. 그러나 연고나 소독약은 몸 안의 의사가 잘 치료할 수 있도록 덧나지 않게 상처 주위를 깨끗이 해주고 피부를 재생하는 데 도움을 주는 보조적 역할을 하는 것이지 주된 역할은 몸속의 의사인 자연치유력이 한다.

예를 들면 뼈가 부러져서 치료하는 경우 반드시 두 명의 의사가 있어야 한다. 뼈를 맞추는 몸 밖의 의사와 누구나 가지고 있는 몸 안의 의사인 자연치유력이다. 골절이 되었을 경우 그냥 놔두면 뼈가 바른 위치에 제대로 붙지 않는다. 그래서 몸 밖의 의사는 뼈를 맞추고 깁스를 한다. 그 다음부터는 몸 안의 의사가 알아서 다 한다. 잘못된 뼈 조각은 파골세포가 없애고, 조골세포가 결손된 뼈를 만들고 미세한 혈관 하나하나를 잇고 골수도 연결하고 세포 하나하나를 다 연결한다. 이런 몸 안의 의사가 없다면 몸 밖의 의사가 아무리 뼈를 잘 맞춰 놓아도 무용지물이 된다.

몸 안의 의사는 나이에 따라 다르고, 태어날 때 강하게 타고났는지 약하게 타고났는지, 또는 몸 관리를 어떻게 했는지에 따라 사람마다 다 다르다. 오랜 기간 병상에 누워 있던 환자나 고령의 노인 환자들의 골절의 경우 아무리 몸 밖의 의사가 잘해도 몸 안의 의사가 많이 지쳐 있어 뼈가 잘 붙지 않는 경우나 뼈가 붙는 데 상당한 시간이 걸리는 이유도 여기에 있다.

영화 '혈의 누'에서 기억에 남는 수사관 원규(차승원)의 대사가 있다.

"너 같은 의원놈들이 왜 먹고 사는 줄 아나? 그건 니놈들의 재주가 잘나서가 아니라 사람의 목숨이 질기기 때문이야."

의사가 사람을 살릴 수 있는 것은 사람 목숨이 질기기 때문이다. 의사가 사람을 치료할 수 있는 것은 몸 안의 자연치유력이 있기 때문이다.

좀 더 쉬운 예를 하나 들면, 후천성 면역 결핍증(AIDS)은 후천적으로 에이즈바이러스가 몸 안의 의사인 면역력을 없애는 병이다. 그래서 나중에는 감기나 사소한 피부염 같은 가벼운 질환으로 사망한다. 에이즈 환자는 에이즈바이러스 때문에 사망한다기보다는 몸 안의 의사인 면역기능이 떨어져 정상인은 걸리지 않는 각종 감염으로 사망하게 되는 것이다. 면역이 결핍된 에이즈 환자는 정상인이면 깨끗이 씻는다든지, 아니면 소독 정도, 아니면 항생제 몇 알이면 나을 병들에 감염되어 죽는 것이다.

몸 안의 의사가 없으면 몸 밖의 의사도 어쩔 수 없다.

몸 밖의 의사에게만 모든 것을 맡기지 말고 몸 안의 의사인 자연치유력이 능력을 잘 발휘할 수 있도록 환자들이 자신의 허리 관리에 신경을 써 주어야 디스크는 정복될 수 있다. 자신의 역할은 포기한 채 의사가 다 알아서 낫게 해주겠지 하

면 디스크는 절대 극복될 수 없다. 디스크는 정말 질긴 녀석이다. 우리는 디스크
보다 더 강해져야 한다.

3. 잘 낫는 환자와 잘 낫지 않는 환자

첫 번째 불치는 교만하고 방자하여 도리에 어긋나는 행동을 하는 경우이고,
두 번째 불치는 몸의 건강보다는 재물을 더 소중히 여기는 경우이고,
세 번째 불치는 먹고 입는 것을 적절하지 않게 하는 경우이고,
네 번째 불치는 너무 쇠약하여 약을 복용할 수 없게 되었을 경우이고,
다섯 번째 불치는 의사를 믿지 않고 무당과 같은 미신을 믿는 경우이며,
여섯 번째 불치는 음양(陰陽)이 조화되지 못하여 내장의 기능이 고르지 못할 때이다.

동의보감에서 말하는 여섯 가지 불치(不治) 이야기이다. 환자를 진료하면서
공감 가는 부분이 많아 적어 본다.

증상에 따라 잘 낫는 환자와 잘 낫지 않는 환자가 있다

1) 다리에 문제가 생긴 경우

운동장애만 생긴 경우
다리가 땅겨 양말을 신거나 바지를 입고 벗기도 불편하고, 허리를 굽히면
다리가 땅겨 오금이 굽어지고 걸을 때 절기도 하는 운동장애 환자는 수술
로도 잘 낫지만 비수술적 방법으로도 잘 낫는다. 대부분의 경우 환자들이

정확히 어느 부위가 땅기는지 짚을 수 있으면 치료의 효과도 잘 나타난다. 디스크 환자 중에 치료하기 가장 쉬운 환자로 보통 1~2개월 치료하면 증상이 거의 소실된다.

감각장애만 생긴 경우

— 감각 이상 부위를 알 수 있는 경우: 저리다든지, 시리다든지, 찌릿한 전기가 온다든지, 시큰거리는 감각장애까지 온다. 그나마 발병한 지 1년 미만이면서 어떤 부위가 이상한지 알 수 있으면 치료가 잘된다.
— 감각 이상 부위를 알 수 없는 경우: 대체로 발병한 지 몇 년이 된 경우로, 다리 감각이 이상하여 어떤 부위인지 딱히 짚을 수 없고 다리 전체가 저리고 시리고 따갑다고 하면 치료가 어려워진다. 대체로 초기증상(운동장애와 감각장애 초기 증상)을 치료하지 않고 오래 방치하여 몇 년이 흐른 경우가 대부분이다.

운동장애와 감각장애가 같이 오는 경우

빨리 치료하면 할수록 치료가 잘된다. 보통 발병 1년 미만이라면 3~4개월 치료하면 증상이 거의 소실된다.

2) 허리에 문제가 생긴 경우

허리 정중앙이 아픈 경우

앉아 있지를 못한다. 기침을 하면 허리가 울린다. 재채기를 하면 허리가 시큰하다. 허리를 굽히면 허리가 끊어질 것 같아 불안하다. 허리가 힘이 없다. 치료는 좀 효과가 있는 듯한데 호전과 악화를 반복하며 몇 개월째, 혹은 몇 년째 낫지 않는다. 이런 경우는 디스크 내장증일 가능성이 상당히 높다. 3개월에서 6개월 정도 열심히 치료 받아야 한다. 증상이 없어진 후 반드시 적극적인 허리 강화 운동을 해야 재발을 막을 수 있다.

허리 정중앙에서 옆으로 2~3㎝ 떨어진 부위가 아픈 경우
위치적으로 천장관절이나 허리 근육 쪽이 아픈 경우이다. 2~3개월 치료
받으면 증상이 없어진다.

엉치 쪽으로 아픈 경우
인대의 문제이거나 천골 구멍으로 나오는 신경의 문제일 수 있다. 2~3개
월 치료 받으면 없어진다.

엉덩이가 결리는 경우
근육의 문제이거나 좌골 신경의 문제일 수 있다. 2~3개월 치료 받으면
증상이 좋아진다.

허리에서 아픈 부위를 정확하게 짚지 못하는 경우(MRI 사진상으로는 정상)
50%는 금방 좋아지는데 나머지 50%는 치료해도 증상이 그대로인 경우도
있다. 치료해도 증상이 그대로인 50%는 활동하면서 시간이 지나니 좋아
졌다는 사람이 많았다. 심리적인 문제로 인한 요통이다. 한의학에서는 기
요통(氣腰痛)이라고 한다.

3) 다리와 허리가 함께 문제가 있는 경우

다리에 문제가 생긴 경우와 허리에 문제가 생긴 경우를 함께 참조하면 된다.

발병 기간에 따라 예후가 달라진다

발병 기간이 보통 3개월, 6개월, 1년, 5년 단위로 예후가 달라진다.

발병 기간이 짧으면 짧을수록 몸에서의 자연치유력이 강하게 작용한다. 몸에서 병이 생긴 지 얼마 안 되었으면 몸이 스스로 고치려고 부단히 노력한다. 그러나 시간이 많이 지났는데도 낫지 않으면 몸도 내 몸은 원래 이렇게 아픈가 보다 하고 포기하게 된다. 그러므로 몸의 자연치유력이 스스로 고치려 할 때 몸 밖의 의사와 같이 빨리 완치시켜야 한다. 몸 안의 의사인 자연치유력은 자신의 몸을 포기했는데 몸 밖의 의사 혼자서 치료하려고 하면 보통 힘들어지는 것이 아니다.

그래서 몸 안의 자연치유력이 가장 왕성한 발병 3개월 이내에 치료하면 효과가 가장 좋고 6개월, 1년으로 시간이 지날수록 치료 효과는 약해진다. 그나마 1년 미만인 경우는 치료가 잘된다. 디스크로 고생한 지 5년 이상인 경우는 그만큼 치료도 힘들고 치료 기간도 늘어난다.

젊은 사람일수록 회복이 빠르다

젊을수록 몸속의 자연치유력도 강하므로 나이 많은 사람보다는 치료가 잘된다. 하지만 타고난 체력도 무시 못 한다. 골격도 크고 쉽게 근육이 붙으면서 체격도 균형 잡힌 사람이라면 나이가 들어도 잘 낫는다.

직업도 무시 못 한다

사무직이 차라리 낫다. 사무직은 업무 보면서 1시간에 2~3번 정도 일어나 움직이면 된다. 그러나 육체 노동자들은 오래 앉아서 제품을 제조하거나, 오래 서 있으면서 프레스 작업을 하거나, 물건을 아래에서 위로 나르는 등 자세를 바꾸기 힘든 단순 반복적인 일을 하는 경우가 많아 막상 치료해 보면 사무직에 종사하는 사람들이 예후가 더 좋다.

통증이 심하고 약하고는 예후에 그리 영향을 미치지 않는다

디스크 상태는 심각한데 정작 환자는 별로 아프지 않은 경우도 많고 환자는 불편함을 엄청 호소하는데 디스크 상태는 그리 심하지 않은 경우도 많다. 그리고 병원에 입원할 정도로 통증이 심한 사람들도 시간이 지나면서 대다수 통증은 약해지게 되어 있다. 걷다가 돌부리를 발로 걷어찼을 때 처음에는 말할 수 없이 고통스럽지만 발을 주무르거나 문지르면 통증이 점차 줄어드는 것을 경험했을 것이다. 급성기의 통증이 심한 경우 바로 안정을 취하게 되므로 2차 손상이 작아 예후가 더 좋은 경우가 많다.

반면에 은근하게 괴롭히는 허리 통증, 약간만 무리해도 아프고 날씨가 맑으면 괜찮고 흐리면 아픈 허리병도 많다. 이렇게 고생한 지 20년 정도 된 우리 어머니들의 허리병은 증상이 그리 심하지 않아도 뿌리 뽑기가 만만치 않다. 20여 년 동안 가랑비에 옷 젖듯이 작은 2차 손상을 여러 차례 받은 허리이기 때문에 완벽히 낫게 하기는 힘들다.

가장 예후가 좋은 환자와 가장 예후가 나쁜 환자

예후가 좋다는 말은 빨리 나으면서 허리 손상이 적어 재발이 잘 안 되는 경우를 말한다. 병을 앓은 시간이 길어질수록 허리 주변의 인대와 근육도 많이 망가진다. 그래서 통증이나 불편함을 줄이는 것도 힘들 뿐 아니라 치료 후 허리의 근육과 인대도 강화시켜야 한다. 만약 이것이 잘 안 되면 재발의 위험을 안게 된다.

하지만 병을 앓은 지 얼마 되지 않은 경우는 주변의 근육과 인대가 그리 망가지지 않아서 증상만 빨리 개선해 주면 다치기 전 상황으로 쉽게 되돌아간다.

내 경험으로는 발병한 지 얼마 안 되면서 다리만 땅기는 운동장애만 있는 경우가 가장 잘 치료된다.

발병한 지 5년 이상 경과된 환자이면서 양쪽 다리 모두 운동장애와 감각이상이 있는데 정확한 위치를 짚을 수 없고 허리가 앞으로 숙여지지도 않으면서 척추도 일자를 넘어 후만이 된 경우에는 치료가 상당히 어려워진다.

4. 자신에게 맞는 의사와 치료 방법의 선택 요령

유명한 의사보다는 본인에게 맞는 의사를 찾는다

디스크는 혼자만의 힘으로는 이기기 힘든 병이다. 무거운 짐을 실은 수레를 끌고 가파른 고개를 올라갈 때 혼자서 끌고 가면 시간도 많이 걸리고 힘도 많이 들고 힘이 모자란다면 못 올라갈 수도 있고 올라가다가 뒷걸음치는 위험도 발생할 수 있다. 그래서 뒤에서 밀어줄 사람이 필요하다. 허리디스크는 짐이 엄청 무거운 병에 해당된다. 혼자서 그 짐을 싣고 고개를 넘기에는 너무 위험하다. 그러니 의사의 치료와 도움이 꼭 필요하다.

의사를 찾을 때 유명한 의사를 찾기보다는 본인에게 맞는 의사를 만나라고 권하고 싶다. 우선 집 근처부터 찾아보길 권한다. 의사와 상담하여 자신에게 맞는 치료를 찾도록 한다. 한방, 양방 다양한 치료법들이 있다. 본인이 섣불리 예단하지 말고 최소 2주는 치료를 받아 보고 효과가 없으면 다른 치료법을 찾아보거나 다른 의사를 찾으면 된다.

병원과 환자의 궁합이 맞아야 한다

허리디스크 질환은 두 단계를 거치면서 디스크의 굴레에서 탈출하게 된다.

1단계는 치료 받으면서 운동장애에서 벗어나고 통증에서 해방되어 움직임이 자유로워지는 단계이고,

2단계는 아프지도 않고 어떤 움직임도 가능하지만 아직 불안한 단계다. 조금만 무리해도 다시 허리가 아프거나 다리가 결리기 시작한다. 아직 절벽에 서 있는 듯 불안한 단계이다. 힘도 예전같이 쓰지 못하고 아직 격렬한 운동은 무리라는 생각을 본인도 하게 된다. 많이 좋아지기는 했는데, 그래도 항상 허리에 신경이 쓰인다. 그래서 허리 강화 체조와 허리 강화 운동으로 튼튼한 허리를 만들어 나가는 과정을 거쳐야 한다. 허리 근육과 복부 근육을 강하게 만들어 웬만큼 무리한 일이나 운동도 할 수 있게 만들어야 한다.

1단계는 의사의 역할이 주가 되고 환자의 역할은 의사의 치료가 잘 되게 도와주는 보조적 역할이다.

2단계는 환자의 역할이 주가 되고 의사의 역할은 환자가 제대로 할 수 있게 방향을 잡아주는 보조적 역할이다.

수술한 경우도 마찬가지다.

비수술적 치료와 마찬가지로 수술의 목표도 1단계이다. 수술 받은 환자도 2단계를 본인의 노력으로 반드시 이뤄내야 한다.

비수술 요법이 본인에게 맞는 치료라면 평균적으로 1단계에서 1개월에 50% 정도는 좋아져야 하며 2개월에 80%, 3개월에 100% 좋아져 1단계를 벗어나는 것이 자신에게 맞는 치료다. 최소한 이 정도로 좋아져야 3개월 이내에 1단계를 벗어날 수 있다.

그리고 2단계로 넘어가 허리 강화 운동으로 디스크 재발을 막고 예전 허리처럼 강한 허리를 만드는 재활의 과정을 거치게 된다.

물론 환자의 건강상태와 병을 앓은 시기에 따라 달라질 수 있다.

병원 쇼핑도 나쁘지만 한 곳에서 뿌리를 뽑아야 한다는 생각으로 별 차도도 없이 짜증 내면서 몇 개월씩 한 병원만을 계속 다니는 것도 좋지 않다. 본인에게 맞는 치료라면 한 달 안에 환자 자신이 느낄 정도의 호전이 있어야 한다.

최소 한 달 안에 1단계에서 통증도 움직임도 30% 이상은 좋아져야 한다. 왜냐하면 시험 성적도 0점에서 30점 정도는 올리기 쉽지만 90점에서 100점 만들기는 어려운 것과 같은 이치다. 다시 말해 처음 상태에서 차도가 생기게 만드는 것이 가장 쉽고 좋아질수록 회복 속도는 좀 늦어지는 경향이 있다. 그런데 초반부터 별 차도가 안 보인다면 치료 방법을 바꿔 보거나 병원을 바꿔 봐야 한다. 첫 달에 30% 미만으로 좋아졌다면 이 환자는 1단계를 벗어나는 데 6개월 이상 걸릴 가능성이 농후하다.

만약 한 우물만을 파겠다는 신념으로 한 곳에서 6개월 정도 치료 받았는데 1단계에서 통증과 움직임이 30% 정도만 좋아졌다면, 호전된 것은 사실이지만 앞으로 그곳에서 1단계를 벗어나기는 아마 힘들 것이다.

"될 성싶은 나무는 떡잎부터 알아본다."는 말과 같이 한 달 치료 받아 보면 여기서 나을 수 있을 것인지 판단이 설 것이다. 아니 판단을 해야 한다.

어느 정도 좋아졌는지를 비교할 수 있기 위해서는 처음 치료 받기 전 상태를 잘 기억해야 한다. 어제와 오늘을 비교하는 것이 아니다. 항상 최초로 치료 받기 전 상황과 현재 치료 받은 상황을 비교해야 한다. 디스크 질환 자체가 하루에도 몇 번씩 호전과 악화를 반복한다. 특히 날씨와 기분에도 영향을 많이 받는다. 하루하루 변화에 너무 집착하면 우울해지기 쉽고 치료에 도움도 안 된다.

처음 치료 받기 전 몸 상태와 치료 받고 2주가 지난 몸 상태가 차도가 없거나 더 나빠졌다면 의사는 치료 방법을 바꾸거나 뭔가 새로운 돌파구를 찾아야 한다. 물론 의사의 판단으로 치료 방법을 그대로 밀고 나갈 수도 있다. 그러나 4주 정도 되었는데도 별 차도가 없다면 환자 자신이 선택을 잘 해야 한다. 믿고 계속 치료 받을 것인지, 아니면 병원을 바꿔보든지 결정을 해야 하는데 나라면 새로운 치료를 찾아보라고 권하고 싶다. 그래도 미련이 남아 2개월 정도까지 치료를 받았는데 효과가 전혀 없었다면 미련 갖지 말고 병원을 바꿔보기 바란다.

만약 본인과 맞지 않는 치료에 몇 개월 열정과 체력을 소진하고 나면 환자가 포기하고 마는 경우도 생기는데 정말 이렇게 되면 디스크는 낫기 힘들어진다.

그리고 환자들도 디스크 질환에 대한 기본적인 지식을 가지고 있어야 본인에게 맞는 의사도 병원도 만날 수 있을 것이다.

2~4주 치료 받아 보고 효과 없으면 치료 방법을 과감히 바꾼다

디스크의 치료 방법은 다양하고 약도 엄청 많다. 이 말은 역설적으로 모든 디스크에 공통된 탁월한 치료 방법이 없다는 말이기도 하다. 의사들은 각각의 환자에게 맞는 치료를 하기 위해 당연히 노력하지만, 환자들도 수고스럽더라도 본인에게 맞는 치료법을 찾기 위해 노력해야 한다. 너무 쉽게 치료법을 바꾸는 것도 문제이지만 효과도 없는 치료에 막연히 몇 개월씩 매달리다가는 오히려 치료 시기를 놓칠 수도 있다.

2~4주 정도 치료 받아 보면 이 치료법이 효과가 있는지 없는지 감이 온다. 치료 받기 전 처음 몸 상태와 2~4주 동안 치료 받은 몸 상태를 비교하여 전혀 차도가 없거나 더 심해진다면 본인과 맞지 않으므로 과감히 치료 방법을 바꾸는 것이 좋다.

'초반 몇 개월은 치료 효과가 없었지만 치료방법을 바꾸지 않고 꾸준히 치료받아 5~6개월 후부터 차도가 보이기 시작하여 점진적으로 증상이 많이 호전되었다.'고 말하는 사람이 간혹 있을 수 있다. 하지만 이런 경우는 치료 때문에 좋아졌다기보다는 자연관해(시간이 지나면서 저절로 증상이 완화되는 경우)일 가능성이 더 높다. 이 같은 경우도 흔히 일어나는 보편적인 경우가 아니고 특수한 경우에 해당한다.

디스크 병은 내가 겪어보고 환자를 치료해 본 경험을 통해 볼 때 점진적으로 좋아지는 병이지 수개월 동안 치료 효과가 없다가 갑자기 좋아진다거나 감기 낫 듯이 자고 나니 갑자기 깨끗이 낫는 병이 절대 아니다. 물론 예외적인 특수한 경우도 있을 것이다. 그러나 대다수의 보편적인 디스크는 점진적으로 좋아진다. 특수한 경우를 보편적인 경우로 착각하여 혹시 자신도 그렇게 되지 않을까 하는 마음에 계속 효과 없는 치료에 매달리는 어리석음을 범하지 말기 바란다.

병은 초기 급성일 때 잡으라는 말이 있다. 시간의 중요성을 일컫는 말이다.

'만성', 이 말은 잘 안 낫는다는 말과 같다. 만성요통, 만성비염, 만성두통, 만성 신경성위염 등등……. 일반 병명에 만성이 붙어 있으면 '이제부터 이 질환을 계속 달고 살게 되는구나'라고 생각하면 된다.

급성·만성은 시간으로 나누는데 보통 급성은 6주 이내, 아급성은 6주~3개월, 3개월을 넘어도 낫지 않으면 만성이라고 지칭한다.

급성일수록 몸 안의 자연치유력도 적극적으로 몸을 고치려고 노력한다. 몸 안의 의사인 자연치유력이 심혈을 기울여 치료하려고 노력한다. 이때 몸 밖의 의사와 함께 치료하면 쉽게 잘 낫는다. 그런데 3개월, 4개월 넘어가면 몸 안의 의사도 지치게 된다. 아니 타성에 젖는다고나 할까. '아! 내 몸은 원래 이렇게 아픈 것이구나' 하고 몸 안의 의사가 포기하는 것이다. 그러면 몸 밖의 의사가 아무리 잘해도 쉽게 낫지 않는다. 만성이 되면 급성일 때보다 2~5배는 치료하기가 더 힘들어진다. 치료 기간도 엄청 늘어나고 재발도 잘 되고 항상 통증을 달고 사는 것이다. 살짝만 무리해도 아프고, 약간만 신경을 써도 아프다. 만성병이 대부분 그렇다.

디스크 질환도 마찬가지다. 하루라도 빨리 자신에게 맞는 치료 방법을 찾아 빨리 회복하는 것이 중요하다.

🔖 지금 받고 있는 치료가 효과 있으면 꾸준히 받는다

환자가 되면 어쩔 수 없이 귀가 얇아진다. 주위에서 '허리 정말 잘 고치는 곳 있다더라', '누구는 한 번만 치료 받고도 완치되었다더라', '무슨 약을 먹으니 꾀병같이 나았다더라' 하는 말들에 현혹되면 안 된다. 지금 받고 있는 치료가 효과 있으면 지금 그 의사를 믿고 꾸준히 치료 받는 것이 좋다. 옆에서 추천하는 사람들은 일반인들이 대부분이고 의학적 지식이 없는 사람들이다.

예를 들어 근육을 다쳐 허리가 아픈 경우와 디스크로 인해 허리가 아픈 경우는 증상은 비슷할지 몰라도 치료 방법과 예후 그리고 치료 기간은 엄청난 차이를 보인다. 일반인들은 이런 구분 없이 허리가 나았다고 용하다고 한다. 가보면 역시나 후회하게 되어 있다.

지금 치료 받는 곳에서 효과를 보고 있으면 치료 중간에 '어디가 용하다더라.'에 현혹되지 말고 주위에서 무슨 말을 하든 소신껏 지금 치료 받는 데서 뿌리를 뽑는 것이 좋다.

그런데 한 달 정도 하다가 호전이 정체되면 의사와 긴밀히 협조하여 왜 호전이 멈추었는지 원인을 찾아 해결해야 한다. 환자 자신의 관리 방법이 문제인지, 의사의 치료가 맞지 않는 것인지 알아보고 만약 지금 치료가 더 이상 효과가 없게 되었다면 치료 방법을 바꾸어야 한다. 지금 의사와 초반에는 효과를 많이 보았지만 더 이상 진전이 없고 치료 방법도 여러 가지 해봤는데 차도가 없다면 다른 의사를 찾아보는 것이 좋다.

혹은 초반에는 치료 효과가 좋았는데 어느 정도 치료 받으니 별 차도가 없다면 한 1~2주 정도 치료를 쉬었다가 다시 같은 치료를 하는 것도 하나의 방법이 될 수 있다.

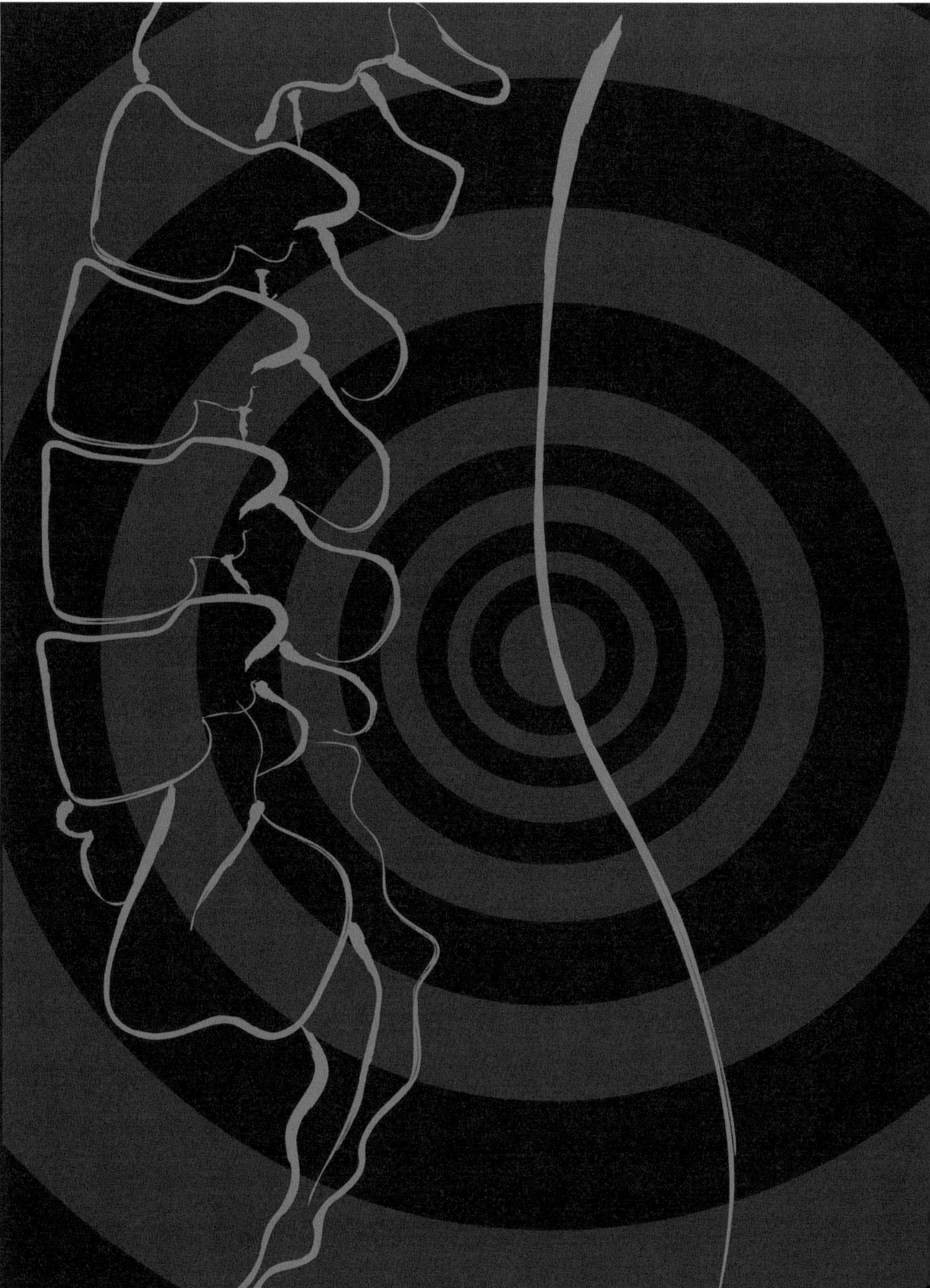

환자 스스로 하는 자가 치료 방법

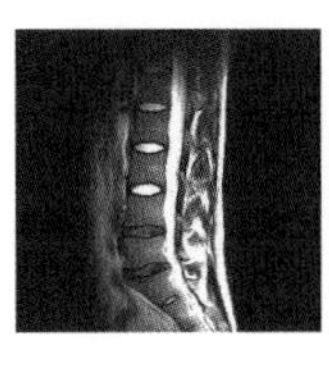

환자 스스로 하는 자가 치료 방법

환자 본인의 관리가 가장 중요

디스크 치료는 의사의 치료 50점과 환자 본인의 허리 관리 50점이 합쳐져서 100점이 나오게 된다. 환자 본인의 허리에 대한 관리가 의사의 치료만큼이나 중요하다는 말이다.

아무리 의사가 50점의 훌륭한 치료를 해줘도 환자 본인의 허리 관리가 빵점이면 50점짜리 허리밖에 안 된다. 아니 실제로는 50점보다도 못한 허리가 되는 경우가 더 많다. 의사가 30점 정도의 치료밖에 못해줘도 환자 본인의 허리 관리가 50점이면 80점 아니 80점 이상의 허리도 될 수 있는 것이다.

의사가 몸의 자연회복력을 극대화시켜 놓으면 환자는 이 자연회복력이 역할을 잘 할 수 있게 최대한 도와줘야 한다. 바르게 눕고, 바르게 숨쉬고, 바르게 걷고, 바르게 서고……. 그래서 몸이 스스로 회복할 수 있도록 최대한 도움을 줘야 한다.

이제부터 환자가 해야 하는 구체적인 허리 관리 방법을 상세히 설명하겠지만, 대원칙은 몸의 경고인 통증이 오지 않는 범위에서 활동 영역을 넓혀 가는 것이다. 우선 몸의 통증을 줄이는 치료, 다시 말해 척추신경의 손상을 회복시키는 소극적인 치료 방법부터 시작한다. 몸에 통증이 완전히 없어지고 나면 그때부터 적극적인 치료 방법인 허리 강화 운동으로 넘어간다. 허리 강화를 꼭 해야 힘든 일도 할 수 있고 재발도 막을 수 있다.

그런데 일반 환자들이 흔히 하는 실수가 몸의 통증을 없애지 않은 상태, 즉 척추신경의 손상을 회복시키지 않은 상태에서 조급하게 운동하는 경우다. '배(복부) 근육과 등·허리 근육을 강화하여 허리의 부담을 줄인다.'는 말은 허리 통증이 없는 상태, 즉 허리에 있는 신경에서 완전히 손상이 없어진 상태에서는 맞는 말이다. 하지만 통증이 있는 상황에서는 통증 때문에 허리 강화 운동을 하기도 힘들뿐더러 억지로 참고 하는 허리 강화 운동은 환자로 하여금 허리를 또다시 다치게 하여 디스크에 악영향을 주게 된다.

적극적인 허리 강화 운동은 일상생활 정도의 움직임이 자유롭게 되고 통증이 완전히 없어진 다음, 다시 말하면 척추신경의 손상이 다 회복된 다음에 해야 한다. 통증이 있거나 허리 움직임이 부자연스러운 상태(척추신경에 손상이 있는 상태)에서 억지로 참고 하는 운동이 절대 아니다.

치료는 몸의 통증을 없애는 소극적 치료가 끝난 후 허리 강화 운동인 적극적 치료로 마무리한다.

또 하나의 중요한 키포인트는 허리에 매우 안 좋은 것이 부동자세라는 점이다. 즉 똑같은 자세로 장시간 있는 것은 어떤 자세든 안 좋다. 자세는 자주 바꿔줘야 한다.

1. 허리보호대 사용

디스크 환자 중에 허리 통증이 있는 사람들은 허리보호대를 사용하는 것이 좋다. 특히 앉아 있으면 엉덩이 결림이 더 심해지거나 다리가 더 심하게 땅기는 사람들이 사용하면 좋다. 그러나 허리에 통증도 없고 앉아 있어도 통증이나 불편한 증상이 더 심해지지 않는 사람은 사용하지 않아도 된다.

간혹 의사들 가운데는 허리보호대(코르셋)에 대해 그리 호의적이지 않은 사람도 있다. 보조기를 오랫동안 착용하면 허리 근육이 약해져 보조기 없이는 생활하기 힘든 약한 허리가 된다고 하여 가능하면 빨리 보조기를 떼고 허리 근육 강화 운동을 하라고 한다. 근육 운동을 통해 허리 근육을 보조기같이 강하게 만들라는 것이다.

그런데 실제로 해 보면 알겠지만 아픈 허리로는 허리 강화 운동을 할 수가 없다. 만약 통증을 참고 하게 되면 허리가 더 안 좋아진다. 허리에 통증이 있는 단계에서는 약간만 무리해도 허리가 잘 삐게 되어 허리를 거의 못 쓰고 누워 있게 되는 경우가 많다. 침상 안정으로 좀 좋아져서 다시 허리 근육 강화 운동을 하다가 다치게 되고 이렇게 악순환만 거듭하게 된다.

허리 근육 운동은 거의 통증이 없어지고 난 후에 하는 것이다.

한두 시간 정도 앉아 있어도 통증이 없고, 허리를 굽히거나, 걷거나, 앉았다 일어서도 불편함이 없을 정도, 즉 일상생활하는 데 지장이 없을 정도로 좋아진 후에 하는 것이다. 그리고 허리가 좋아진 후에도 허리 강화 운동을 할 때는 사고가 나지 않도록 조심조심 해야 한다. 정상인에게는 아무것도 아니지만 재활하는 디스크 환자에게는 하나하나가 살얼음판을 걷는 것과 같다. 허리 운동은 정말 신중하고 조심스럽게 한 단계 한 단계 욕심내지 말고 강도를 높여나가야 한다.

본인이 석고붕대(깁스)를 해 봤거나 주위에서 석고붕대(깁스)를 한 것을 본 적이 있을 것이다. 석고붕대를 풀고 좌우를 비교해보면 석고붕대를 했던 쪽이 엄청나게 살이 빠져 놀란 기억이 있을 것이다. 근육은 안 쓰면 금방 위축된다. 한 2개월 정도 안 쓰면 금방 쏙 빠져버린다. 그런데 전혀 의식하지 못할 정도로 빨리 석고붕대하기 전 상태로 회복되는 것도 보았을 것이다. 근육의 특징은 사용하지 않으면 금방 위축되지만 조금만 사용하면 금방 원상태로 회복된다.

그런데 근육은 석고붕대를 하여 완전히 사용하지 못하게 하면 위축되지만 약간이라도 움직이면 그렇게 쉽게 약화되지는 않는다. '수술 후 사용하는 코르셋' 정도 되는 허리보호대로 허리를 완전히 고정해 놓은 상태로 24시간 허리를 전혀 움직이지 못하도록 하여 몇 개월 있으면 석고붕대를 한 것처럼 허리 근육이 약화될 것이다.

저자가 권하는 여름용 허리보호대는 석고붕대와 달리 수시로 풀 수 있고 착용한 상태로도 근육이 움직이고 일을 하게 되므로 석고붕대를 한 것과 같이 급속한 근육 약화는 일어나지 않는다. 근육이 약화된다고 해도 석고붕대를 한 것만큼 그리 심하게 되지는 않는다.

다시 말해 허리보호대(코르셋)를 잘 선택하여 사용하면 허리 근육 약화를 크게 걱정할 필요는 없다. 여름용 허리보호대는 석고붕대와 달리 항상 착용하는 것도 아니고 허리 근육도 움직일 수 있어 석고붕대를 한 것처럼 급격한 근육 약화는 없다. 그리고 허리가 많이 회복되어 통증이 잡힌 다음 허리 강화 운동을 하면 근육은 회복력이 엄청 빨라 금방 원상태로 돌아간다. 아니 전보다 더 좋은 허리 근육을 가질 수도 있다.

허리 보조기는 잘만 사용하면 디스크의 재발을 막고 허리를 지켜주는 정말 좋은 친구이다. 일상생활에 지장이 없을 정도로 허리가 좋아질 때까지, 그리고 허리가 옛날처럼 강한 허리가 되어도 평생 친구로 옆에 두고 허리에 좀 무리가 가는 일이겠다 싶으면 착용해서 허리가 다칠 수 있는 사고를 미연에 방지할 수 있기를 바란다.

단, 누울 때 허리보호대를 하면 혈액순환이 잘 안 되므로 누워서 쉴 때는 반드시 허리보호대를 착용하지 말아야 한다.

보조기의 종류

보조기에도 여러 종류가 있으니 자신의 몸 상태에 맞는 것으로 잘 선택하여야 한다.

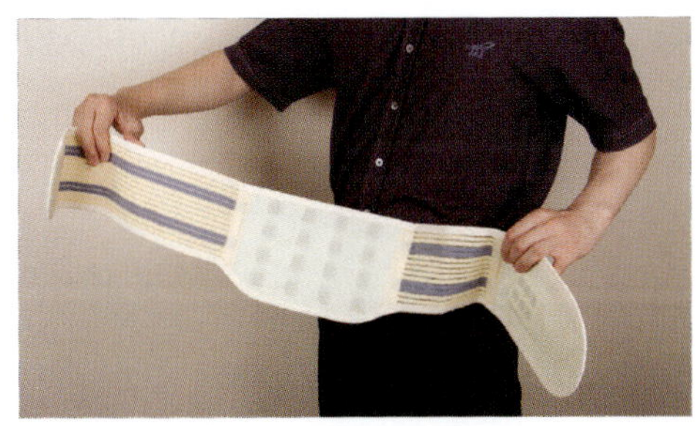

자석용 벨트(△ X)

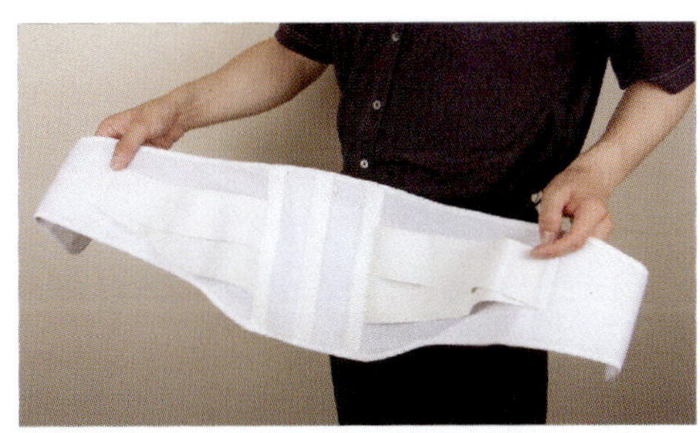

여름용(ㅇ)

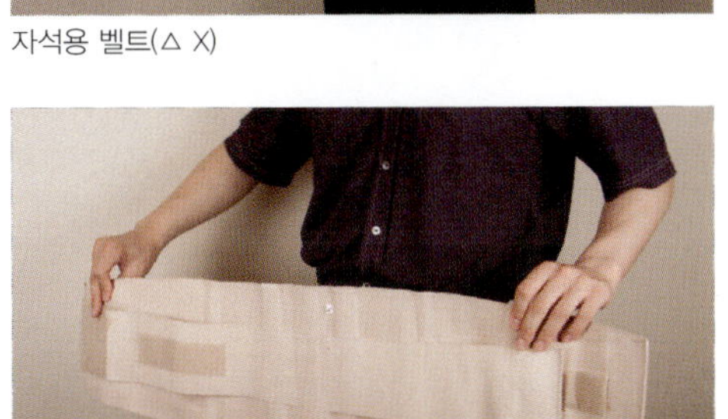

겨울용(△)

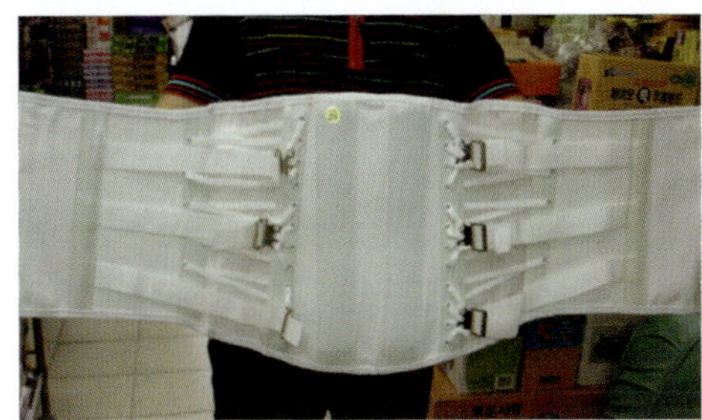

수술용 코르셋(ㅇ X)

　자석용 벨트는 굴곡이나 신전같이 허리를 움직이는 대로 움직여 활동이 편하다는 장점이 있는 반면 허리를 지지하는 힘이 약해서 디스크 환자가 쓰기에는 좀 약하다. 허리가 조금 안 좋은 사람들이 쓰기는 좋지만 허리가 많이 안 좋은 상태에서는 적당하지 않다.

　여름용 코르셋은 허리를 지지하는 힘이 강하면서도 의외로 허리 움직임에도 원활하게 움직일 수 있게끔 탄력적이어서 가장 추천할 만하다. 여름철뿐만 아니라 봄, 여름, 가을, 겨울 사계절 어느 때나 사용할 수 있다는 것도 장점이다.

　겨울용 코르셋은 허리가 매우 안 좋은 환자들을 위해서 나온 제품으로 허리를 좀 더 강하게 지지할 수 있다. 수술 후 몸통 전체를 감싸는 코르셋을 풀고 난 다음 단계에서 쓰기는 좋지만 허리 움직임이 원활하지 않다는 단점이 있다. 겨울용 코르셋은 두꺼워서 허리의 움직임이 부자연스럽고 여름에는 더워서 착용하기도 힘들고 또 막상 겨울이 되면 옷을 따뜻하게 입으면 되므로 일반적으로는 여름용 코르셋 정도가 가장 적당하다.

수술 후 착용하는 코르셋은 수술 부위가 아물 때까지는 허리에 조그마한 충격이나 움직임이 회복을 더디게 하므로 좀 넓은 부위를 강력하게 고정하는 데 필요하다. 금방 수술한 환자들에게는 좋지만 수술하지 않은 사람들이나 수술에서 어느 정도 회복된 사람들에게는 적당하지 않다.

착용 방법

아래 사진은 허리보호대를 착용하는 순서를 나타낸 것이다.

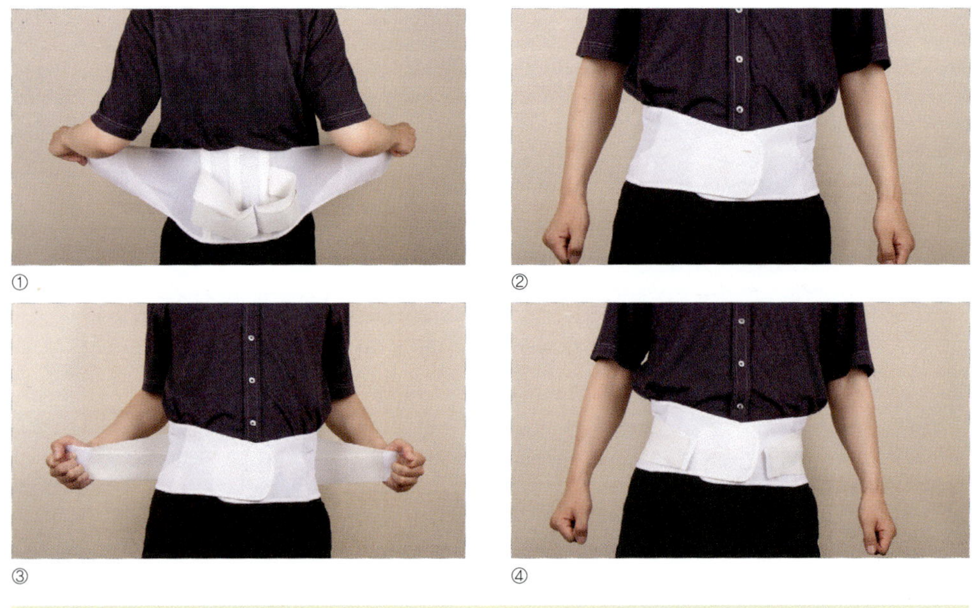

참고) 보호대를 하면 복부가 눌려 답답하다는 분들은 허리보호대를 위 사진대로 삭용한 후 허리에 댄 부분은 그대로 놔 두고 보호대 앞 부분만을 당겨 아랫배 쪽으로 이동시키면 보호대가 복부를 눌러서 오는 불편함을 상당히 해소할 수 있다.

허리보호대를 숨쉬기 편할 정도로 허리띠 매듯 가볍게 붙인 후 옆 날개로 허리를 어느 정도 지지할 것인지 조절하면 된다. 평상시라면 가볍게 지탱하는 정도로 하면 되고, 만약 무거운 것을 들거나 옮길 경우라면 날개를 바짝 당겨 힘껏 앞쪽으로 붙이면 허리가 엄청 지지를 받는 것을 느낄 수 있을 것이다.

허리보호대가 필요한 경우

1) 걸을 때

침상 안정(눕기)을 해야 하는 경우에도 서서 걸을 수 있으면 조금이라도 걷는 것이 좋다. 통증이 극심한 경우라도 대소변을 침대에서 해결하지 말고 화장실까지 걸어가서 해결하려 노력해야 한다. 화장실 갈 때 허리가 굽혀져 힘들거나 허리 통증이 심할 때는 허리보호대를 하고 걸으면 걷기가 좀 편해질 것이다. 걸을 수만 있다면 조금씩이라도 걷는 것이 허리 치료에도 도움이 되고 어느 순간 화장실 가는 것이 편해지느냐 아니냐의 미묘한 차이로도 '몸이 회복되고 있다'와 '아니다'를 판단하는 중요한 징후가 될 수 있다.

통증이 심한 경우라도 대부분은 시간이 지나면서 조금씩 움직임이 좋아지므로 어느 정도 거동이 가능하면 그때부터는 적극적으로 걷기 운동과 치료를 병행하도록 한다.

누워 있을 때는 통증이 없지만 걸을 때 한 걸음 디딜 때마다 허리에 충격이 온다거나 발목에 힘이 없어 맨 땅에도 발이 자꾸 걸려 넘어진다거나 하면 걸을 때 반드시 허리보호대를 착용해야 한다. 허리보호대를 착용하고 통증 없이 걸을 수 있으면 1시간 정도는 걷는 것이 좋다. 처음에는 1시간 걷기가 무리일 수도 있다. 약 5~10분 걸을 때까지는 괜찮은데 그 이후부터 통증이 온다면 그 자리에 서서 통증이 없어질 때까지 쉬다가 다시 걷는다. 통증이 사라지면 더 걸어 보지만 통증이 사라지지 않는다든지 몇 걸음 걷지도 않았는데 다시 통증이 생긴다든지 더 무리하면 안 좋아질 것 같은 불길한 예감이 느껴지면 바로 중단하고 침대로 돌아가 눕는다. 처음부터 욕심을 부리면 안 된다. 하다 보면 차차 통증 없이 걷는 시간이 늘어나게 된다. 매일 조금씩이라도 걷기 연습을 해야 한다.

허리보호대를 하고 1시간 정도 걸어도 통증이 없을 정도면 그때부터는 보호대를 풀고 걸어 본다. 허리에 충격이 오는지 안 오는지 확인해 보고 안 오면 허리보호대를 하지 않고 걸어도 된다.

허리보호대를 착용하지 않고 걷는 경우도 통증 없이 걸을 수 있을 때까지만 걷는다. 통증이 온다면 더 걷지 말고 그 자리에 잠시 서 있거나 앉을 데가 있으면 잠시 앉거나 해서 통증이 사라지기를 기다린 후 다시 걷기를 시작한다. 통증이 없다면 더 걸어도 되고 만약 다시 통증이 생긴다면 걷기 운동을 중단하고 돌아가 눕는다.

2) 앉아 있을 때

앉기는 허리에 부담이 가는 일이지 허리 치료에 도움이 되지 않으므로 쉴 때는 가능하면 누워서 쉬도록 하되 어쩔 수 없이 앉아 있어야 하는 경우에는 허리에 부담이 최소가 되게 하는 방법으로 앉아 있어야 한다.

발병한 지 얼마 안 된 초기에는 앉아 있을 때는 통증이 없다가도 일어날 때 시큰하면서 허리가 잘 펴지지 않거나 안 좋다고 느끼는 경우가 많다. 초기 상황에서는 앉아 있어도 안 아프기 때문에 장시간 앉아 있게 되어 허리를 더욱 악화시키게 된다. 그러다가 앉아 있을 때는 통증이 없던 것이 어느 순간부터 앉기만 해도 허리가 끊어질 것 같은 통증이 오는 경우까지 발전하게 된다. 이것은 증상이 더 심해진 경우로 치료가 잘 되지 않았거나 허리를 보호해 주지 않아서 생긴 결과이다.

앉아 있어도 허리는 계속 일을 하고 있기 때문에 앉아 있을 때 통증이 없어도 일어날 때 불편함이 있다면 허리에 누적된 부담이 일어날 때 나타나는 것이므로 허리보호대로 보호해 주는 것이 좋다. 물론 앉아 있을 때 허리에 통증이 있다면 당연히 보호대를 해야 한다.

특히 운전을 하는 경우는 차가 진동을 많이 일으키고 클러치나 액셀러레이터, 브레이크를 밟는 순간적인 동작을 많이 하게 되므로 허리에 충격이 많이 간다. 통증이 완전히 없어질 때까지는 허리보호대를 하고 운전하는 것이 좋다. 앉아서 일을 하는 사무원의 경우에도 허리 통증이 있다면 허리보호대를 하고 일하도록 하며 특히 무거운 물건을 드는 경우는 2차 손상을 막는 차원에서 허리보호대를 하는 것이 좋다.

어쩔 수 없이 오래 앉아 있어야 할 모임이 있다거나 술자리가 있다면 허리보호대를 준비하고 갔다가 몰래 화장실에 가서 착용하고 자리에 앉는 것도 요령이라 하겠다. 항상 허리보호대를 가지고 다니다가 좀 무리한 일이다 싶으면 반드시 착용해야 한다. 좀 불편하더라도 어쩔 수 없다. 허리는 다 나을 동안은 보호해줘야 한다. 그래야 빨리 낫는다. 몸에서 아프다고 신호를 보내는데도 함부로 무시하고 허리를 막 쓰면 좀처럼 낫지 않는다.

3) 허리가 다 나은 후에도 평상시에 잘 안 하는 힘든 일을 할 때(예방 차원)

역도 선수들이 평소보다 중량이 무거운 기록에 도전할 때 허리를 보호하려고 가죽 허리띠를 매는 것과 같이 허리가 다 나은 후에도 평소에 안 하던 장거리 운전이나 텔레비전이나 냉장고를 옮기기, 집수리, 이사, 특히 주부들은 집안 대청소, 설·추석 같은 명절 준비, 큰 이불 빨래 등의 허리를 다칠 위험성이 있는 일을 할 때는 예방 차원에서 허리보호대를 꼭 착용하는 습관을 들여야 한다. 그래야 디스크의 재발을 막을 수 있다.

2. 바르게 눕기와 바르게 숨쉬기

많은 시간을 누워 있을 수밖에 없는 디스크 환자들에게 있어 눕는 자세는 매우 중요하다. 만약 눕는 자세가 바르지 않으면 허리에 무리가 가게 되어 회복이 늦어지거나 심하면 허리에 악영향을 줄 수도 있다. 따라서 누워서 쉴 때도 허리에 무리가 가지 않도록 바른 자세를 취해 허리를 최대한 쉬게 해 주어야 한다.

바르게 눕는 자세

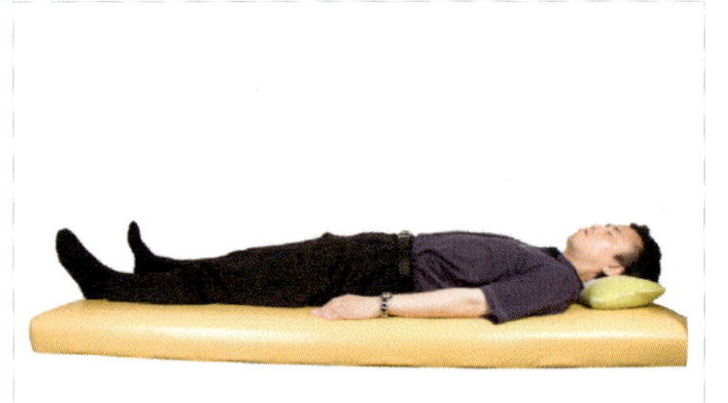

다리 펴고 눕기(△)

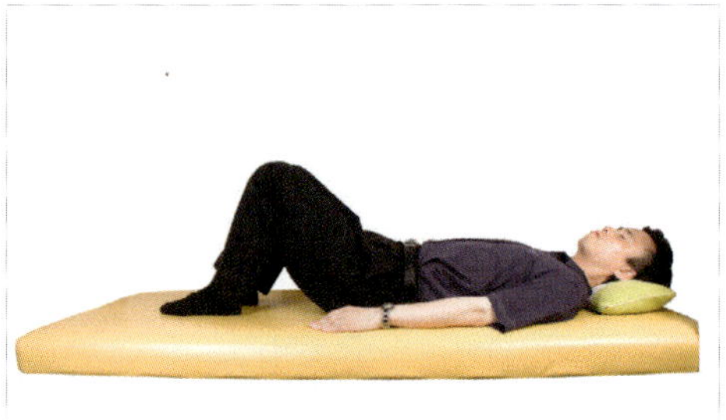

무릎 세우고 눕기(○)

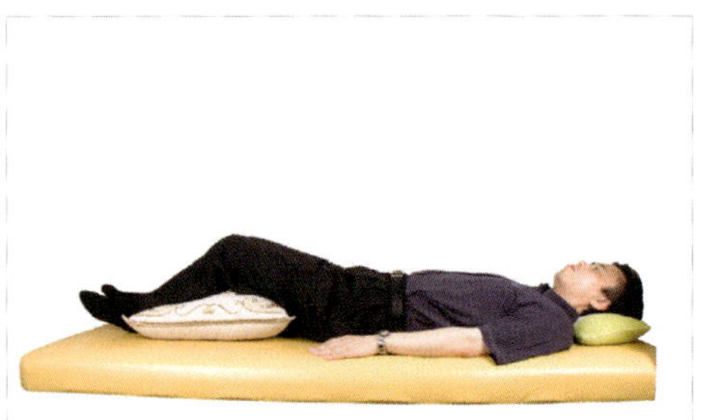

베개 넣고 눕기(○)

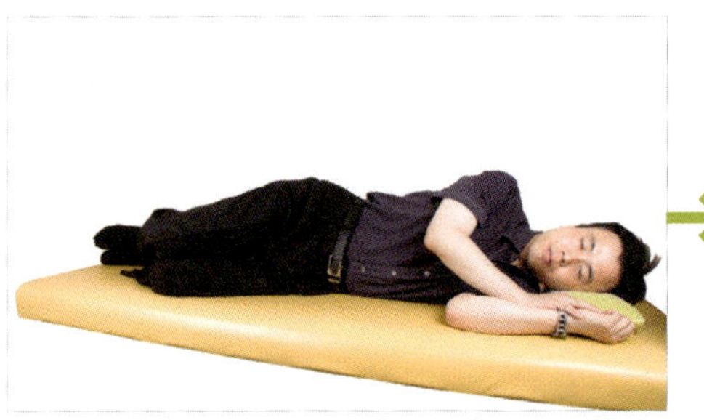

옆으로 눕기(○): 위쪽 무릎과 아래쪽 무릎을 1자로 맞춘다.

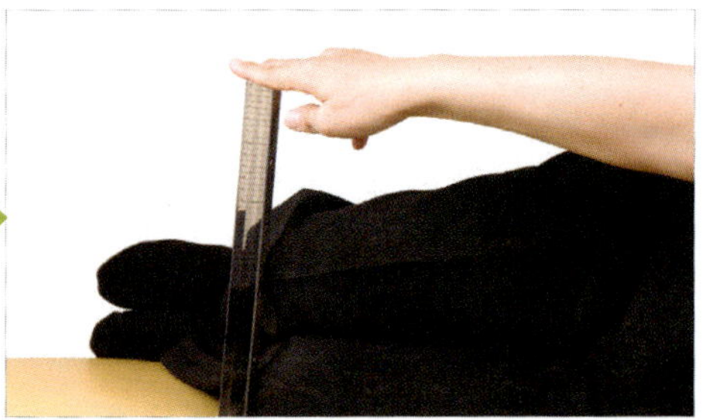

옆으로 눕기에서 위쪽 무릎과 아래쪽 무릎을 1자로 맞춘다.(중요)

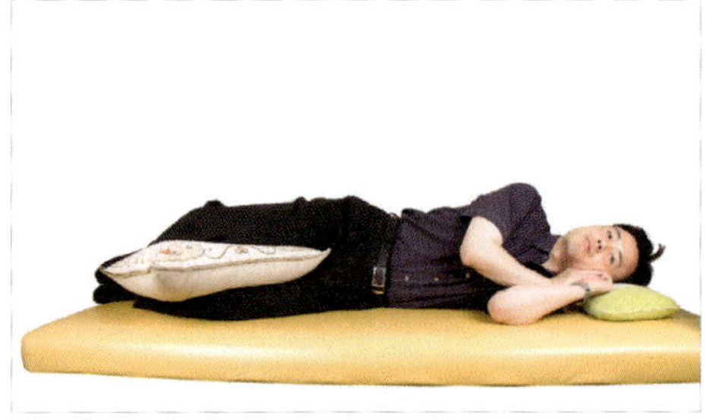

무릎 사이에 베개 넣고 옆으로 눕기(○)

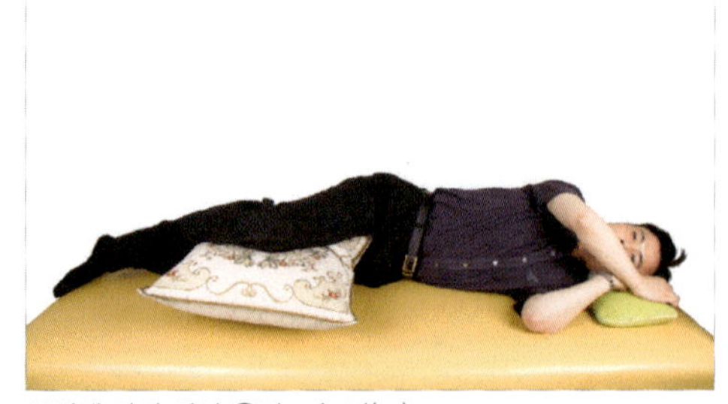

쿠션에 다리 하나 올리고 눕기(○)

천장을 보면서 다리를 펴고 바로 눕는 자세는 서 있을 경우에 비해 약 3분의 1 정도 허리에 부담이 간다. 무릎을 세우고 눕는 자세는 가장 허리에 부담이 안 가는 자세로 서 있을 경우에 비해 약 6분의 1 정도다. 하지만 장시간 무릎을 세우고 있기가 부담이 되므로 무릎 밑으로 높은 베개나 쿠션을 넣어주는 것도 괜찮다. 옆으로 눕는 자세는 허리 부담이 서 있을 경우에 비해 약 2분의 1 정도다. 옆으로 누울 때 주의할 점은 아래쪽 무릎과 위쪽 무릎을 1자로 맞추는 것이다. 1자로 맞추지 않으면 허리가 뒤틀리게 되고 허리 안의 추간판(디스크)도 뒤틀리게 되어 디스크 환자에겐 상당히 안 좋은 자세가 된다. 위쪽 무릎과 아래쪽 무릎을 반드시 1자로 맞춰 눕거나 푹신한 베개나 몸 위에 덮고 있는 이불을 무릎 사이에 넣어주는 것이 좋다. 그러면 위쪽 무릎이 아래쪽 무릎을 눌러서 오는 불편함을 상당히 해소할 수 있다.

허리 부담만으로 보면 바로 누워 무릎을 세우거나 다리 밑에 베개를 넣는 자세로만 있는 것이 이론상 가장 좋아 보인다. 그러나 아무리 좋은 자세라도 장시간 같은 자세로 있는 것은 좋지 않다. 그래서 모로(옆으로) 눕기와 번갈아가며 눕는 자세를 바꿔줘야 한다.

예를 들면 시간 비율이 왼쪽 모로 눕기 10%, 바로 눕기 40%, 오른쪽 모로 눕기 10%, 바로 눕기 40% 정도로 자세를 바꾸어 주는 것이 좋다. 자주 자세를 바꾸어 주면 누워 있으면서도 많이 움직이는 효과가 있다.

🌲 찜질팩 사용 방법

찜질팩은 첫째 전기 찜질팩, 둘째 고무 찜질팩, 셋째 면 찜질팩 이렇게 3종류로 구분하는 게 편하다. 가정에서 찜질팩을 데우는 일반적인 방법도 첫째 전기, 둘째 끓는 물, 셋째 전자레인지 이렇게 3가지가 있다.

전기 찜질팩은 얇은 천의 형태여서 바로 누워 있으면 좀 딱딱하다는 느낌이 들

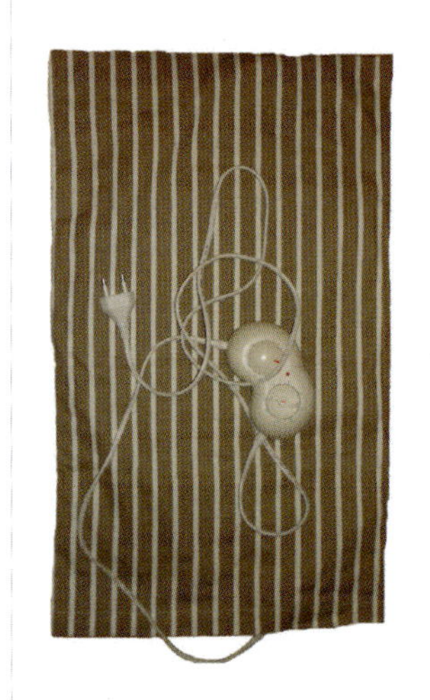

전기 찜질팩

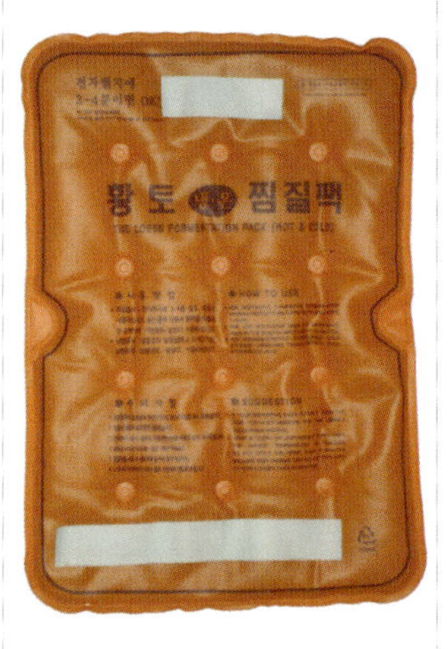

고무 찜질팩

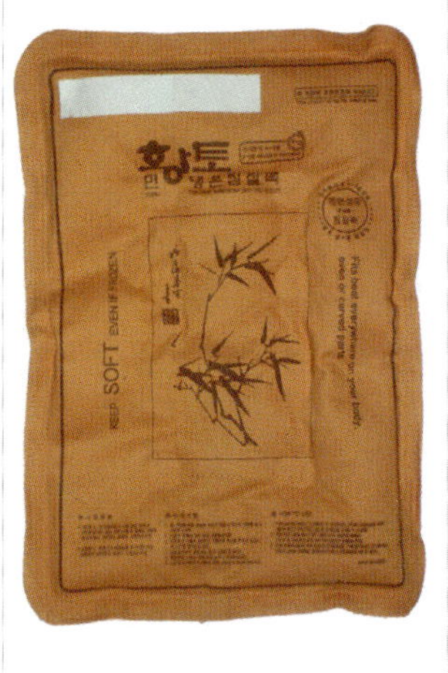

면 찜질팩

어 불편하고 고무 찜질팩이나 면 찜질팩은 안에 젤리 형태의 유동물질로 채워져 있어 쿠션도 있고 허리 전만을 안정적으로 유지시켜주어 더 좋다.

만약 집에 찜질팩을 데울 전자레인지가 없다면 전기 찜질팩을 선택하고 전자레인지가 있다면 면이나 고무 찜질팩이 더 좋다. 물에 팩을 넣어 끓여서 데울 것 같으면 면 찜질팩보다는 물이 덜 묻어나오는 고무 찜질팩이 더 좋다. 하지만 물로 데우는 방법은 환자들이 직접 하기에 번거롭고 반복적으로 하기에는 귀찮고, 또한 화재나 화상의 위험이 생길 수도 있어 권하지 않는다.

전자레인지로 데우는 게 가장 편하고 안전한 방법이다. 전자레인지 메뉴가 보온·해동·데움(약·중·강)이 있다면 데움(강)을 선택한다. 팩을 쫙 펴서 전자레인지에 넣고 돌리기는 불편하므로 팩을 반으로 접어 넣은 후 고무 찜질팩은 2분 정도, 면 찜질팩은 2~3분 정도 데운다. 이러면 윗부분만 데워지는 단점이 있으므로 팩을 뒤집어 1분 정도 더 데운다. 그러면 전체적으로 골고루 잘 데워진다.

팩 가열 시간을 고무 찜질팩은 총 3분, 면 찜질팩은 총 3~4분을 넘지 않도록 해야 한다. 가열 시간이 총 3~4분이 넘으면 팩이 너무 뜨거워 위에 수건을 깔아야 하는 불편함이 생기고 팩이 터지는 경우가 쉽게 발생하게 된다. 특히 고무 팩이 이런 단점에 노출되기 쉬우므로 이왕이면 가격이 좀 비싸더라도 내구성이 좋은 면 찜질팩을 구입하도록 한다.

찜질하다가 팩이 식으면 다시 전자레인지로 1~2분 더 데워 사용한다. 이런 방식이 더 안전하고 좋다. 처음부터 오래 찜질할 욕심으로 팩을 4~5분 이상 데우다가 팩이 터져 옷도 버리고 팩도 못 쓰게 되는 우를 범하지 않길 바란다.

허리가 아픈 분이나 수면 시 배와 가슴을 위로 하고 반듯이 누운 상태에서 허리통증으로 잠이 자꾸 깨시는 분은 천장 보고 바로 누운 상태에서 찜질팩을 데워 허리에 대고 무릎 밑으로 높은 베개나 쿠션을 넣으면 편안하게 눕거나 자는 것에 많은 도움이 된다. 단, 엎드린 상태에서 허리에 찜질팩을 얹는 방법은 절대로 해서는 안 된다.

저주파 치료기 사용법

찜질팩을 저주파 치료기와 같이 사용하는 것도 좋다.

허리 관절 부위나 디스크나 인대 혹은 힘줄에 문제가 생기면 이곳에 부담을 주지 않기 위해 허리 주변 근육들이 긴장을 많이 하게 되는데 근육의 긴장 해소와 피로 회복에 저주파 치료기가 조금은 도움이 된다.

의료용 치료기는 허리 부착 단자가 컵 형태여서 치료받는 동안 엎드려 있어야 하는 단점이 있는 데 반해 가정용 저주파 치료기는 부착 단자가 패드 형태로 얇아 붙인 상태에서 천장 보고 바로 누워 있을 수 있는 장점이 있다.

허리통증이 심한 분이나 디스크 환자 분들은 정상인들과 달리 쉽게 허리 근육이 뭉치고 지치게 된다. 패드를 허리 가운데 척추뼈를 피해 옆쪽 근육 부위에 붙인 채 천장 보고 누운 상태에서 찜질과 치료를 동시에 할 수 있어 좋다. 물론 찜

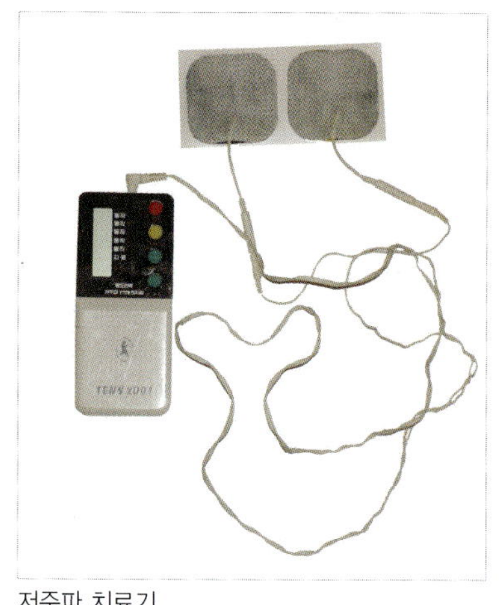

저주파 치료기

질하고 난 후 저주파 치료를 해도 된다.

저주파 치료기는 구조가 간단하여 고장도 잘 안 나고 제품별로 성능의 차이도 그리 크지 않다. 굳이 고가의 제품일 필요는 없다.

근육의 특성은 한 종류의 주파수(헤르츠 · Hz)만 사용하면 금방 익숙해져 버리는 경향이 있어 3~4일 주기로 주파수(헤르츠)를 다르게 하는 편이 좋고 프로그램이 세팅되어 있는 자동모드를 가끔 선택해 보는 것도 좋다.

찜질팩과 저주파 치료기 구입

백화점이나 대형 유통업체의 의료기 판매 코너는 장보러 간 김에 구입할 수 있는 장점이 있지만 제품이 다양하지 않다는 아쉬움이 있다. 종합병원 앞에 가면 의료기기 판매점이 있다. 이곳에서는 제품을 직접 보고 체험할 수도 있고 상세한 설명을 들을 수 있는 장점이 있다. 옥션이나 G마켓 등의 인터넷 쇼핑몰에서는 다양한 제품을 집에서 가격을 비교해보며 구입할 수 있는 장점이 있다.

잘못된 눕는 자세

우리 몸은 수면을 통해 스트레스와 피로를 해소하고 신경계의 나쁜 독소를 제거함으로써 다시 회복되고 재충전된다. 그런데 자고 일어나서 허리가 갑자기 안 좋아졌다는 경우를 종종 보게 된다. 원인은 자는 동안 잘못된 자세로 인해 회복은커녕 오히려 몸이 망가진 경우라 하겠다.

다음은 해서는 안 되는 자세들이다.

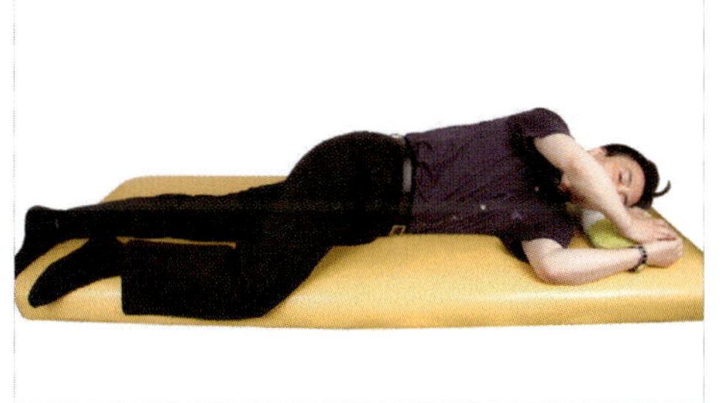

옆으로 잘못 누운 자세(X)

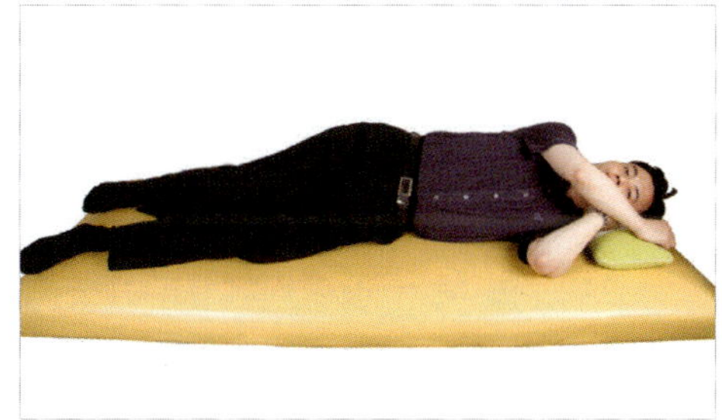

옆으로 잘못 누운 자세(X)

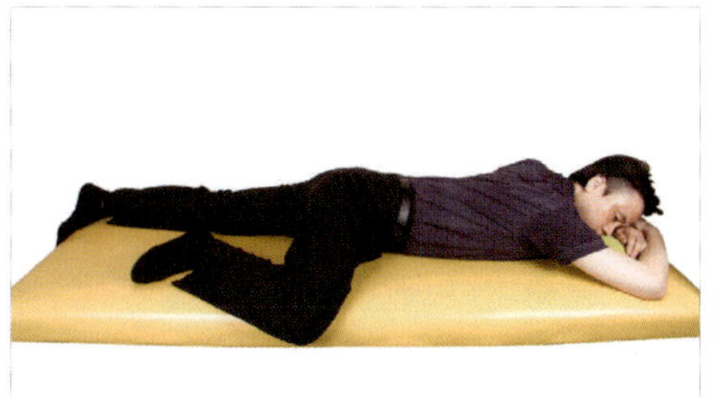

엎드려 자는 자세(X)

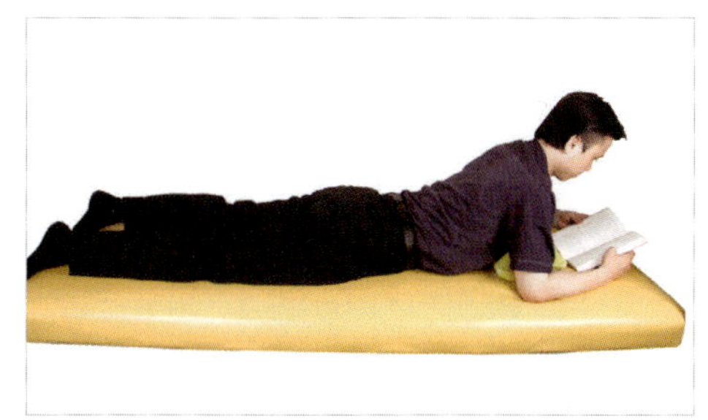

엎드려서 책보기(X)

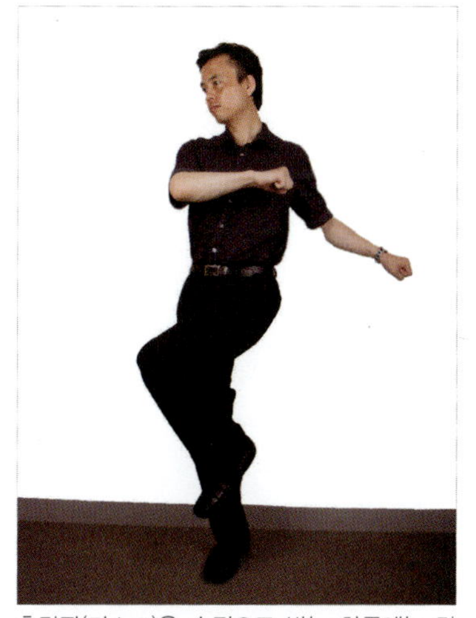

추간판(디스크)은 수직으로 받는 하중에는 강하지만 회전력에는 취약한 약점이 있다. 그래서 서서 순간적으로 팔과 다리의 방향을 다르게 회전을 주어 허리를 뒤틀리게 해 허리에서 우두둑 소리가 나게 하는 스트레칭은 절대로 해서는 안 된다.

엎드려 자는 자세는 한쪽 방향으로 얼굴이 눌리게 되어 목뼈에 무리가 가고 가슴이 눌려 답답하여 숙면을 취하기 어려워 자고 나도 개운하지 않다. 엎드려서 책을 보는 자세도 장시간 하게 되면 요추 전만이 심해져 허리에 많은 무리가 가게 된다. 되도록이면 하지 않는 것이 좋다.

특히 자고 나서 허리가 갑자기 아프다는 사람들은 옆으로 누워 잘 때 위 무릎과 아래 무릎을 1자로 맞추지 않고 위 사진의 옆으로 잘못 누운 자세들처럼 허리가 뒤틀려서 자는 경우가 많다. 허리를 틀어서 자면 디스크가 꼬이게 되고 디스크는 뒤틀리는 힘에 매우 취약하므로 탈출 위험성을 갖게 된다. 그래서 좌측 사진과 같은 스트레칭은 절대 해서는 안 된다는 것도 참고로 알아야 한다.

🐾 하루 종일 누워 있는 경우

앉아 있거나 서 있거나 걷거나 할 때 허리에 통증이 있거나 다리가 땅기고 저리면 우선 누워 있는 시간을 많이 가져야 한다. 대부분 누워 있으면 통증이 많이 줄어든다. 쉴 때는 앉아서 쉬면 안 된다. 앉아서 쉬는 것은 팔다리는 쉬지만 허리는 계속 일하는 것이다.

허리를 쉬게 하려면 누워서 쉬어야 하며 누울 때는 반드시 바른 자세로 눕도록 노력해야 한다.

그러면 하루 종일 누워 있는 것은 어떨까?

답은 '안 좋을 수 있다'이다.

왜냐하면 허리가 일을 안 하는 경우는 없다. 누워 있으면 허리의 부담은 줄지만 그래도 허리는 일을 한다. 서 있을 때 허리가 받는 부담이 100이라면 천장을 보며 바로 누워 있을 경우는 30 정도, 무릎을 세우고 누우면 15 정도가 된다. 그래서 쉬는 날 하루 종일 누워만 있으면 15나 30이라는 작은 부담도 누적되어 허리가 더 아픈 경우도 생길 수 있다.

그래서 누워 있는 요령이 필요한데 누워서도 자주 자세를 바꿔주는 것이 좋다. 천장을 보며 바로 누워 있다가 좀 불편하면 옆으로 눕고, 옆으로 눕는 게 불편하면 다시 바로 눕는다. 이런 식으로 1~2시간 누워 있다가 일어나서 거실이나 방을 5~10분 정도 걷고 난 후 다시 눕기를 반복한다. 다시 말해 계속 누워만 있는 것이 아니고 중간 중간 일어나 잠시 움직여 주는 것이 요령이다. 이렇게 하면 근육이나 관절이 약화되는 것도 막을 수 있다.

🐾 바르게 숨쉬기(누워 있어도 통증이 그대로인 경우)

누워 있을 때 통증이 줄어드는 경우는 그나마 불행 중 다행이다.

문제는 누워 있어도 통증이 그대로인 경우다. 이런 경우는 탁기(濁氣)가 몸속의 혈(穴)들을 막아 숨을 쉬기만 해도 통증이 느껴진다. 이런 사람들은 바르게 숨을 쉬어 몸의 혈(穴)들을 열어 몸에 쌓였던 탁기(濁氣)를 배출하면 굳은 신경이 풀어지고 통증에 도움이 된다.

우선 편안하게 누워서 몸을 조이고 있는 혁대나 옷을 느슨하게 풀어 놓는다. 몸을 최대한 이완한 상태에서 눈을 감고 코로 천천히 숨을 들이마신다. 가슴이 한껏 부풀어 오르면 공기를 배꼽 아래 3~5㎝(단전)로 내려 보낸다. 이때 급하게 하지 말고 최대한 천천히 한다. 그리고는 숨을 약간 참다가 아랫배(단전)에 있던 공기를 코로 천천히 내뱉는다. 공기를 하나도 남김없이 완전히 내보낼수록 많이 흡입할 수 있으므로 내뱉는 데 최대한 신경을 쓴다. 천천히 공기의 흐름을 생각하면서 하면 더 좋다. 공기를 들이마시면 우선 가슴에 공기를 한껏 모았다가 배꼽 아래(단전)로 공기를 내려 보내고 다시 숨을 뱉는 식의 호흡을 천천히 10회 정도 한다. 1시간에 한 번꼴로 해 보거나 통증이 심할 때마다 해 보면 도움이 될 것이다. 만약 통증이 참을 수 없을 정도로 심한 경우는 진통제의 도움을 받는 것도 괜찮다.

누워 있는 시간이 많은 디스크 환자들은 누워 있을 때 TV를 보는 것보다 라디오를 듣는 것이 자세를 바르게 취하는 데 도움이 된다. TV를 보게 되면 목을 많이 들게 되고 자세도 뒤틀리게 되므로 환자들은 되도록 라디오를 듣는 것이 좋다. 어쩔 수 없이 TV를 보는 경우는 옆으로 눕는 자세에서 아래 무릎과 위 무릎을 1자로 맞춰 허리가 뒤틀리지 않게 하는 것이 정말 중요하다.

허리 베개 사용하기(단, 60세 이상의 고령자는 따라 하면 안 됨)

허리는 다리를 펴고 바로 누웠을 때 바닥에서 본인의 손바닥 높이만큼 뜨는 것이 정상이다. 그런데 허리를 다치고 나면 허리에 힘이 없어 바닥에 붙는 경우가 많다. 다리를 펴고 누워서 손을 허리 쪽(허리띠 매는 쪽)으로 넣어 봐서 손이 들어갈 공간이 없다면 1자 허리로 정상적인 만곡이 없다는 말이다. 이런 사람들은 누울 때 무릎을 세우고 쿠션이나 베개를 다리 밑에 받치거나 수건을 이용하여 허리 베개를 만들어 사용하면 상당히 편안하게 누울 수 있다. 그런데 아무렇게나 수건을 말아 넣으면 과전만을 유발하여 통증이 더 생길 수도 있으니 잘 참조하기 바란다.

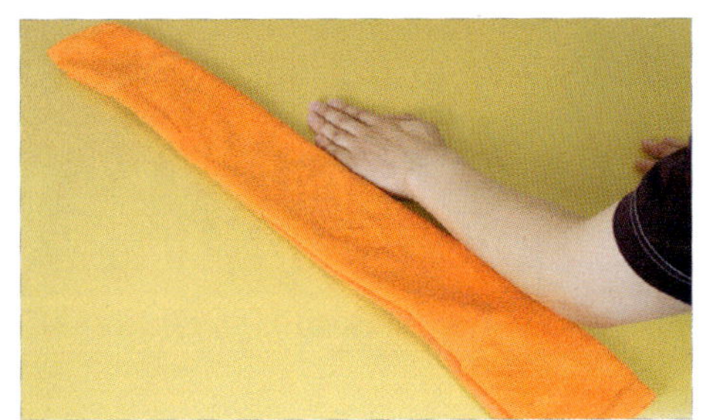
허리 베개 높이: 손 두께를 넘지 않는다

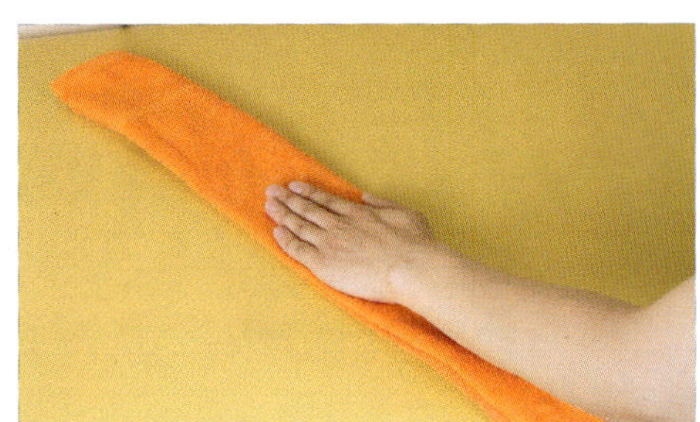
허리 베개 폭: 본인의 손바닥 폭 정도

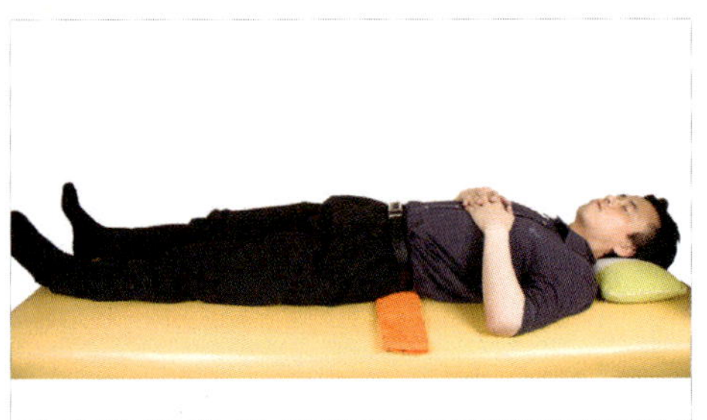
수건 허리에 넣기(○)

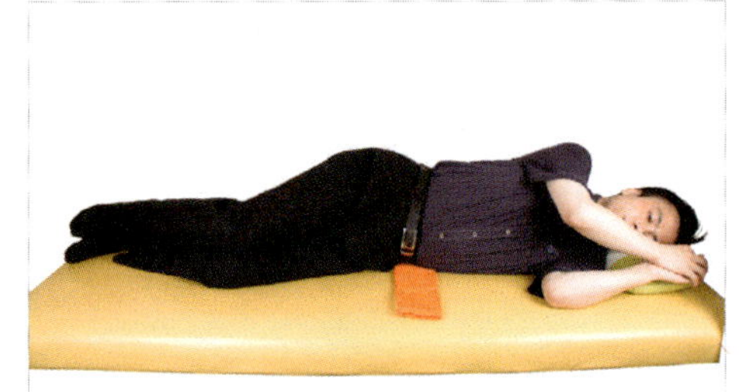
수건 허리에 넣고 옆으로 눕기(○)

　　허리 베개를 만드는 방법은 수건을 접어서 허리띠 매는 부위에 넣으면 된다. 접은 수건의 폭은 자신의 손바닥 폭과 같게 하고, 높이는 자신의 손 두께보다 낮게 하는 것이 좋다. 수건을 넣었을 때 편안하게 느껴지고 옆으로 누워도 전혀 배기지 않아야 한다. 높이가 자신의 손 두께보다 높으면 안 되므로 수건은 얇은 것을 이용하는 것이 좋다. 허리에 수건을 넣을 것인지, 아니면 다리 밑에 쿠션이나 베개를 넣을 것인지는 본인이 편한 대로 하면 된다.

잠자리에서 일어날 때

잠자리에서 일어날 때 허리를 다치는 사람이 의외로 많이 있다. 자는 동안 체온이 내려가 근육이나 인대가 많이 수축되어 있기 때문이다. 일어날 때는 몸을 바로 일으키지 말고 모로(옆으로) 해서 일어나는 것이 좋다.

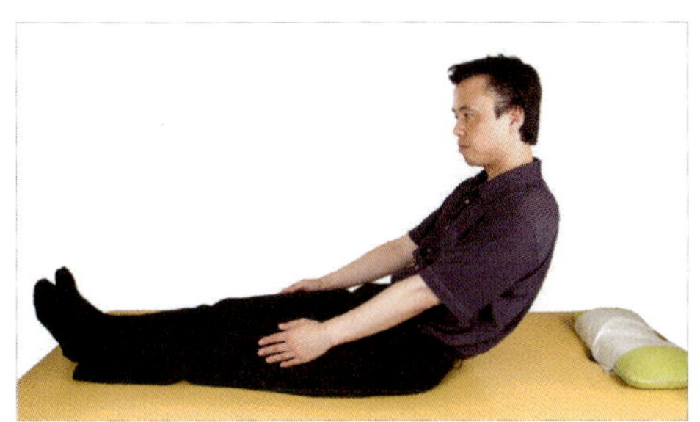

바로 일어나기(X)

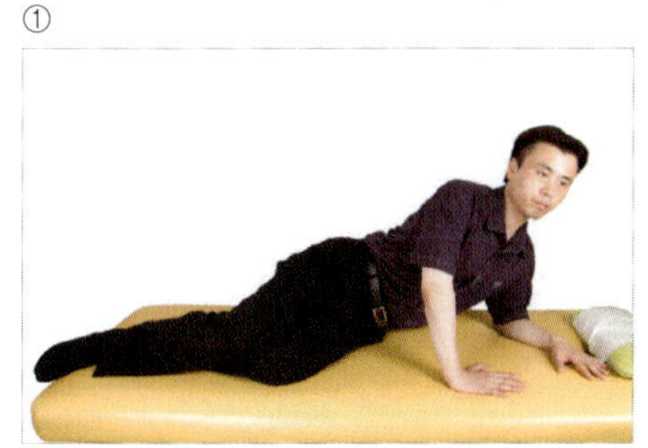
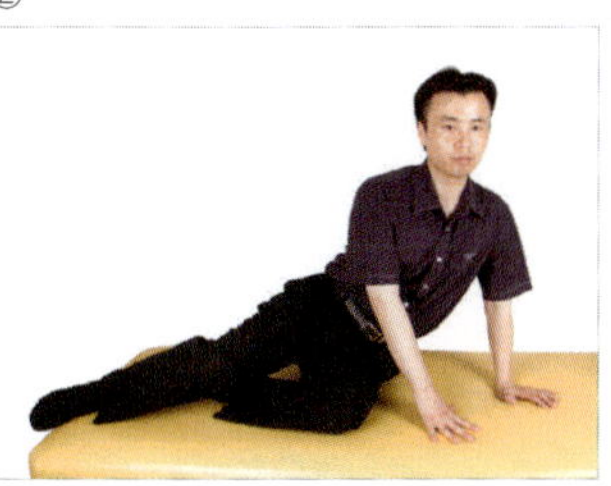
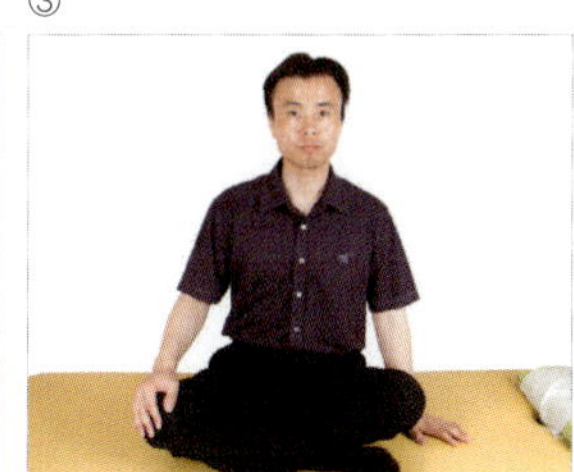

① → ② → ③ 순서로 몸을 모로(옆으로) 해서 일어나기(O)

잠자리에서 일어나자마자 바로 이불을 갠다든지 머리를 감는다든지 허리를 굽혀 세수를 하다가 다치는 경우도 많다. 잠자는 동안 몸이 많이 굳은 탓으로 일어나자마자 갑자기 허리를 굽히는 행동은 삼가야 하며 집 안을 한 5분 정도 걸으며 돌아다닌다든지, 이게 곤란하면 제자리걸음이라도 하여 몸을 풀어준 다음에 하는 것이 좋다.

누워 있는 곳도 중요하다. 찬 곳에 누워 있으면 혈액순환, 신경순환이 잘 안 되기 때문에 매우 안 좋다. 봄, 가을, 겨울에는 전기장판이나 따뜻한 온돌 등을 통해 등과 허리를 반드시 따뜻하게 유지해야 한다. 여름에도 찬 바닥에 그냥 눕지 말고 얇은 이불이라도 깔고 눕도록 한다.

🌿 좋은 침대 고르기

침대에서 잘지 아니면 방바닥에 이불을 펴고 잘지 고민하는 환자들이 많은데 이불을 펴고 자는 것도 괜찮지만 좋은 침대라면 침대 생활도 괜찮다. 허리에 만곡이 있으므로 그 곡선을 잘 받쳐주는 침대라면 바닥에 이불을 펴고 자는 것보다 더 좋을 수도 있다.

좋은 침대의 높이는 매트리스에 걸터앉았을 때 편하게 앉을 수 있는, 무릎이 직각이 되는 정도가 누워 있다 일어날 때 부담이 가장 적고 이부자리를 정리하기도 좋다. 반듯이 누웠을 때 편안하고 머리부터 발끝까지 일직선이 되면서 엉덩이 부분만 2~3㎝ 정도 들어가는 것이 좋다. 매트리스가 너무 물러 엉덩이 부분이 많이 꺼지면 혈액순환이 잘 안 되고 요통이 생길 수도 있다. 반대로 너무 딱딱하면 어깨부위 통증을 유발할 수도 있다. 침대 속 스프링이 느껴지거나 소음이 나는 것도 안 좋다.

구입할 때 제품 품질 보증마크인 'KS'나 '품' 등을 확인하는 것도 좋은 침대를 고르는 하나의 방법이다.

🌿 좋은 베개 고르기

디스크 환자는 눕는 시간이 많은 관계로 자신에게 맞는 베개의 선택이 중요하다.

가장 이상적인 베개는 서 있을 때의 자세인 목의 C커브를 누워서도 그대로 유지할 수 있어야 한다. 너무 높은 베개는 목이 1자형이 되고 경추의 신경과 혈관을 압박하여 고질적인 후두통과 목 통증을 유발하기도 하고 경추디스크에 무리를 주기도 한다. 너무 낮은 베개는 목에 부담을 많이 주게 되며 어깨 결림이 생길 수도 있다. 아예 베개를 베지 않으면 숙면하기가 힘들 뿐만 아니라 얼굴이 낮아져 쉽게 얼굴이 붓고 경추 만곡이 형성되지 않아 목에 상당한 무리가 따르게 된다. 그래서 알맞은 높이의 베개를 선택하는 것이 무엇보다도 중요하다.

목의 길이는 사람마다 차이가 난다. 보통은 손가락이 긴 사람은 목이 길고 손가락이 짧은 사람은 목이 짧다. 바로 누웠을 때 알맞은 베개의 높이는 베개를 바닥에 놓고 베개 가운데를 체중을 실은 손바닥으로 지그시 눌러 최대한 낮게 만든 상태에서 베개 가운데의 높이가 자신의 새끼손가락 2번째 마디와 3번째 마디 사이 정도면 적당하다. 옆으로 누웠을 때는 같은 방법으로 베개 가운데를 최대한 낮게 만든 상태에서 베개 가운데 옆의 높이가 자신의 무명지(4번째 손가락)의 2번째 마디와 3번째 마디 사이 정도면 적당하다.

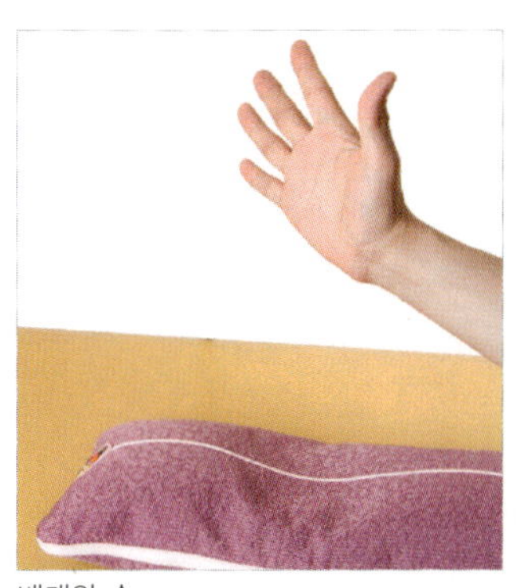

베개와 손

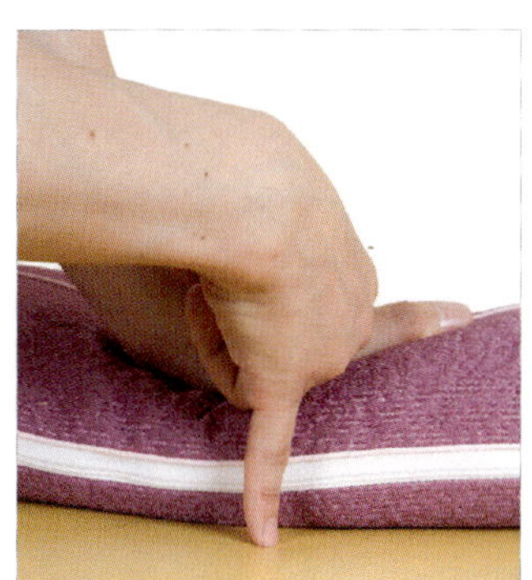

바로 누웠을 때의 베개 높이

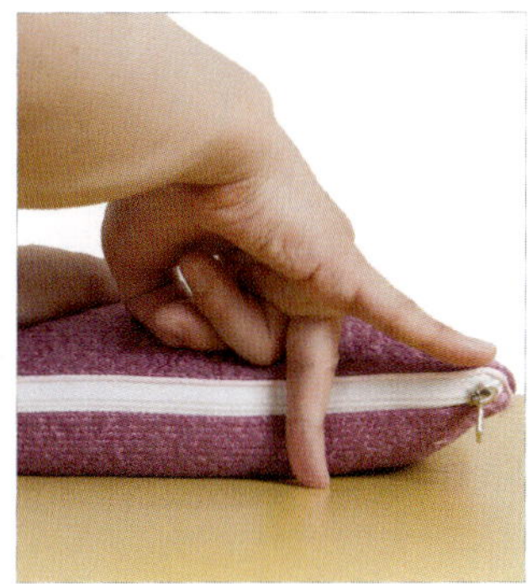

옆으로 누웠을 때의 베개 높이

베갯속은 알레르기를 유발하지 않는 것을 선택하여야 하며 1년에 한 번씩 교체해 주는 것이 좋다. 머리는 한의학적으로 제양지회(諸陽之會)라 하여 모든 양(陽)이 머리에 모이므로 덥지 않게 하는 것이 좋다. 머리 쪽에 열이 나거나 습기가 차게 되면 숙면을 취하기가 어렵다. 지나치게 푹신한 베개는 머리를 덥게 하고 습기도 차고 머리도 제대로 받쳐주지 못해 불편하다. 그러므로 베갯속은 통기성이 좋고 목의 형태를 잘 갖추게 하는 것이 가장 좋다. 그런 점에서 베갯속은 옛 선조들이 썼던 메밀껍질만 한 게 없을 듯하다. 본인이 누워보고 베개가 낮으면 더 넣을 수도 있고 높으면 뺄 수도 있으므로 본인의 손가락을 기준으로 맞춰 자신에게 맞는 베개를 사용하기 바란다.

베개는 직접 써보고 선택하는 것이 가장 좋다. 10~15분 정도 누워본 후 편안한 느낌을 주는 것을 선택하는 것이 제일 좋은데 현실적으로 이렇게 구입하기는 좀 힘든 일이다. 그래서 내가 써본 것 중에 하나를 추천한다면 앞에 있는 사진 속의 베개가 가장 만족스러웠던 것 같다. 베갯속도 메밀껍질로 되어 있고 가격도 오천 원에서 만 원 미만으로 저렴하며 침구류 파는 곳이면 어느 곳에서나 쉽게 구입할 수 있다.

목 스트레칭과 목 근육 강화 운동

허리 부위에 통증이 있으면 반드시 따라 오는 것이 목 부위의 통증이다. 정상인보다 자주 눕게 되고 스트레스를 많이 받아서 목 뒤 근육이 긴장하여 뻣뻣해진다. 허리가 안 좋으니 허리 대신 목을 많이 사용하게 되는 데서 오는 당연한 결과이다.

목이 아플 때 목 스트레칭과 목 근육 강화 운동을 해주면 통증 완화에 도움이 된다.

1) 목 스트레칭

목이 불편하면 국민체조에 나오듯 함부로 고개를 막 돌리며 목운동 하는 사람들이 있는데 이 방법은 그다지 바람직하지 않다. 목은 7개의 매우 작은 목뼈(경추)가 관절을 이루고 있어서 목을 함부로 뒤로 젖히면 관절에 과신전이 일어나 좋지 않다.

목이 자주 결리면 다음과 방법으로 조심스럽게 스트레칭하는 것이 좋다.

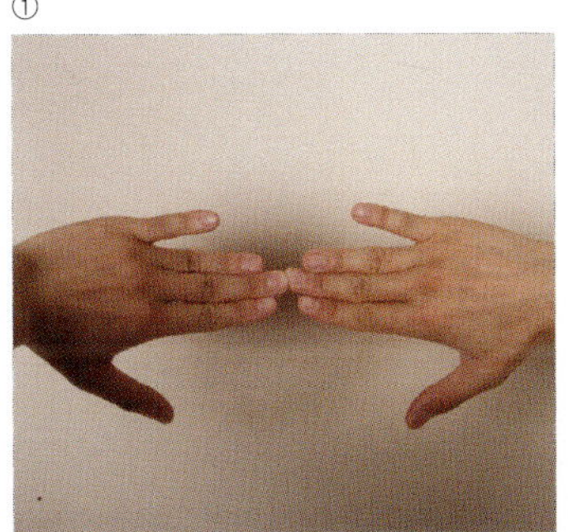 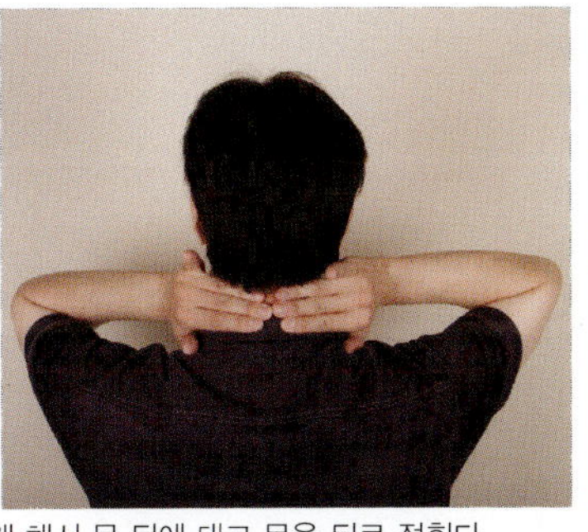 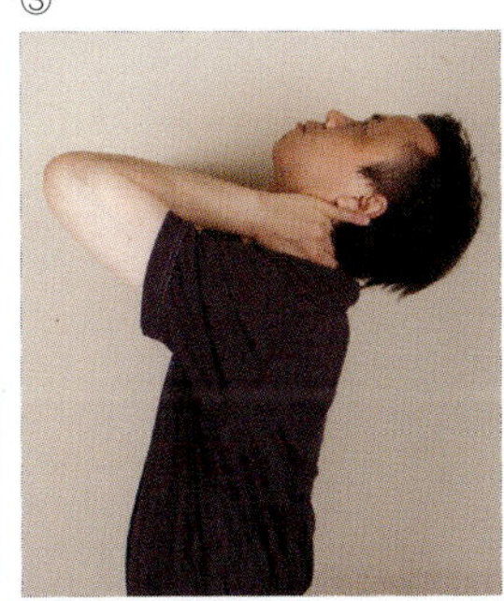

목 뒤로 젖히기 운동: 양 손가락 3개를 맞닿게 해서 목 뒤에 대고 목을 뒤로 젖힌다.

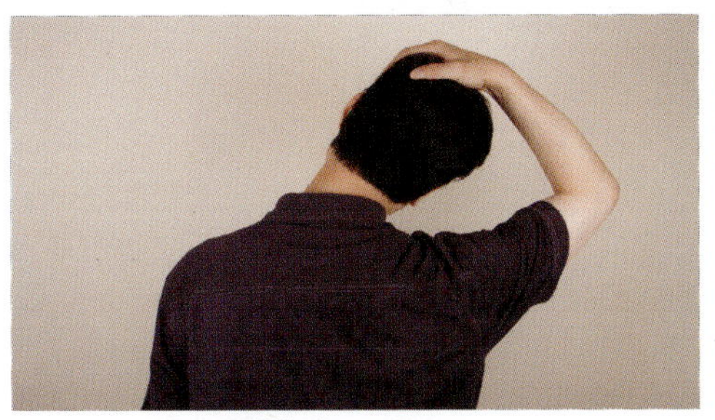 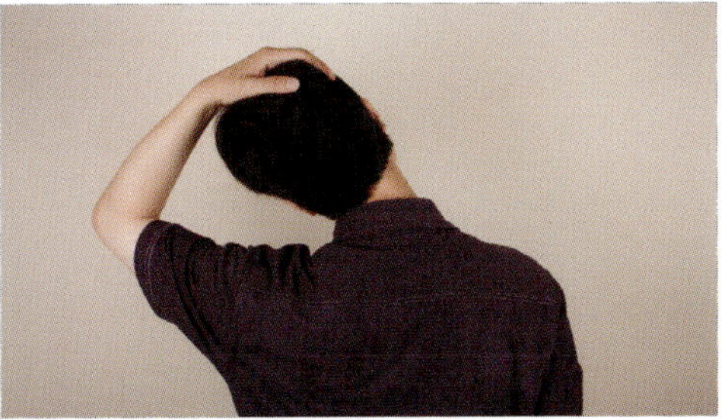

목 옆으로 좌우 스트레칭(ㅇ)

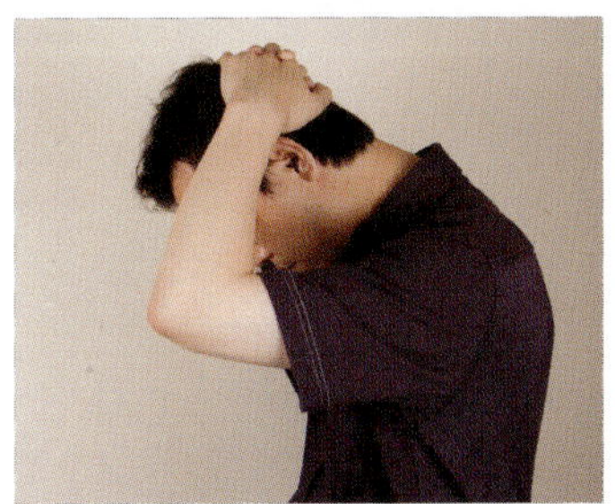

목 앞으로 숙이고 스트레칭(ㅇ)

먼저 목을 뒤로 젖힐 때는 과신전을 막기 위해 양손 손가락 3개를 맞닿게 해서 목에 댄 후 뒤로 젖혀 3~5초 정도 있는다. 다음은 한 손으로 머리를 잡고 좌우 교대로 옆으로 가볍게 당겨 3~5초 정도 있는다(목에 가벼운 땅김을 느낄 정도로만 한다.). 마지막으로 양손을 깍지 끼고 뒤통수에 얹은 후 팔꿈치를 안쪽으로 모으듯 하면서 팔의 무게를 이용하여 천천히 목을 앞으로 숙여 3~5초 정도 뒷목이 땅김을 느낀 후 원위치 한다. 이렇게 하루에 2~3회 정도 해주면 좋다.

일주일에 3회 정도 해주면 좋다.

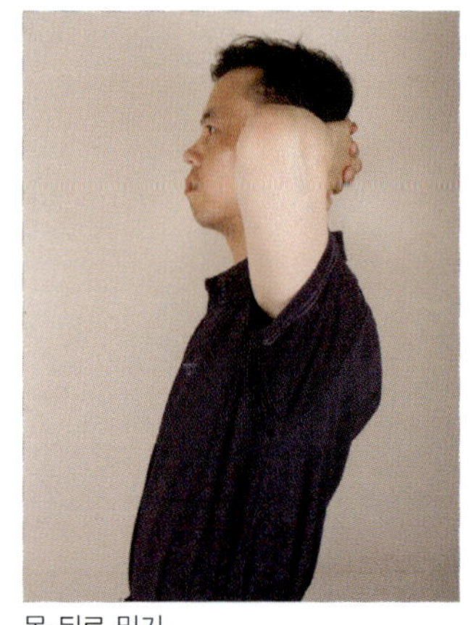
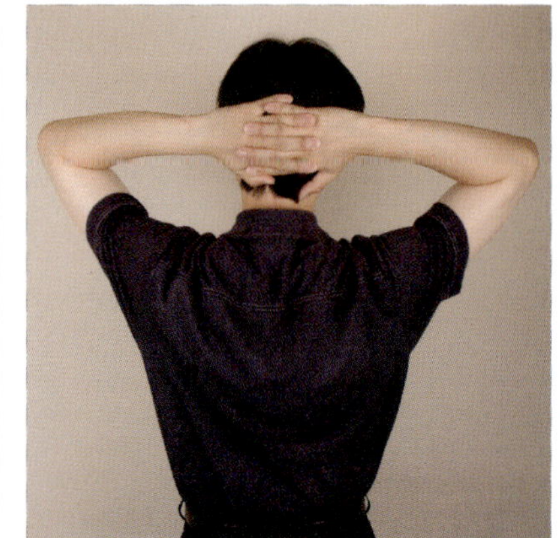

목 뒤로 밀기

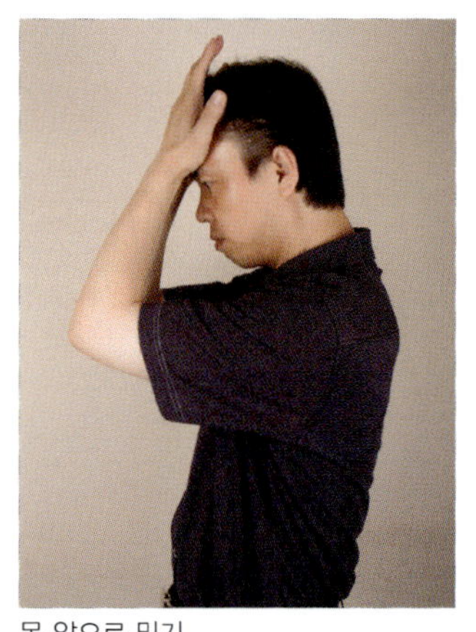
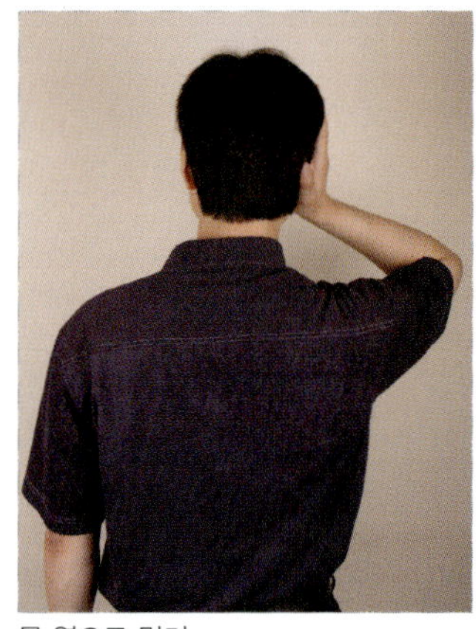
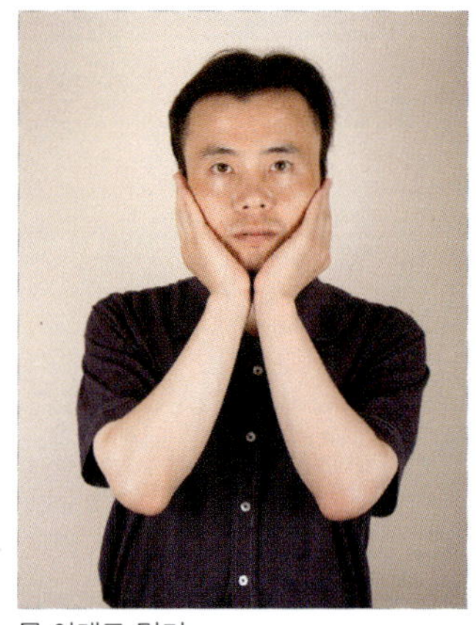

목 앞으로 밀기   목 옆으로 밀기   목 아래로 밀기

목 뒤로 밀기 운동은 머리 뒤에 손깍지를 껴서 올리고 머리를 뒤로 민다. 단 손에도 힘을 주어 머리가 움직이지 않게 하여 5초 정도 밀고 있다가 풀어준다.

목 앞으로 밀기 운동은 손바닥을 펴서 이마에 댄다. 머리는 앞으로 밀고 손바닥에도 힘을 주어 머리나 손바닥이 움직이지 않게 하여 5초 정도 밀고 있다가 풀어준다.

목 옆으로 밀기 운동은 오른쪽 손바닥을 펴서 머리 오른편에 댄다. 머리를 옆으로 밀면서 오른손에 힘을 주어 머리나 손바닥이 움직이지 않도록 하여 5초 정도 밀고 있다가 풀어준다. 왼쪽도 마찬가지로 한다.

목 아래로 밀기 운동은 양 손바닥으로 턱을 받친다. 머리를 밑으로 밀고 손바닥에도 힘을 주어 머리나 손바닥이 움직이지 않게 하여 5초 정도 밀고 있다가 풀어준다.

3. 바르게 걷기와 바르게 서기

현대인의 일상생활은 크게 눕기, 걷기, 앉기 세 가지로 이루어졌다고 해도 지나치지 않을 것이다. 그만큼 생활에서 가장 많이 반복되는 신체활동의 하나인 걷기를 올바른 자세로 유지하는 것만으로도 척추 교정 효과가 있고 허리 주위 근육과 다리 근육을 발달시켜 통증을 치료하고 예방할 수 있다.

문명의 이기를 접하지 못했던 옛날 사람들이 현대인보다 성인병과 디스크나 허리병에서 훨씬 더 자유로웠을 것이다. 문명의 혜택으로 풍요로워진 삶이 성인병을 만들고 편리한 삶이 디스크와 허리병을 만든 것이다. 다시 말해 문명의 이기로 보행에서 해방되어 앉아 있는 시간이 늘어나 팔다리는 편해진 대신 허리의 부담은 증가하고 허리 근육과 인대가 약화되어 디스크나 허리병이 많이 생기게 된 것이다.

예를 들어 문명의 혜택을 누리지 못하는 아프리카 케냐 북부의 유목민인 마사이족을 보면 성인병이나 요통과 허리디스크가 거의 없다. 그들의 교통수단은 보행이다. 자고 나서 해질 때까지 계속 걷는다. 마사이족은 평균적으로 하루에 3만 보 이상을 걸으며 시속 5~8km 정도의 빠른 속도로 하루 평균 18~24km를 걷는다고 한다. 그들은 육류를 주식으로 하지만 성인병이 없고 요통과 허리디스크도 없다고 하여 과학자들이 이들의 삶의 행태를 연구한 결과 걷기에 건강의 비결이 있다는 사실을 찾아냈다. 그래서 우리나라에서도 '마사이족처럼 걷기'가 열풍처럼 퍼진 적도 있었다.

우리는 하루에 얼마나 걷고 있는지 반성해 봐야 한다.

통계에 따르면 우리나라 직장인은 하루 평균 5000보를 걷는다고 한다. 권장량 1만 보의 절반 수준이다. 국민 3명 중 1명은 하루에 채 30분도 걷지 않는다고 한다. 걷지 않는다는 말은 반대로 많은 시간을 앉아 있는다는 말과 같다. 앉아 있는 시간이 많으면 많을수록 허리 근육은 약화되고 인대와 허리관절과 디스크에 무리가 가게 된다.

이제부터 걸어야 한다. 그리고 이왕 걸을 거라면 바르게 걸어야 한다. 올바른 보행자세 하나만으로도 신체의 모든 근육을 강화시키고 탄력적인 몸매를 가꿀 수 있을 뿐 아니라 통증을 치료할 수도 예방할 수도 있다. 그러나 바르지 않은 걸음걸이는 오히려 허리와 무릎에 손상을 줄 수도 있다.

바르게 눕기와 바르게 걷기는 허리 치료에 꼭 필요한 요소다. 바르게 걷는 방법을 잘 알고 따라 할 수 있기를 바란다.

바른 보행 스타일

바른 보행 스타일이 몸에 밸 때까지 자신의 걸음걸이는 자연스럽게 예전으로 돌아가려 할 것이다. 의식적으로 근육을 느끼며 배운 대로 동작하려고 노력해야 한다.

몸의 균형은 발에서 시작된다. 우선 균형 잡힌 보행을 위해서는 균형 잡힌 발이 필수다. 좀 더 정확히 말하면 균형 잡힌 걸음은 발뒤꿈치의 중앙에서 시작된다는 말이다. 많은 사람들이 걸을 때 가장 먼저 닿는 뒤꿈치를 안쪽이나 바깥쪽으로 디디는데, 그게 아니고 중앙을 디디도록 노력해야 한다.

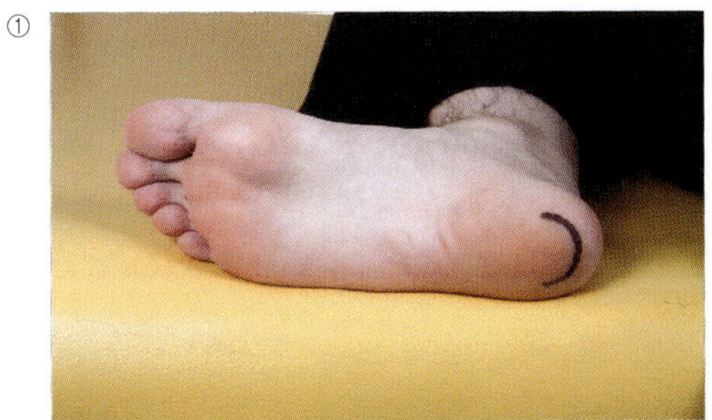

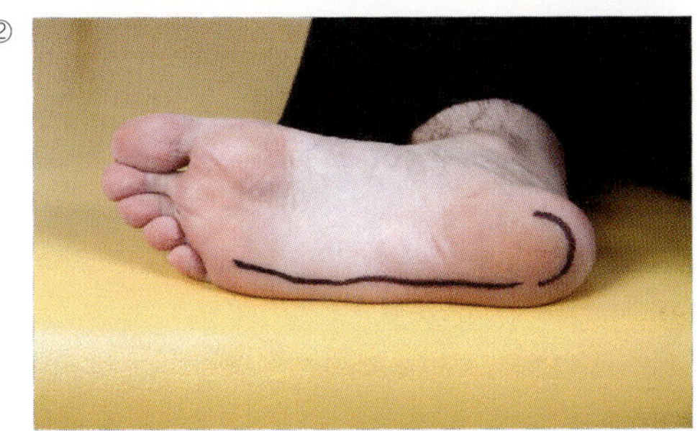

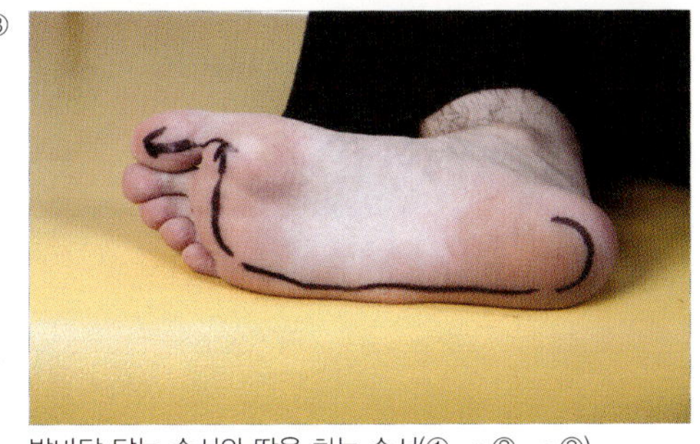

발바닥 닿는 순서와 땅을 차는 순서(① → ② → ③)

땅을 차는 발이나 땅에 착지하는 발이 바닥에 닿는 순서와 무게중심의 이동 순서는 발뒤꿈치 가운데→발바닥 옆→엄지발가락이다. 이 순서를 의식하면서 걸으면 자연스럽게 발뒤꿈치 중앙→발바닥 외측→발바닥과 엄지발가락이 이어지는 부분으로 무게 중심이 이동→발끝으로 땅을 누르며 차게 된다. 포인트는 발바닥 전체로 착지하지 말고 재빨리 무게 중심을 이동하면서 착지도 하고 땅을 딛기도 해야 한다.

발걸음에는 보폭과 스탠스가 있다.

보폭은 한쪽 발뒤꿈치가 땅에 닿는 지점부터 다른 쪽 발뒤꿈치가 땅에 닿는 지점까지를 말한다. 보통 걸음의 보폭은 자신의 키에서 100을 뺀 수치이다. 예를 들면 키가 170㎝인 사람의 보폭은 70㎝가 된다. 평균적으로 이런 정도의 보폭이 자연스럽고 능률이 좋다는 의미이며, 꼭 그래야 하는 것은 아니다. 따라서 초기에는 보폭을 의식하지 말고 자신에게 익숙한 보폭으로 걷고, 빠르게 걷게 될 때는 보폭을 크게 하는 것보다 발걸음을 빠르게 하는 것이 좋다. 아랫배 근육과 엉덩이 근육, 허리 근육 발달에 확실히 도움이 될 것이다.

스탠스는 한쪽 발 안쪽에서 다른 쪽 발 안쪽까지의 거리를 말한다.

스탠스가 좁아야 무게 중심이 중심으로 향하게 되어 몸이 흔들리지 않는다. 그래야 몸에 무리가 가지 않아 장시간 걸어도 지치지 않고 빨리 걸을 수 있으며 가볍게 걸을 수 있다. 모델걸음인 1자 걸음은 안 된다. 11자 걸음을 걷되 무릎과 무릎 사이와 발 안쪽 사이를 의식하며 좁게 스치듯 걸으려 노력하되 서로 부딪치지 않게 3~7㎝의 공간을 두고 걷는다.

이론상으로는 '11자 팔자걸음'처럼 엄지발가락이 15도 정도 바깥으로 향하는 것이 맞지만 대부

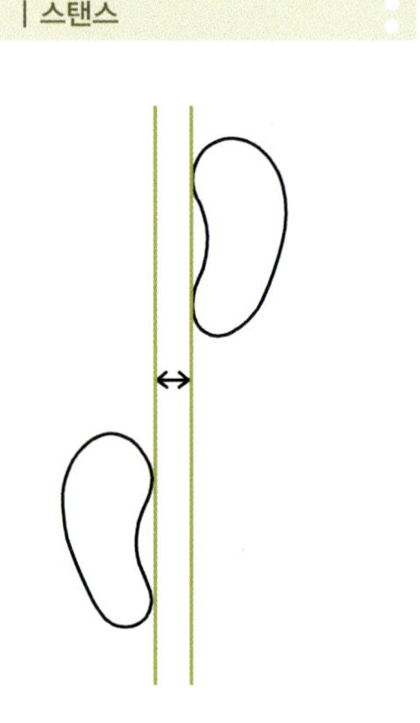

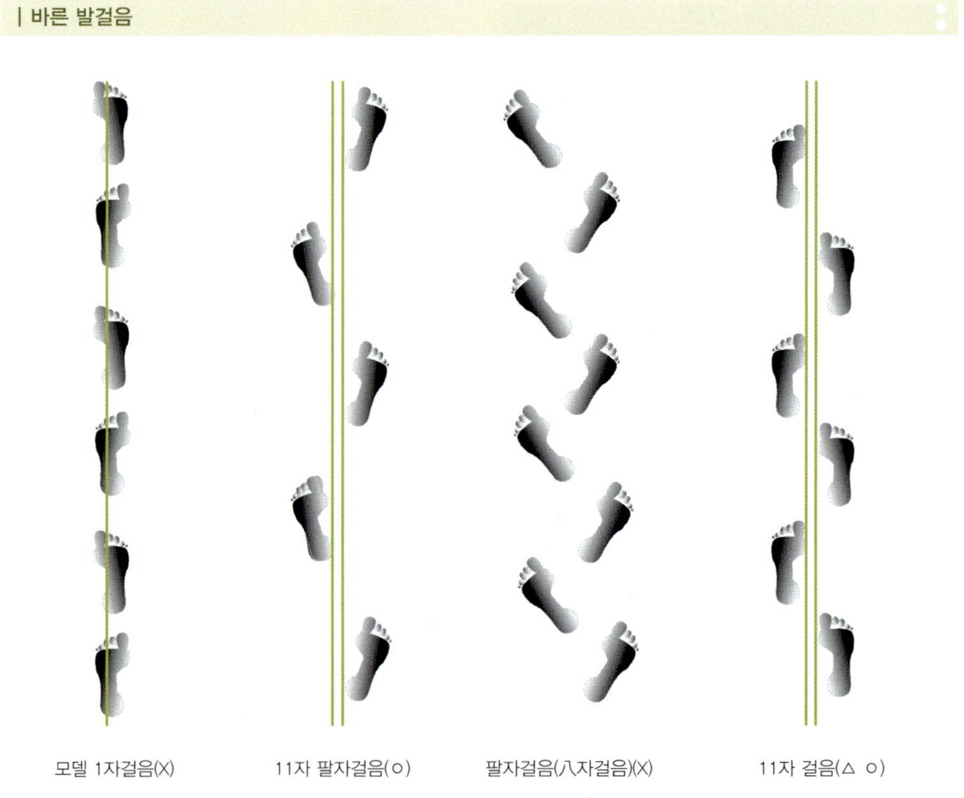

분의 남성은 약간의 팔자걸음을 가지고 있으므로 의식적으로 '11자 팔자걸음'을 하려고 하면 오히려 완전히 '팔자걸음(八자걸음)'이 되는 경우가 많다. '11자 걸음'으로 걸으려 노력하면 자연스럽게 '11자 팔자걸음'이 된다.

여성의 경우 안짱다리인 사람은 '11자 팔자걸음'으로 걸으면 되고 아닌 사람은 남성과 마찬가지로 '11자 걸음'으로 걸으려 노력하면 '11자 팔자걸음'이 된다.

걸을 때는 무릎을 살짝 굽히고 걷는다. 굽힌 정도는 본인만 의식할 정도로 아주 미세하게 구부린다. 겉으로 보면 무릎을 굽혔는지 폈는지 다른 사람은 알 수 없고 본인만 알 정도로 해야지 많이 구부리면 안 된다. 모델같이 무릎을 쫙 펴고 걷는 것은 보기에는 좋을지 몰라도 바른 걸음은 아니다.

상체는 배를 앞으로 쭉 내밀고 걸어도 안 되고 허리를 굽혀서 걸어도 안 된다. 등과 허리를 똑바로 펴고 배 근육을 등 쪽으로 땅기면서 몸통을 바로 세워 걷도록 한다. 걸을 때 아랫배에 힘을 주면 몸이 바로 서는 데 도움이 된다.

턱은 드는 것이 아니고 몸쪽으로 당기고 머리의 정수리는 약간 앞으로 향하게 한다.

몸 전체적 느낌이 1~2도 정도 약간 앞으로 쏠린 듯하게 걷는다.

어깨와 팔은 힘을 빼고 편안하게 직선상에서 앞뒤로 흔든다.

(손을 펴고 걷는다면 가운데 손가락에 연필을 붙여 팔을 앞뒤로 움직일 때마다 바닥에 선을 긋는다고 생각했을 때 이것을 위에서 아래로 내려보았을 때 ㅣㅣㅣ 모양이 되어야 한다. ／＼ 모양이나 ＼／ 모양이 되어서는 안 된다.)

자연스럽게 주먹 쥐고 걷되 엄지손가락이 앞쪽에 놓이도록 한다.

시선은 가까이 하지 말고 멀리 4~6m 앞을 본다.

걷는 데 전혀 불편함이 없다면 몸을 회전시키며 걷는 파워 워킹을 중간중간 병행하면 허리 근육이 한층 더 강화되고 재미도 있어서 좋다.

파워워킹

머리와 척추를 축으로 아랫배와 복부에 힘을 주어 몸을 곧게 한 상태에서 몸 전체가 약 1°정도 앞으로 쏠린 듯하게 하여 양 어깨를 앞뒤로 45° 회전하듯이 걷는다.

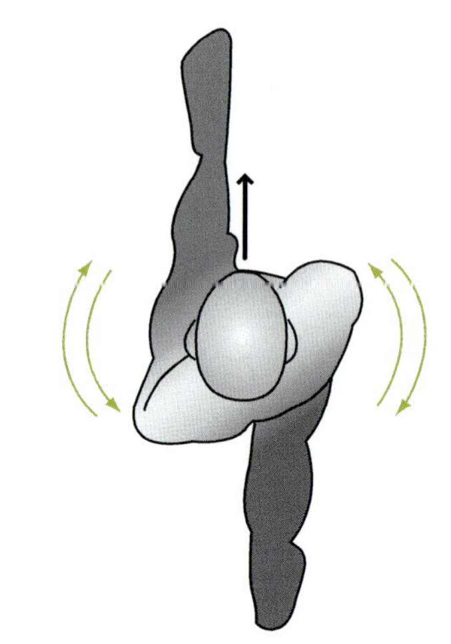

팔의 움직임은 위에서 아래로 봤을 때 11자 모양으로 평행하게 앞뒤로 움직인다. 당연히 몸 가운데 머리와 척추 기둥은 축이므로 몸 중심에서 그대로 위치하여 좌우 회전만 해야 하며 머리와 척추기둥이 흔들린다든지, 시선이 몸의 회전을 따라 움직여서는 안 된다.

시선은 정면을 향하고 있어야 하며 몸이 회전할 때마다 복부 근육의 좌우 움직임을 느끼며 걷는다.

초보자는 빠르게 걸으려 하지 말고 우선 자세에 집중하도록 한다. 파워 워킹을 빠르게 하려고 하면 자세가 많이 흐트러지게 된다. 처음 시작하는 초보자는 우선 자세를 익히는 데 노력을 기울인다.

파워 워킹은 체력소모가 크므로 일반적인 걷기를 하다가 잠시 파워 워킹을 하고 힘들면 다시 일반적인 걷기로 힘을 비축했다가 체력이 회복되면 다시 파워 워킹을 하는 식으로 하면 된다.

보행 시 주의할 점

보행 시 주의할 점은 초반부에는 가볍게 천천히 걷거나 국민체조나 스트레칭

등의 준비운동으로 몸을 워밍업(체온상승)하여 부상을 예방하는 데 노력해야 한다. 스트레칭을 할 때 가볍게 해야지 반동을 이용하여 강하게 하는 방법은 피해야 한다.

여름에는 기온이 높아 가볍게 움직여도 금방 체온이 상승하여 부상의 위험성이 낮지만 겨울에는 밖에 널어놓은 빨래처럼 근육도 얼어서 체온이 올라가지 않은 상태에서 운동하면 부상을 입기 쉽다. 그래서 겨울에는 옷차림에 특히 신경써야 한다. 추운 겨울에는 멋보다는 보온에 더 주안점을 두어야 하고 물론 워밍업도 철저히 해야 한다.

마무리 운동은 심장 박동수를 낮추고 체표근육으로 갔던 혈액을 다시 내장으로 보내는 것이므로 마지막 5~10분 정도는 속도를 천천히 늦춰 걷는 습관을 들이도록 한다. 이렇게 하면 몸속 구석구석에 남아 있는 노폐물을 내장 기관으로 보내 노폐물 처리가 원활하도록 도와주어 근육의 피로 회복이 빨라져서 다음날까지 피로가 남지 않아 좋다. 갑자기 걷기를 중단하고 곧바로 앉아서 쉬면 몸에 상당히 부담을 주게 된다. 갑자기 걸음을 멈춰야 하는 상황이 온다면 제자리걸음이라도 하는 것이 좋다.

신발의 선택

신발의 선택도 중요하다.

발가락이 신발 안에서 움직일 수 있을 정도로 발가락 끝에서 5~10mm의 여유가 있어야 하고 복사뼈가 신발에 닿으면 통증이 유발되므로 복사뼈에 닿지 않는 것을 선택해야 한다. 신발 바닥의 두께는 10~20mm 정도는 되어야 쿠션이 있어 착용감이 편하다. 신발의 굽 높이는 3~4cm가 좋다. 에어가 들어 있는 농구화는 착지 때 뒤꿈치 중심이 무너지므로 피해야 한다.

통증에 따른 걷기 방법

통증이 매우 심하여 병원에 입원할 정도인 경우는 침상안정으로 통증이 좀 가라앉기를 기다렸다가 걷기를 해야 한다. 이런 경우는 하루에 3~4번 화장실 가는 것만으로도 충분한 운동이 된다. 극소수를 제외한 대다수 환자들은 4~6주 정도 지나면서 서서히 통증이 줄어들게 된다. 통증이 줄어들어 거동이 좀 수월해지면 그때부터 적극적으로 걸어야 한다.

걸을 때 허리에 충격이 와 허리가 결리거나 시큰거린다면 허리보호대를 착용하고 걷는 것이 좋다. 허리는 아프지 않고 다리만 땅기거나 저리면 보호대를 착용하지 않아도 된다.

처음부터 절대 무리하면 안 되고 본인의 증상과 체력에 맞게 점진적으로 강도를 높여 나가야 한다.

처음에는 천천히 걷는 것부터 시작하여 하루 10~20분 정도 워밍업 정도의 강도로 걷는다. 점차 체력과 몸이 호전되어 가면 최소 하루 30분 이상을 걷는 것이 좋다. 한 번에 30분을 할 수 없으면 10분씩 아침, 점심, 저녁 3회로 나누어서 해도 된다. 20분 정도 통증 없이 걸을 수 있을 정도가 되면 걷는 자세에도 신경을 쓰며 걷는다. 걷는 데 익숙해지면 아침, 저녁으로 30분 이상씩 하루 두 번 실시하며 점차적으로 허리에 무리가 되지 않는 범위에서 강도와 시간을 늘려 간다.

걷는 중간 중간 통증이 온다거나 다리 땅김이나 저림이 더 심해지는 경우에 걷는 요령은 약 5~10분 걸을 때까지는 괜찮은데 그 이후부터 통증과 다리 땅김과 저림이 심해져 온다면 그 자리에서 증상이 줄어들 때까지 쉬다가 다시 걷기 시작한다. 증상이 줄어들면 더 걸어 보지만 증상이 사라지지 않는다든지 몇 걸음 걷지도 않았는데 다시 증상이 더 심해진다든지 더 무리하면 안 좋아질 것 같은 불길한 예감이 들면 바로 중단하고 집으로 돌아가 눕는다. 처음부터 욕심을 부리면 안 된다. 차차 하게 되면 통증 없이 걷는 시간이 늘어나게 된다. 매일 조금이라도 걷기 연습을 해야 한다. 그리고 누워 있을 때 통증이 없다면 계속 누워만 있지 말고 하루에도 여러 번 걷기 운동 하러 나가기 바란다.

허리보호대를 착용하고 1시간 정도 걸어도 통증 없이 괜찮을 정도면 그때부터 보호대를 풀고 걸어 본다. 허리에 충격이 오는지 안 오는지 확인하고 충격이 없으면 보호대를 하지 않아도 된다.

일상생활에 복귀해서도 걷기 운동은 최소 45분 이상, 거리는 3km 내외로 일주일에 4~5회 이상 꾸준히 하는 것이 좋다. 걷기 운동과는 별도로 사무를 보거나, 지하철을 기다리는 등 일상생활 속에서 잠시라도 짬이 나면 앉아 있거나 가만히 서 있지만 말고 걷는 것이 좋다.

허리보호대를 착용하고 걸어도 허리에 충격이 오는 경우는 수영장에서 걷는 것이 더 좋다. 그러나 주위에 수영장이 없을 수도 있고 여름에는 사람이 너무 많고 겨울에는 물 온도가 낮아 현실적으로 이용하기에 어려움이 많다. 그럴 때는 목욕탕을 이용하는 방법도 있다. 대신 물이 가슴까지 안 올라오므로 냉·온탕을 오가며 탕 속에서 오리걸음을 하는 것이 좋다. 오리걸음을 할 때는 발바닥 전체로 딛는 것이 아니라 뒤꿈치를 살짝 들어 발 앞쪽으로 걷고 손은 무릎과 허벅지가 만나는 곳을 짚으며 허리는 꼿꼿이 세워 걷도록 한다. 물의 부력으로 그리 힘들지 않을 것이다. 온탕과 냉탕을 오가며 하면 좀 더 오래 할 수 있다. 주의할 것은 냉탕에 처음 들어갈 때는 심장에서 먼 곳부터, 즉 팔다리부터 물에 담그도록 하며 만약 고혈압이나 심장병이 있는 사람들은 냉·온욕을 하지 않는 것이 좋다.

그런데 냉·온욕을 권했다고 해서 허리디스크에 냉·온찜질이 좋다는 말은 아니다. 온탕에만 있으면 탕에 오래 있기가 힘들기 때문에 탕에 오래 있기 위한 방편으로 권한 것이다. 냉탕에서 가벼운 운동도 할 수 있고 찬물에 근육이 수축하더라도 바로 온탕에 들어가 풀 수 있으므로 대중목욕탕 안에서의 냉·온욕이 좋다는 의미이지 디스크에 냉·온찜질이 좋다는 말은 아니다. 만성인 허리디스크에는 냉·온찜질보다는 온찜질이 좋다.

사람의 몸은 600개 이상의 근육과 200여 개의 뼈로 구성되어 있다. 걷기 운동을 하면 거의 대부분의 뼈와 근육이 운동에 참여하게 된다. 그래서 바른 걷기는 뼈와 근육을 튼튼하게 하고 내딛는 한 걸음 한 걸음은 근육을 이완 수축하여 유연성을 길러주고 심장 건강에도 도움이 되고 체중을 감소시켜주며 질병 치료에 뛰어난 효과가 있다. 또한 걷기는 혈액순환을 왕성하게 하여 손상된 부위에 혈액과 산소량을 증가시켜 회복을 빠르게 한다. 만성질병에 시달리거나 수술 후 회복기에 있는 환자에게 의사들이 걷기 운동을 권하는 이유가 바로 이 때문이다.

🦴 바르게 서기

서기는 걷기만큼 다양한 근육이나 뼈들이 연계되어 움직이는 것이 아니라서 허리관절, 무릎관절, 고관절 등 특정 부위에만 무리가 많이 따르게 된다. 서 있는 것은 앉아 있는 것에 비해 허리에 부담은 덜하지만 허리 치료에 도움이 되는 것은 아니다. 꼭 서 있어야 하는 경우가 아니면 걷는 것이 좋다. 버스정류장이나 지하철역에서도 버스나 지하철이 올 때까지 가만히 서 있지 말고 왔다갔다 걷는 것이 좋다.

바르게 서기란 어떻게 하면 허리, 무릎, 고관절에 무리를 주지 않으면서 오래

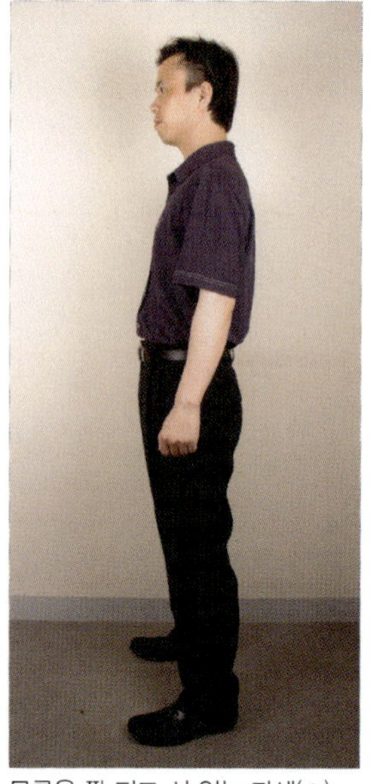

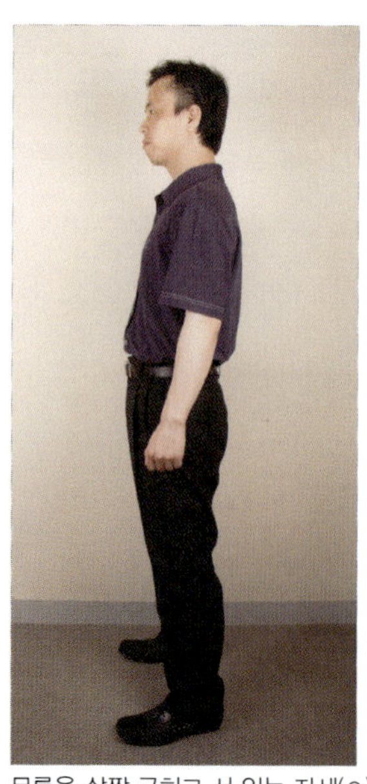

무릎을 쫙 펴고 서 있는 자세(△)   무릎을 살짝 굽히고 서 있는 자세(ㅇ)

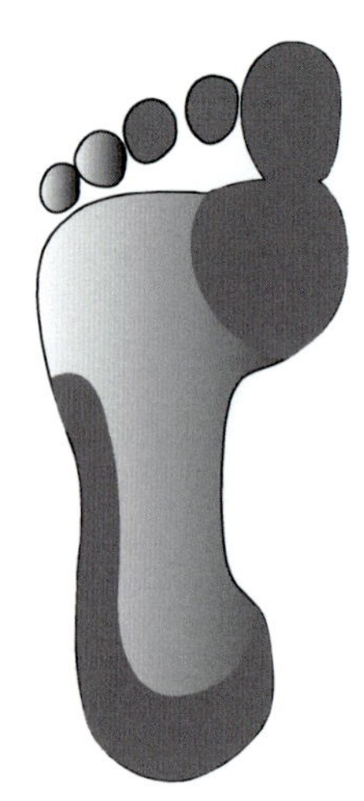

서 있을 수 있느냐가 관건이다.

서 있을 때 허리에 가장 부담이 없는 자세는 무릎을 살짝 굽힌 채 어깨 넓이로 발을 벌리고 체중이 엄지발가락과 뒤꿈치에 각각 2분의 1씩 분포되도록 하고, 팔은 열중 쉬어 해서 허리 부분을 살짝 밀어주고 배는 등 쪽으로 힘을 주는 자세다. 그렇지만 아무리 바른 자세라도 고정된 자세는 허리에 부담이 커지므로 무릎을 살짝 굽힌 자세와 무릎을 펴고 서 있는 자세를 번갈아 하면 된다. 두 자세의 차이는 본인만 알 수 있는 정도지 다른 사람은 육안으로 구분하기 어렵다.

4. 바르게 앉기

문명의 이기와 교통기술의 발전은 현대인을 걷는 것에서 해방시키는 대신 앉아 있는 생활은 더 많이 늘어나게 되었다. 차를 운전한다든지 컴퓨터를 한다든지 강의를 듣는다든지 영화를 본다든지 거의 대부분의 문화생활이 앉아서 이루어진다. 팔다리는 많이 편해졌지만 허리는 그만큼 더 약해지고 부담은 더 늘게 되었다.

서 있을 때 허리의 부담이 100이라면 인체공학적으로 만들어 허리에 좋다는 의자에 앉아 있어도 허리가 받는 부담이 130 정도이고 소파같이 등받이도 약하고 엉덩이도 꺼지는 불편한 의자에 앉아 있으면 150 정도 부담이 되고 목욕탕 의자같이 낮고 등받이도 없는 의자에 앉아 있으면 170 정도 부담이 되며 양반 자세로 앉아 있으면 서 있을 때의 2배인 200 정도가 허리에 부담이 된다. 즉 앉아 있는 것은 팔다리는 쉬지만 허리는 일하고 있는 것이다. 앉아 있는 것은 걷는 것과는 달리 움직임이 없으므로 허리 주변의 근육이 약화되어 허리관절과 인대 그리고 디스크 쪽에 하중이 그대로 전달되어 이것이 누적되면 허리가 탈이 나게 된다. 올바르지 않은 사소한 자세가 수백만 번 반복되면 근육과 신경 그리고 골격에 지속적인 손상을 주며 그것이 누적되면 균열이 생겨 댐이 무너지듯 일순간에 엄청난 통증을 유발하게 된다.

앉아 있는 것은 허리 치료에 도움이 되지 않지만 현대인의 생활은 거의 앉아서 이루어지고 있다. 때문에 앉을 때는 바른 자세로 앉는 것이 중요하다. 바르게 앉기란 최대한 허리에 부담이 가지 않는 자세로 앉으며 장시간 앉아 있는 것을 피하고 자세를 자주 바꿔주고 중간 중간 가벼운 운동을 하는 것으로 허리의 부담을 최소로 하는 것이다.

바닥에 앉는 경우

앉는 방법은 크게 의자에 앉는 경우와 의자 없이 바닥에 앉는 경우가 있다.

의자에 앉는 것이 그나마 허리에 부담이 좀 적지만 온돌문화가 발달한 우리의 생활은 어쩔 수 없이 바닥에 앉는 경우가 많이 있다.

바닥에 앉을 때는 척추를 항상 반듯이 곧게 세운 자세가 허리에 부담이 적다. 머리의 정수리와 회음[남성의 경우는 음낭과 항문 사이의 중간, 여성의 경우는 음열(陰裂)과 항문 사이의 중간]을 일직선이 되게 자세를 취하면 된다.

디스크 환자나 요통 환자들은 조금만 앉아 있어도 허리가 아파서 몸을 비틀고 뒤트는 사람이 많은데 허리를 바로 세우면 허리에 가는 부담이 많이 해소된다. 무릎을 바르게 꿇고 앉으면 자연스럽게 정수리와 회음이 일직선이 되어 허리에 가장 무리가 가지 않는다(단, 다리가 저리거나 땅겨서 허리보다는 다리가 더 불편한 디스크 환자들은 무릎 꿇고 앉으면 안 된다.). 그러나 무릎을 오래 꿇고 있으면 무릎이 저려오고 아프게 된다. 그럴 때는 양반다리 자세와 번갈아 하면 된다. 양반 자세를 하게 되면 본인도 모르게 허리가 굽어지는 경우가 생기는데 중간 중간 허리를 펴도록 노력해야 한다.

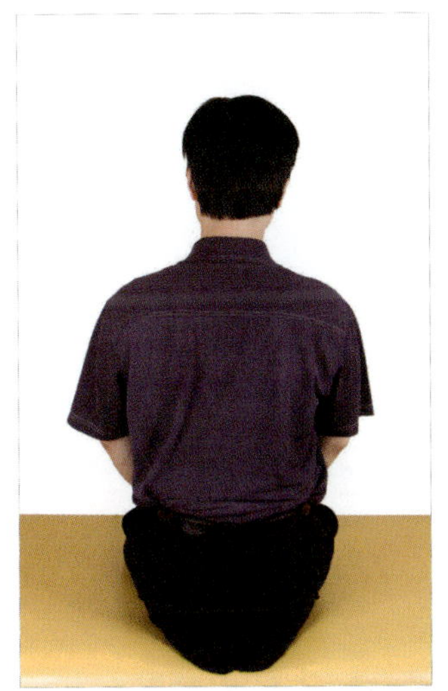

무릎 꿇고(뒷모습)(O)

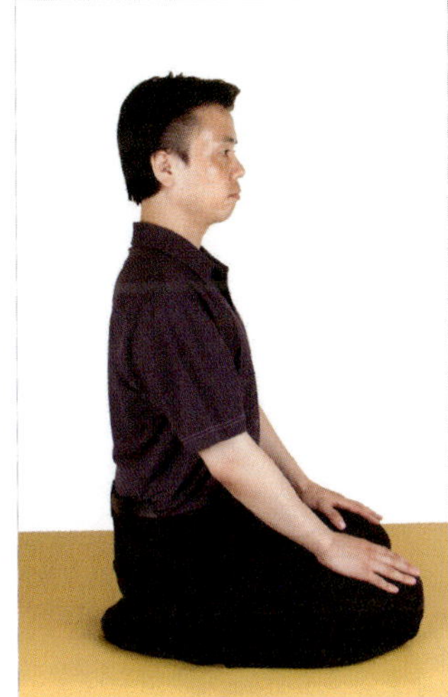

무릎 꿇고(옆모습)(O)

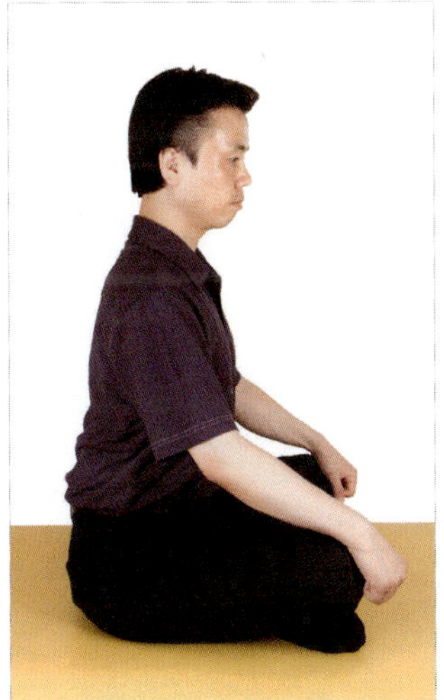

양반 자세(허리 펴고)(△)

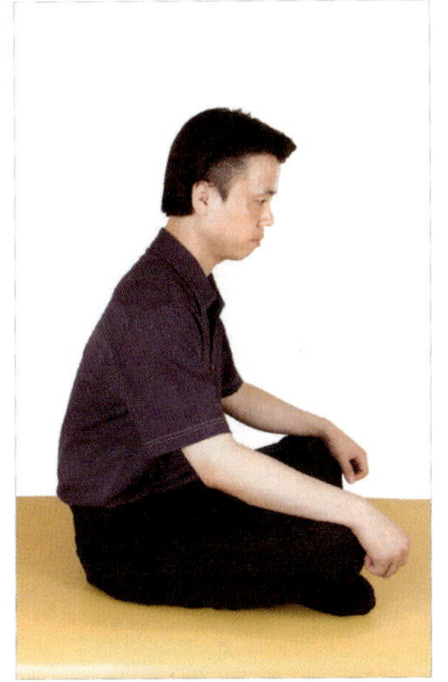

양반 자세(허리 굽히고)(X)

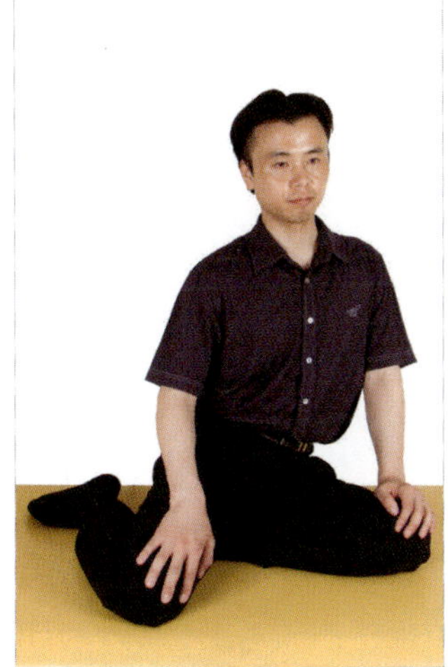

옆으로 무릎 꿇기(X)

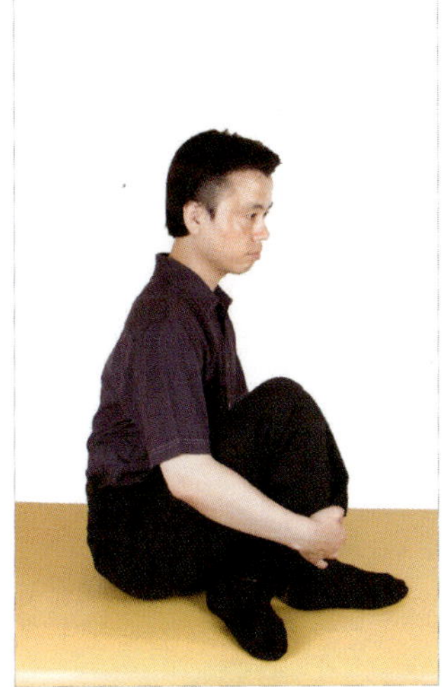

기생 자세(△)

주의) 다리가 저리거나 땅겨서 허리보다는 다리가 더 불편한 디스크 환자들은 무릎 꿇고 앉는 자세는 피한다.

여자들은 옆으로 무릎 꿇는 자세로 많이 앉는데 허리가 옆으로 꺾여서 좋지 않다. 되도록 바르게 무릎 꿇고 앉도록 하되 한쪽 무릎을 세우고 앉는 자세(기생 자세)와 번갈아 앉는 것도 괜찮다.

만약 모임이나 회식자리에 참석하였다면 벽을 등지고 앉는 것이 좋다. 벽에 기대고 앉으면 허리의 부담이 많이 감소된다. 만약 방석이 있다면 그냥 통째로 깔

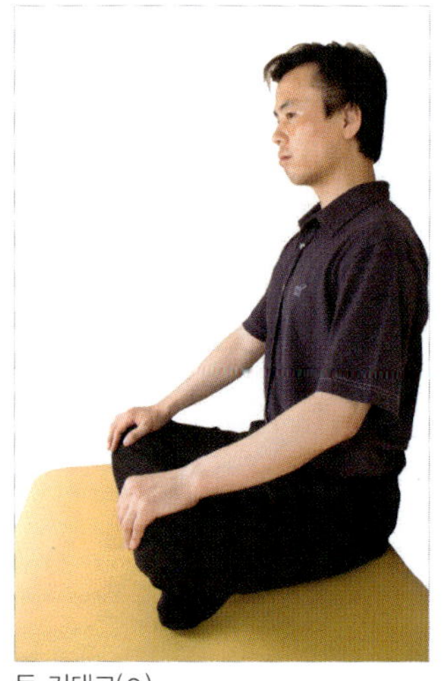
등 기대고(○)

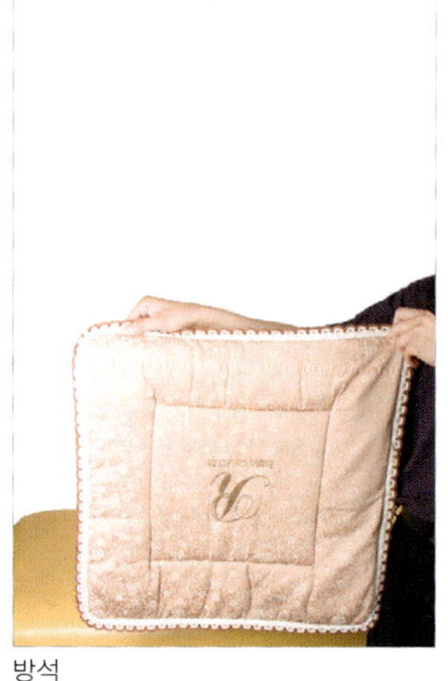
방석

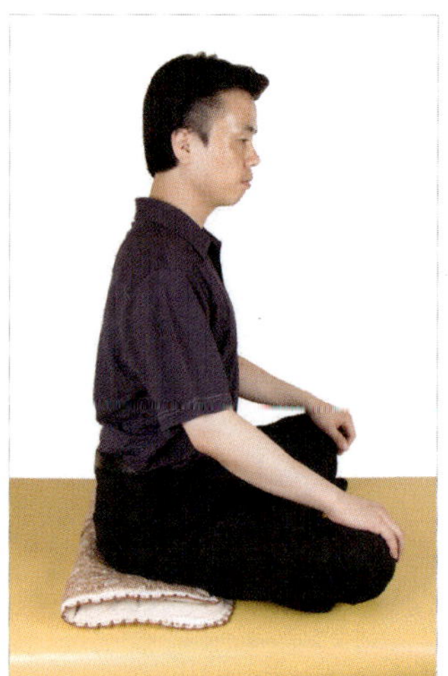
방석 반 접어 앉기(○)

고 앉지 말고 방석을 반으로 접어 엉덩이 뒤쪽에 대고 앉으면 많이 편해지는 것을 느낄 수 있다.

탁자 앞에 앉을 때 탁자 위에 팔을 올려 팔꿈치로 상체를 지지해 주는 것도 허리의 부담을 줄여주는 자세다. 그런데 이 자세는 허리는 많이 편하지만 팔꿈치와 무릎이 불편할 수 있으니 양반다리 자세로 가끔 바꿔 앉는다든지 팔꿈치에 손수건이나 신문을 받친다든지 하는 요령이 필요하다.

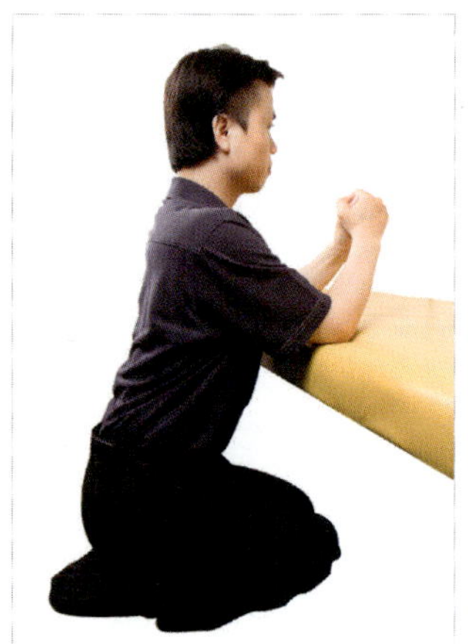
식탁에 앉기(○)

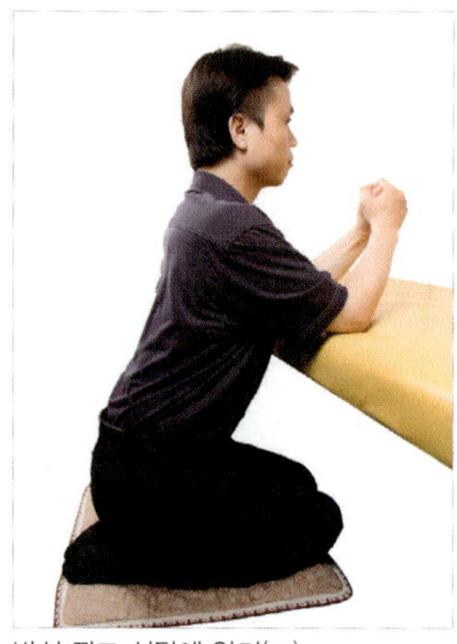
방석 깔고 식탁에 앉기(○)

아무리 좋은 자세라 하더라도 장시간 같은 자세로 앉아 있는 것은 좋지 않다. 자주 자세를 바꿔주고 할 수만 있으면 1시간에도 몇 번씩 일어나서 좀 걷다가 다시 앉고 하는 것이 좋다. 다른 사람들의 눈이 의식된다면 화장실 가는 척하거나 휴대폰 받는 척하면서 자주 일어나 좀 걷다가 앉기 바란다.

앉아 있으면 허리에 무리가 많이 간다. 집에서 허리를 좀 쉬게 해줘야겠다는 경우는 앉아서 쉬면 안 되고 누워서 쉬어야 한다. 그렇다고 계속 누워만 있는 것이 아니라 1~2시간 누워 있다가 일어나서 거실이나 방 안을 5~10분 정도 걷다가 다시 눕고 하는 것이다.

의자에 앉는 경우

한 자세로 오래 앉아 있는 것이 나쁜 것임에도 불구하고 현대인의 생활은 점점 더 의자에 오래 앉아 있도록 강요당하고 있다. 수험생만 보더라도 수면시간을 제외한 거의 대부분의 시간을 앉아 있게 된다. 그러니 허리가 안 좋아질 수밖에 없다. 쉬는 시간만이라도 일어나서 움직여야 한다. 그러지 않으면 언제 터질지 모르는 시한폭탄을 안고 사는 것과 같다.

허리만을 생각한다면 앉아 있는 것보다는 확실히 서 있는 것이 좋고, 서 있는 것보다는 걷는 것이 더 좋다. 그러나 허리만을 위해 하루 종일 다리를 혹사시켜 가며 서 있거나 걸을 수만은 없는 일이다. 서 있는 것도 걷는 것도 다리의 에너지 소비가 많고 피로도 빨리 증가시키므로 앉기도 해야 한다.

앉아 있을 때 가장 올바른 자세는 서 있을 때의 허리 만곡을 거의 유사하게 유지하는 자세다.

의자는 허리를 걸치는 기구이면서 앉는 사람의 자세를 규정한다. 그래서 좋은 의자를 선택하는 것이 올바른 자세를 유지하는 첫걸음인 셈이다.

1) 좋은 의자, 좋은 책상 고르기

좋은 의자를 고르는 방법은 어떻게 하면 최대한 체중을 의자에게 넘겨주느냐가 관건이다.

우선 등을 등받이에 딱 붙게 깊숙이 앉았을 때 등받이 아랫부분에 가벼운 쿠션이 있어 허리를 받쳐주는 의자를 고른다. 앉았을 때 허리가 든든하게 지지받는다는 느낌이 드는 것이 좋다.

등받이는 약 8~10도 정도 뒤쪽으로 약간 기운 것을 선택한다. 등받이가 탄력이 있어 사람의 움직임에 따라 앞뒤로 움직이는 것보다는 등받이가 고정되어 허리를 단단하게 지지하는 것이 좋다.

팔걸이가 있는 의자를 고른다. 일어설 때 팔걸이를 짚고 일어서면 자리에서 일어서기도 훨씬 수월하고 앉아 있을 때도 팔걸이에 팔을 걸치면 그만큼 허리가 부담을 덜 받는다. 팔걸이의 높이는 팔꿈치 각도를 90도로 유지할 수 있으면 적당하다.

앉는 면은 엉덩이의 둥근 정도가 바닥 면에 딱 맞는 느낌을 주는 것이 몸무게를 고루 분산시킬 수 있어서 좋다. 의자의 깊이는 등받이에 허리를 붙이고 앉았을 때 오금이 의자 앞부분에 약간 닿는 듯해야 한다. 의자의 깊이가 짧으면 무게 분산이 안 되고, 너무 깊으면 허리가 등받이에 닿지 않아 체중 분산이 안 되어 좋지 않다.

의자의 높이는 발이 편하게 바닥에 닿는 정도가 적당한데 이때 무릎의 각도는 90도 정도로 허벅지가 수평이 되어야 한다.

책상은 의자의 선택만큼 그리 까다롭지 않다. 의자에 앉아 팔을 책상에 얹었을 때 책상이 낮아서 허리가 앞으로 굽혀지거나 반대로 책상이 높아서 어깨가 들리거나 하면 안 되고 어깨가 자연스러워야 적당한 높이다. 보통 키가 170㎝인 사람의 경우 적당한 의자의 높이는 40㎝, 책상의 높이는 70㎝다. 그러나 사람마다 체형이 다르기 때문에 앉아 보고 자신에게 맞는 것을 선택하는 것이 가장 좋은 방법이다.

2) 다양한 의자에 어떻게 앉을 것인가

소파는 허리의 건강보다는 디자인을 먼저 생각해서 나온 의자여서 의자의 깊이가 깊은 것이 많다. 그래서 허리를 등받이에 대기 힘든 경우도 많고 허리가 앞으로 많이 굽어지게 된다. 이럴 때는 쿠션을 허리에 대고 앉는 것이 좋다.

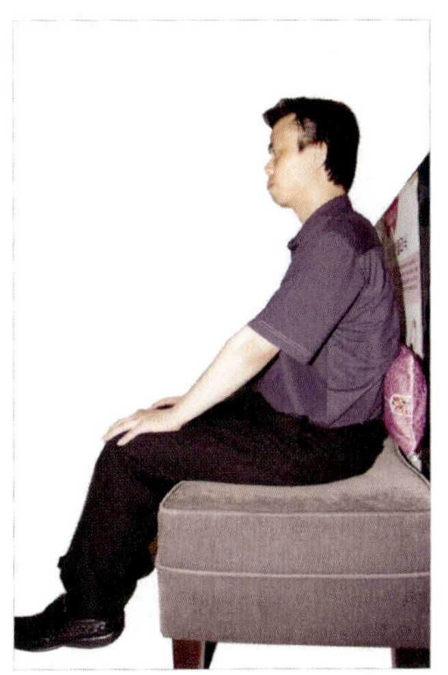
소파 쿠션을 허리에 대고(○)

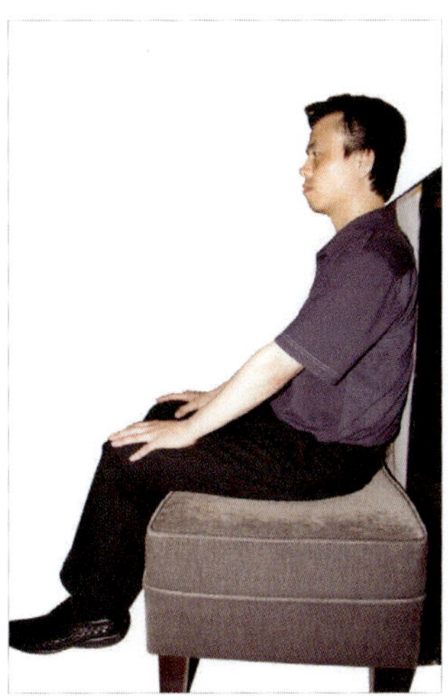
소파에 허리 붙이고(△)

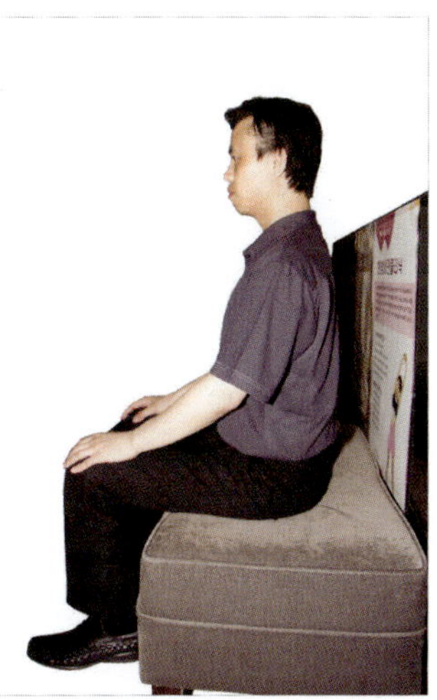
소파에 허리 안 붙이고(X)

등받이도 있고 팔걸이도 있는 의자가 가장 허리에 부담이 적다. 그러나 아무리 등받이가 좋고 팔걸이가 있어도 사용하지 않으면 등받이 없는 의자나 다를 바 없다. 의자에 앉을 때는 언제나 엉덩이를 깊숙이 밀어 넣어 허리를 등받이에 기대고 앉는 습관을 길러야 한다.

등받이만 있고 팔걸이는 없는 의자는 팔걸이가 있는 의자에 비해 허리에 부담이 더 간다. 가능하면 팔걸이가 있는 의자가 좋다.

등받이가 없는 의자는 허리에 부담을 많이 주게 된다. 그 대표적인 것이 대중목욕탕 의자다. 허리 아픈 사람들 중에 대중목욕탕에 갔다 온 후 허리가 더 아파졌다는 경우가 의외로 많은데 이것은 목욕 자체가 허리에 악영향을 준 것이 아니라 등받이 없는 의자에 장시간 앉아서 때를 민다고 허리를

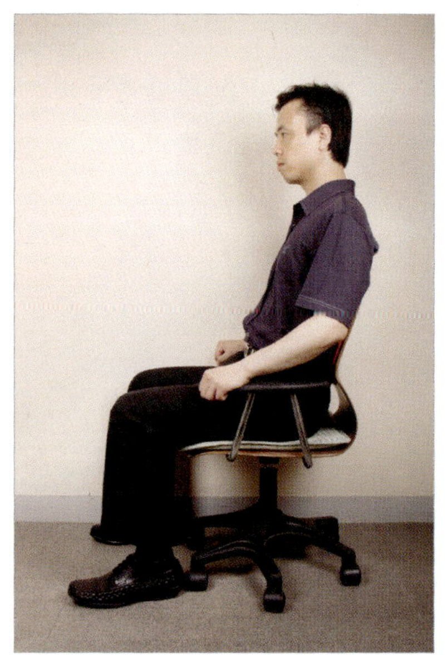

등받이도 있고 팔걸이도 있는 의자(ㅇ)

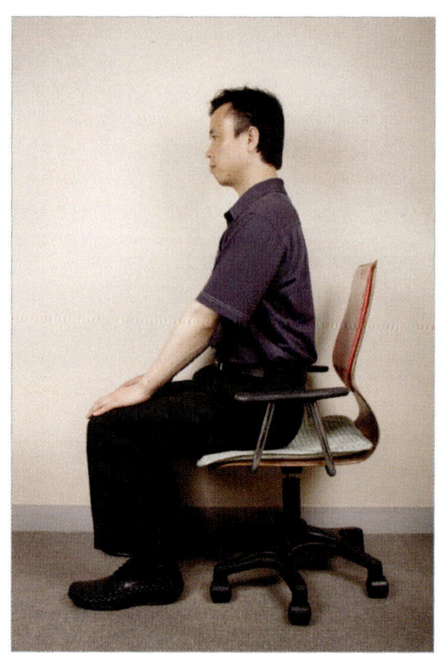

등받이가 있어도 등받이 없는 의자와 같은 경우(X)

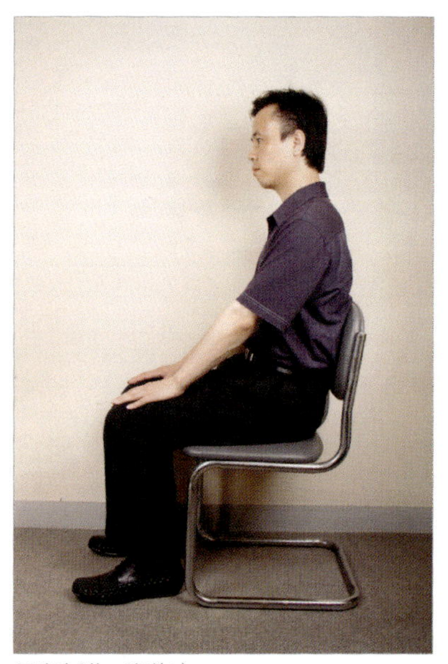

등받이 있는 의자(△)

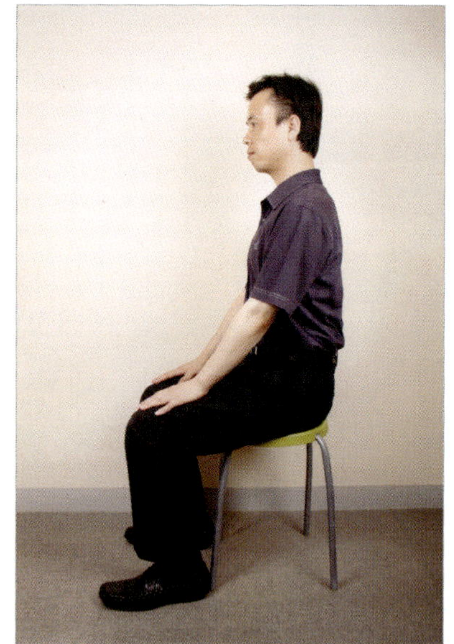

등받이 없는 의자(X)

굽히고 틀고 해서 허리가 더 안 좋아진 것이다. 허리가 안 좋은 사람들은 쪼
그려 앉아 때를 미는 것은 하지 말고 탕 목욕만 하고 가볍게 서서 샤워 정도

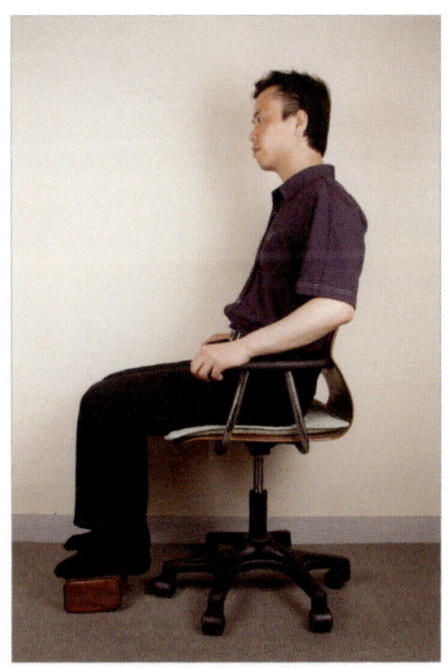

의자가 높은 경우–발 받침대 사용(ㅇ)

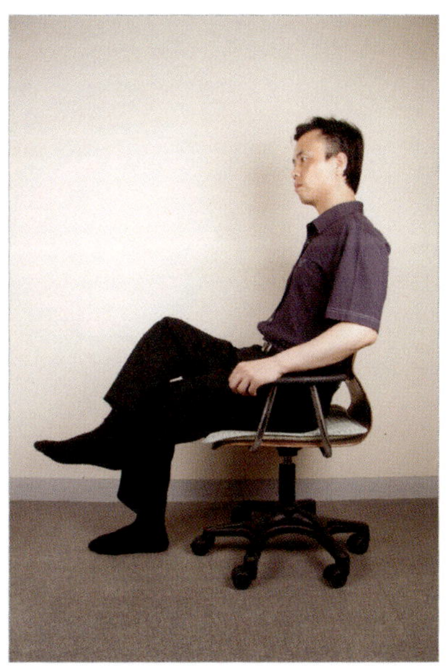

다리 꼬고 앉기(△)

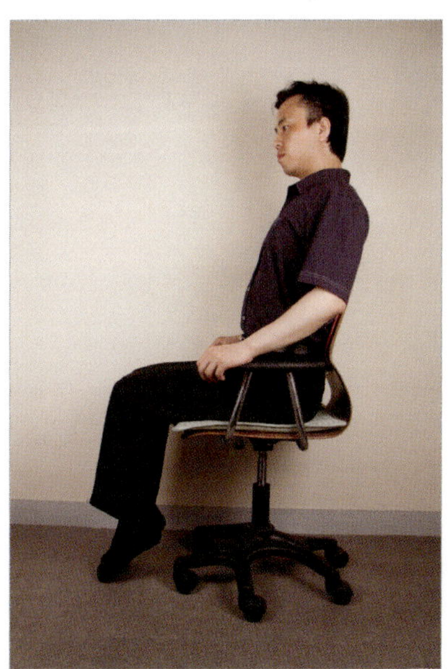

의자가 높은 경우(X)

하면 근육도 풀리고 피로도 풀려서 좋다.

　의자가 높은 경우 다리의 하중을 허리가 책임지게 되어 안 좋다. 의자의 높이를 낮출 수 없는 경우라면 발밑에 받침대를 놓아 무릎의 각도를 90도로 맞춰 준다. 혹 의자가 그리 높지 않으면 다리를 꼬고 앉는 것도 좋다. 단 한쪽만 계속 꼬고 앉는 것은 안 좋고 좌우 교대로 번갈아 가며 한다.

3) 허리 쿠션 선택 및 사용법

　허리띠는 허리에 닿는 부분이 약간 앞으로 들어가 있어야 한다. 하지만 장시간 앉아 있으면 당연히 허리가 둥글게 뒤로 굽게 된다. 그래서 인위적으로 허리 부분을 살짝 앞으로 밀어 주는 등받이가 있으면 한결 편하다. 좋은 의자라면 따로 허리 쿠션 없이도 등받이가 이런 형태로 되어 있다.

　만약, 지금 본인 의자의 등받이가 허리를 살짝 밀어주는 힘이 약하다면 허리 쿠션을 이용하면 본인에게 맞는 의자로 만들 수 있다.

　쿠션 재질은 솜이나 스펀지보다는 망사 재질이 훨씬 좋다. 탄력성은 그대로 유지하면서도 통기성이 좋아 땀을 많이 흘리는 여름에 특히 더 유용하고 가격도 타 제품보다 1/2~1/3로 많이 저렴하다.

　쿠션을 보면 허리를 밀어 주는 부분이 키 작은 분에게는 맞겠지만 일반적인 경우는 좀 낮아 엉치를 미는 경우가 있는데 이런 경우는 사무용 집게를 이용하여 높이를 조절할 수 있다.

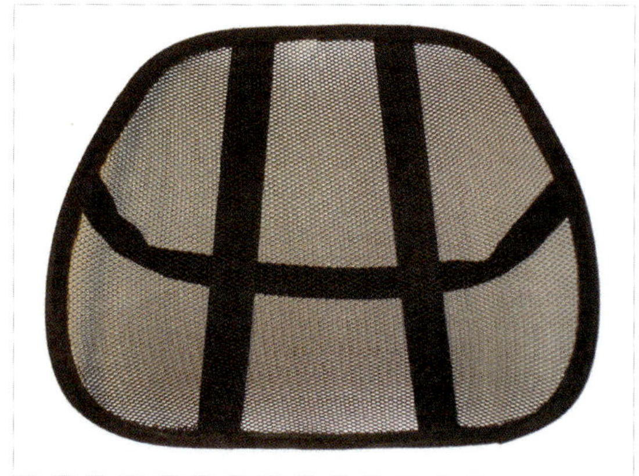

허리 쿠션

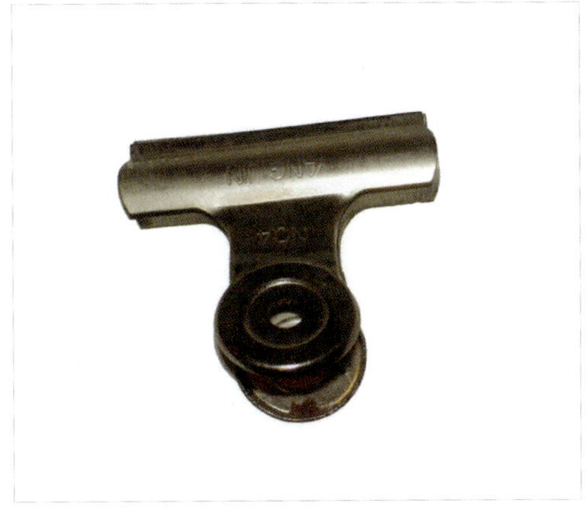

사무용 집게

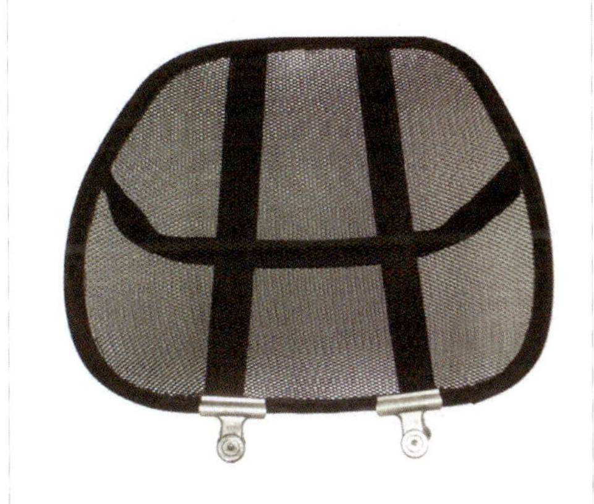

쿠션에 집게 연결

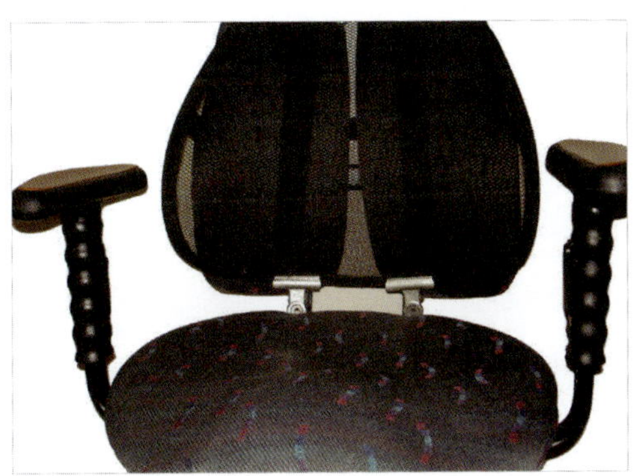

의자에 설치

　　허리 쿠션의 가장 볼록한 부분이 허리의 혁대 닿는 부분에 위치하도록 하는 게 가장 이상적이다. 구입은 백화점이나 대형 할인점의 자동차 용품 판매 코너를 이용하거나 옥션이나 G마켓 등의 인터넷 쇼핑몰에서 가격을 비교해 보며 쉽게 구입할 수 있다.

4) 의자에서 일어서기

일어서다가 허리가 삐끗했다고 오는 환자들이 제법 많다.

장시간 앉아 있다가 갑자기 일어선다든지 허리만으로 일어서면 급성 요통이 생기는 경우가 자주 있다. 따라서 의자에서 일어설 때도 요령이 필요하다.

앉아 있다가 일어날 때 무의식적으로 허리로만 일어서게 되면 허리를 잘 다친다. 우선 일어서기 전에 마음의 준비를 한다. 일어설 때는 한쪽 발을 앞으로 내면서 무릎을 짚고 일어나는 것이 좋다. 팔걸이가 있는 의자라면 무릎 대신에 팔걸이를 짚고 일어나는 것도 좋다.

의자가 없었던 옛날 선비들은 방 안에 앉아 책만 읽었는데도 허리가 어떻게 버틸 수 있었을까? 그들은 가만히 앉아서 읽지 않고 좌우로 몸을 흔들면서 책을 읽었던 것이다. 한 자세로 가만히 있는 것은 허리에 부담이 많이 간다. 살짝 움직이면 허리 주변 근육이 작동하게 되므로 허리 관절 자체의 부담이 상당히 많이 감소하게 된다. 그래서 TV를 시청할 때도 선비들이 책 읽듯이 좌우로 몸을 살짝살짝 흔들면서 보는 것이 좋다.

이것을 현대화한 것인 짐볼이다. 볼에 앉아서 보면 가만히 앉아 있지를 못하게 된다. 균형을 잡기 위해 계속 좌우로 움직이게 되어 허리 근육도 발달하게 되고 재미도 있다. TV를 시청할 때 짐볼에 앉아서 보는 것도 좋은 방법이다.

짐볼은 의료기 판매하는 곳이나 인터넷에서 구입할 수 있다.

짐볼의 사이즈는 신체 크기에 따라서 달라진다. 너무 큰 볼은 안전에 문제가 생길 수 있으며 너무 작으면 운동에 어려움이 생길 수 있으니 자신의 신체 조건에 맞는 볼을 선택하는 것이 좋다. 일반적으로는 본인의 키에서 100을 뺀 사이즈를 선택하는 것을 기준으로 하는데 평균적으로 키가 작은 여자들은 55㎝, 키가 큰 남자들은 65㎝ 정도가 적당하다. 좀 더 구체적으로 말하면 키가 150㎝ 미만인 사람은 지름이 45㎝인 공을, 150~165㎝인 사람은 지름이 55㎝인 공을, 키가 165~180㎝인 사람은 지름이 65㎝인 공을, 키가 180~190㎝인 사람은 지름이 75㎝인 공을, 키가 190㎝ 이상인 사람은 지름이 85㎝인 공을 선택하면 된다.

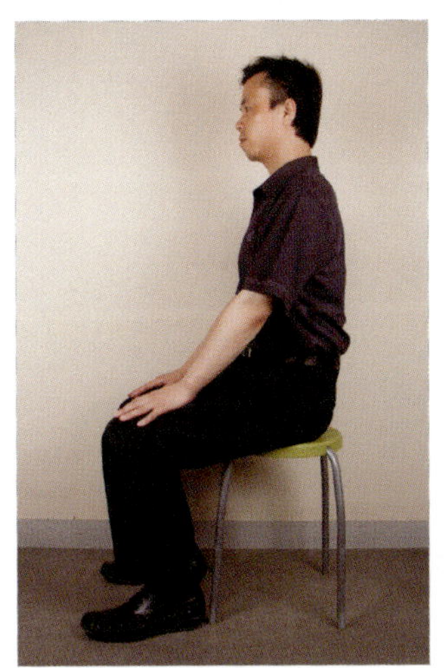

앉아 있는 자세 →

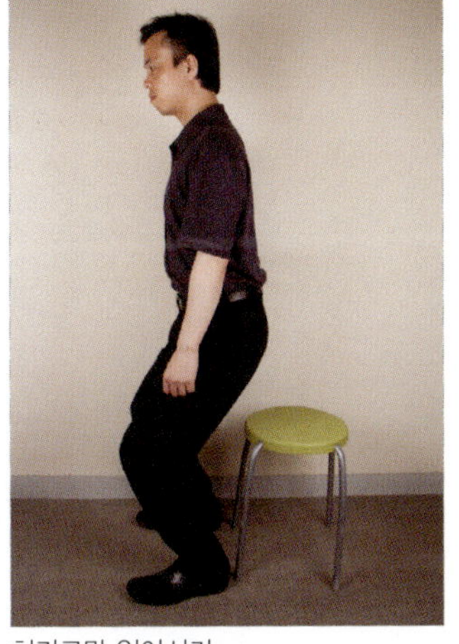

허리로만 일어서기 →

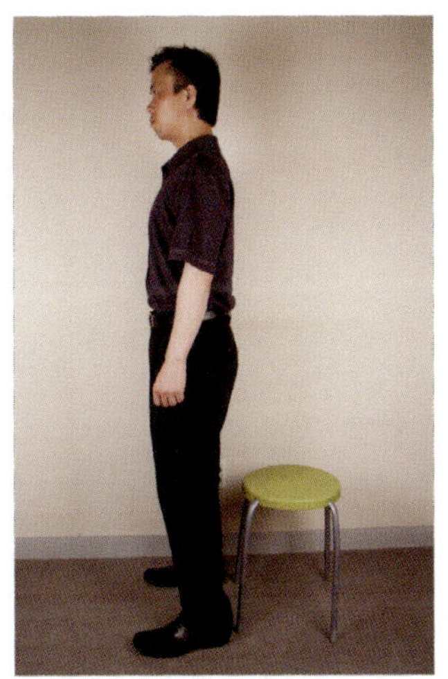

선 자세　　　　　(X)

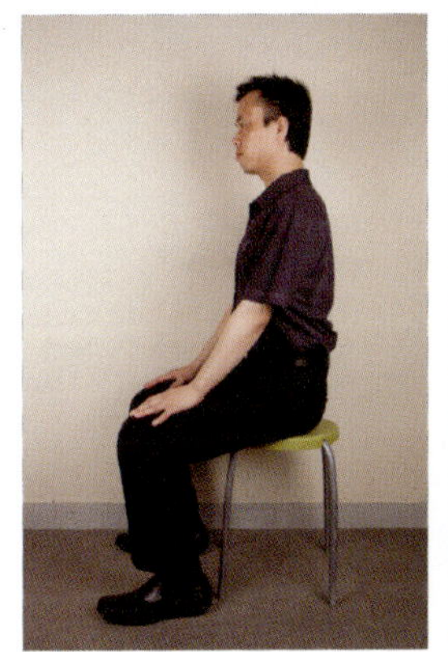

앉아 있는 자세 →

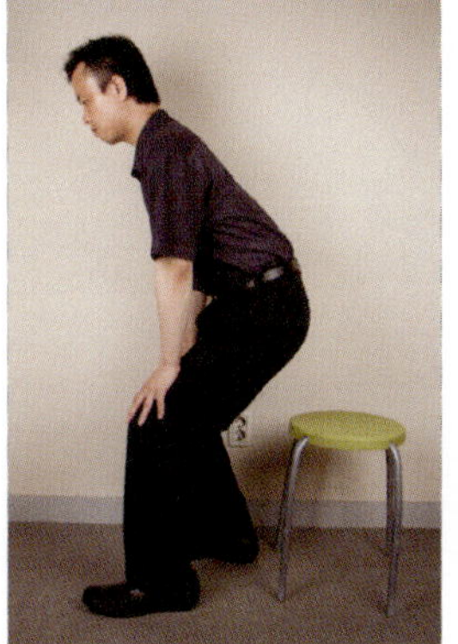

발을 앞으로 내면서 무릎 짚기 →

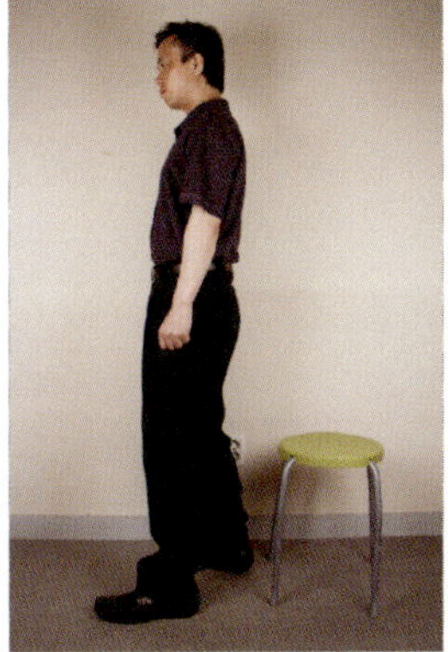

일어서기(왼발 앞에) →

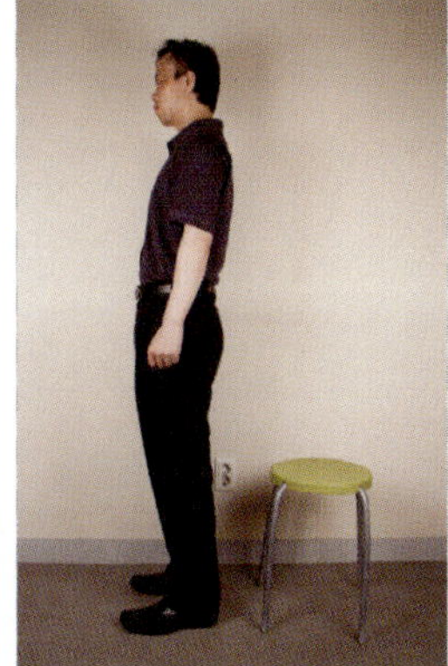

선 자세　　　　　(O)

5. 바른 생활 자세

　잘못된 생활 습관은 현대인들의 약화된 허리를 더욱더 악화시키는 촉진제가
될 수 있다. 일상생활 자세는 습관으로 굳어져 늘 신경 쓰고 조심하지 않으면 바
른 생활 습관을 유지한다는 것도 쉽지 않고 자신의 자세가 잘못된 것인지도 모른

채 살아가는 사람들도 많다.

일상생활 속에서 무심코 하기 쉬운 사소한 동작들에 대한 바른 자세를 잘 알고 실천할 수 있기를 바란다.

머리 감기

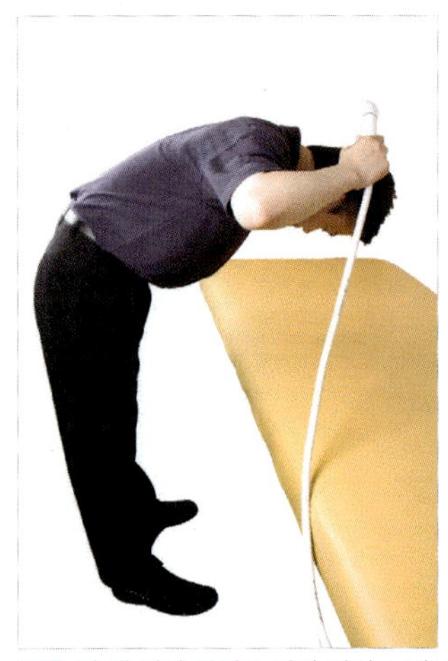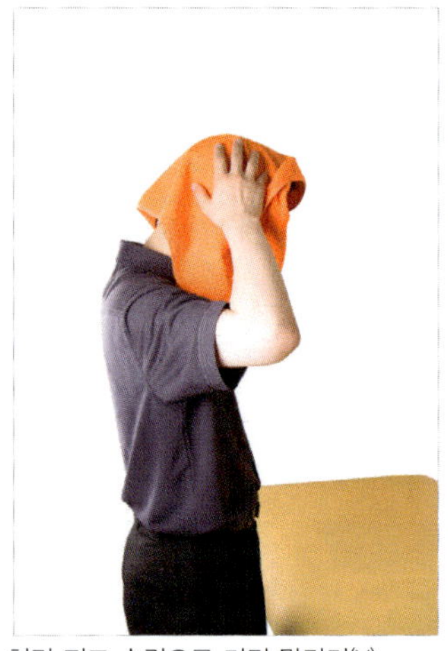

무릎 편 채 허리 굽히고 머리 감기 + 바로 허리 펴고 수건으로 머리 말리기(X)

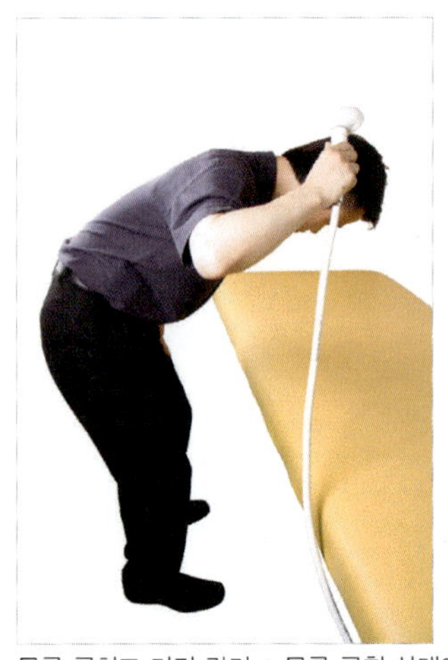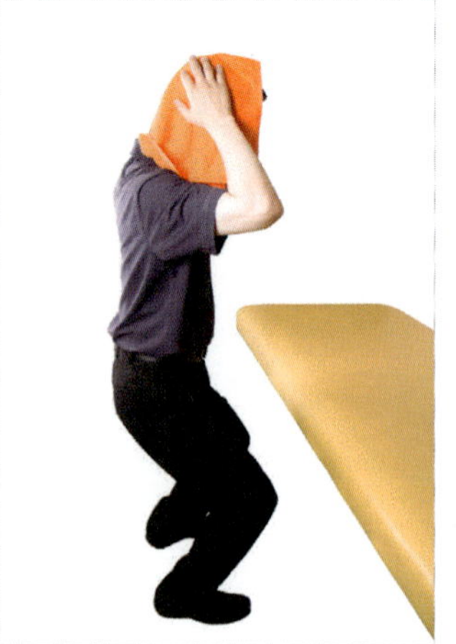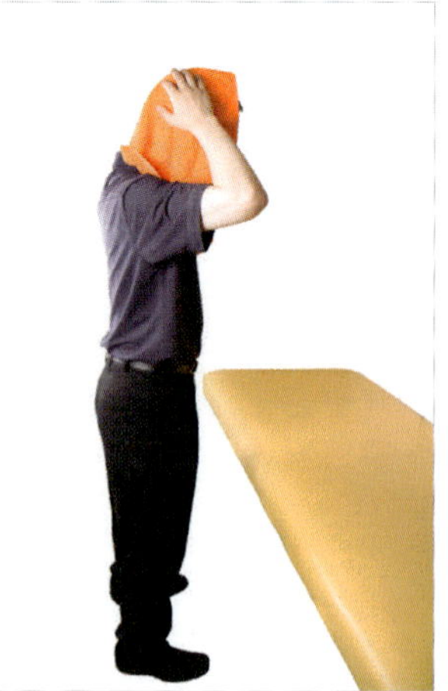

무릎 굽히고 머리 감기 + 무릎 굽힌 상태에서 엉덩이를 아래로 더 내리서 허리를 자연적으로 곧게 세우기 + 이 상태에서 무릎만 펴고 일어나 머리 말리기(O)

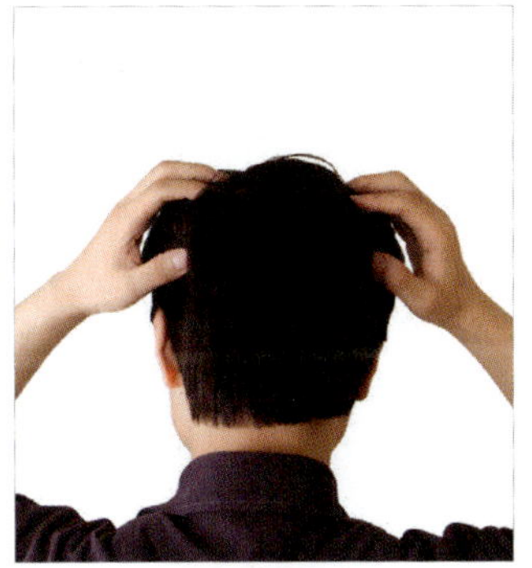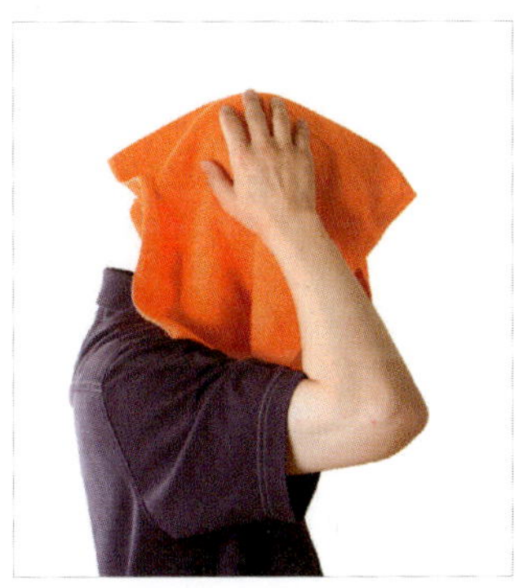

서서 머리 감고 + 서서 머리 말리기(O)

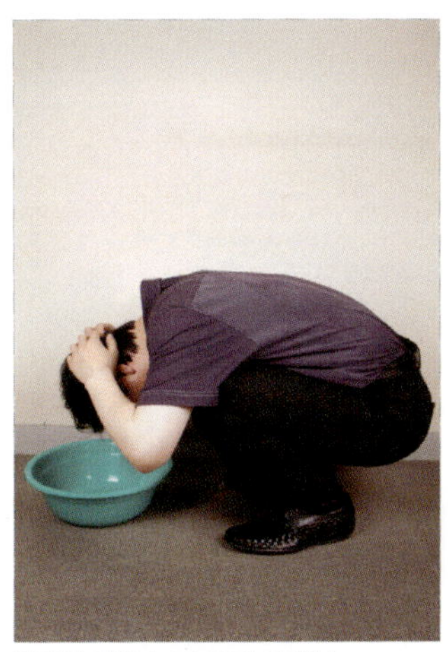

바닥에 대야 놓고 머리 감기(X)

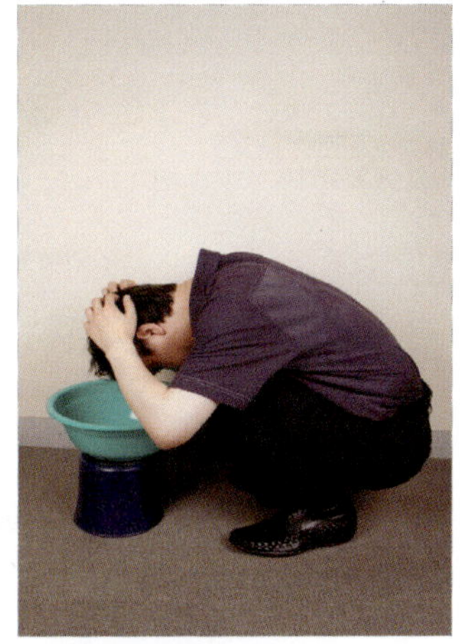

대야 밑에 목욕탕 의자 넣고 머리 감기(△ O)

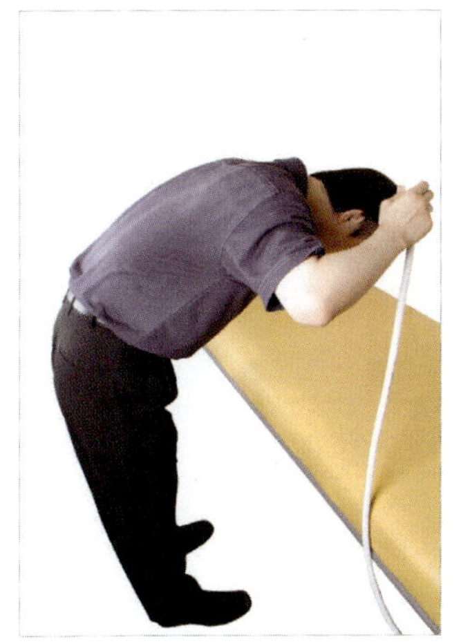

욕조에 허리만 굽히고 머리 감기(X)

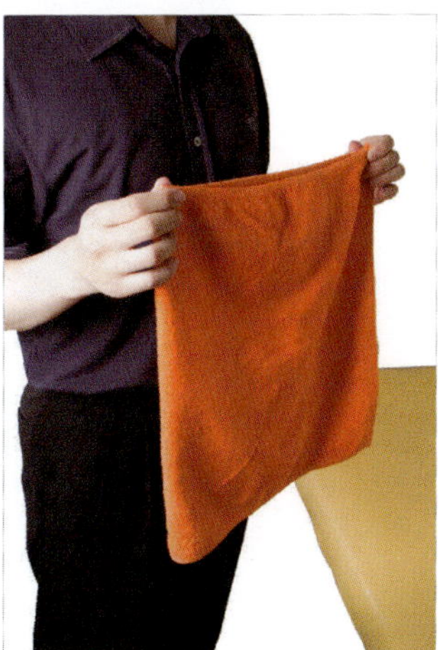

욕조 옆에 쪼그리고 앉아 욕조 옆에 가슴을 대고 샤워기로 머리 감기(O)

머리를 감으려면 한참 동안 허리를 굽히고 있어야 한다. 머리 감는 동안 허리를 한참 굽힌 상태에서 바로 허리를 펴면 허리 쪽에 상당한 무리가 간다. 어느 순간 부터 머리 감다가 허리를 펴면 허리가 욱신거린다든지 뻐근해지면 앞으로 허리를 다칠 가능성이 상당히 높다. 허리가 많이 안 좋아졌다는 신호를 보내는 것이다.

무릎을 굽히고 감으면 허리를 덜 굽히게 되어 허리에 부담이 좀 줄어든다. 일어설 때도 무릎을 굽힌 상태에서 그대로 엉덩이를 약간 주저앉으면 허리가 꼿꼿 세워지는데 그 상태에서 일어나 머리를 닦는 것이 좋다.

허리가 많이 안 좋은 경우는 허리를 꼿꼿이 세워 샤워하는 것이 좋다.

쪼그려 앉아서 머리를 감는 경우에는 대야를 바닥에 놓고 감으면 허리를 너무 많이 굽히게 되므로 대야 밑에 목욕탕 의자라도 받치고 감으면 좀 낫다. 옆에 욕조가 있으면 가슴 대는 부위에 수건을 접어 욕조에 대고 샤워기로 감으면 가슴도 안 아프고 허리도 굽히지 않고 체중이 욕조에 실리게 되어 허리의 부담이 많이 감소한다.

발 씻기

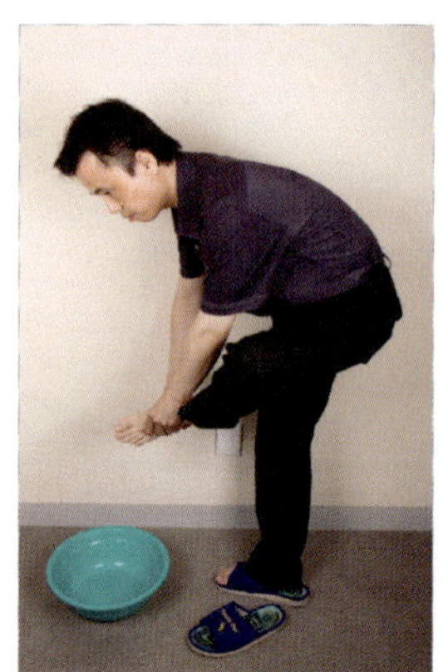
서서 발 들고 씻기(X)

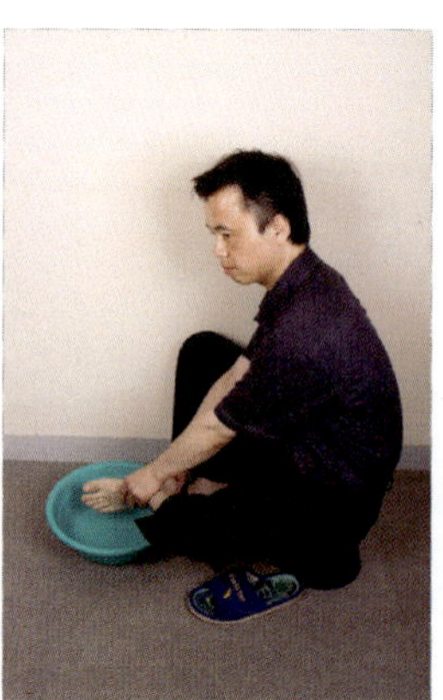
목욕탕 의자에 앉아서 발 씻기(○)

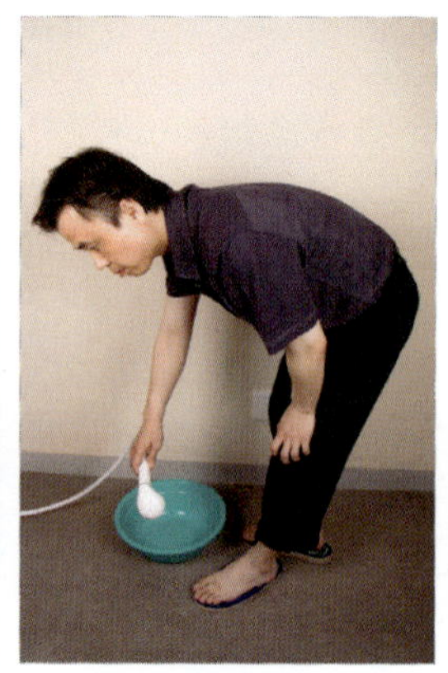
서서 샤워기 들고 발 씻기(△)

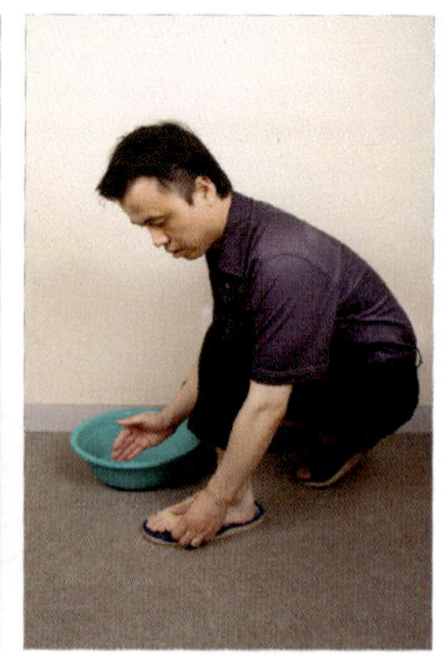
쪼그러 앉아서 발 씻기(○)

발을 씻을 때 서서 발을 하나 들고 씻으면 자세가 불안하여 흔들리게 되고 그러면서 균형을 잡다가 허리를 삐끗하게 되는 경우가 많다. 의자에 앉아 안정된 자세에서 씻는 것이 가장 좋다.

양말 신기와 바지 갈아입기

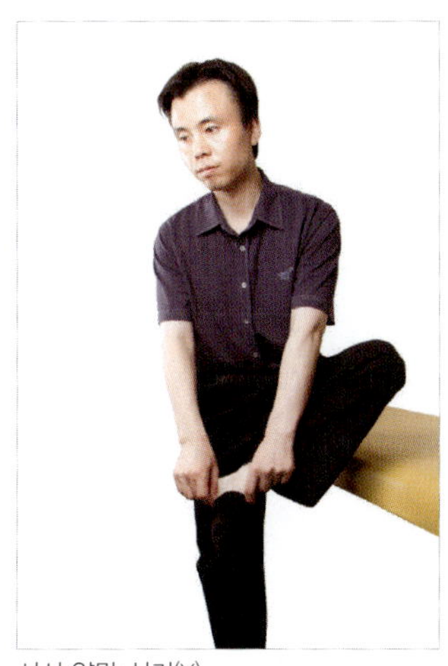

서서 양말 신기(X)

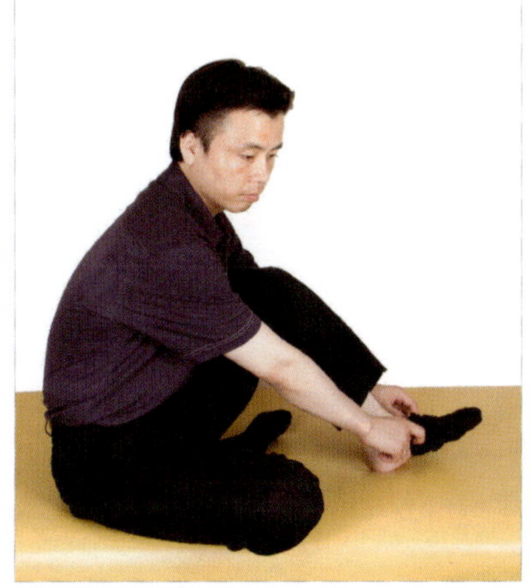

앉아서 양말 신기(O)

양말을 신을 때나 바지를 갈아입을 때 서서 발을 하나 들고 하면 자세가 불안하여 흔들리게 되고 디스크 환자처럼 허리가 많이 약해져 있는 사람들은 균형을 잡다가 허리를 다치기 쉽다. 앉아서 안정된 자세에서 양말을 신거나 바지를 갈아입는 것이 가장 좋다.

혁대 매기

젊은 여성들이 다리가 길어 보이려고 골반 바지를 많이 입는다. 그러나 외모적으로는 돋보일지 모르지만 바지 허릿단과 혁대가 골반에 걸려 허리를 지지하는 역할을 할 수가 없다. 바지는 골반보다 약간 위쪽인 허리까지 오는 것을 입는 것이 좋다. 골반 바로 위인 허리에 혁대를 매면 허리 정중앙과 혁대가 닿는 부위가 척추 4번과 척추 5번 사이이다. 그런데 디스크의 90% 이상이 척추 4번과 5번 부위에서 발생한다는 점을 고려하면 혁대 하나만 바른 위치에 매도 허리디스크의 예방과 치료에 도움이 되는 것이다. 혁대를 바른 위치에 매게 되면 뒤에서는 척추를 받쳐주고 앞에서는 배를 눌러 복압을 높여주어 허리를 든든하게 지지해 준다. 혁대는 느슨하게 매지 말고 배가 좀 압박감을 느낄 정도로 매어준다.

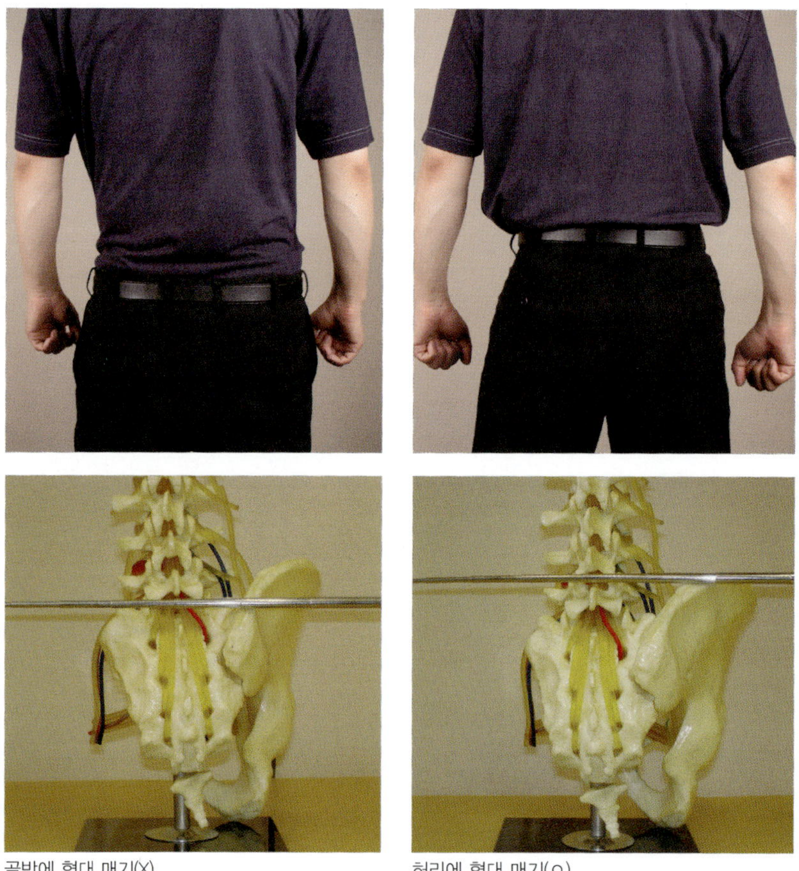

골반에 혁대 매기(X)　　　　　　　　　　허리에 혁대 매기(○)

무거운 물건 들 때

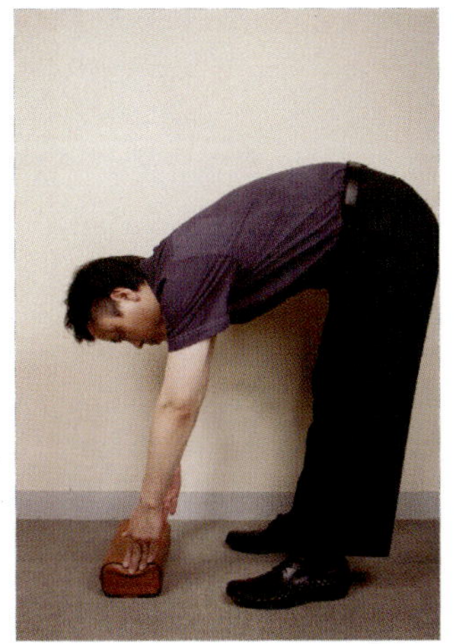

허리만 굽히고 들기(X)

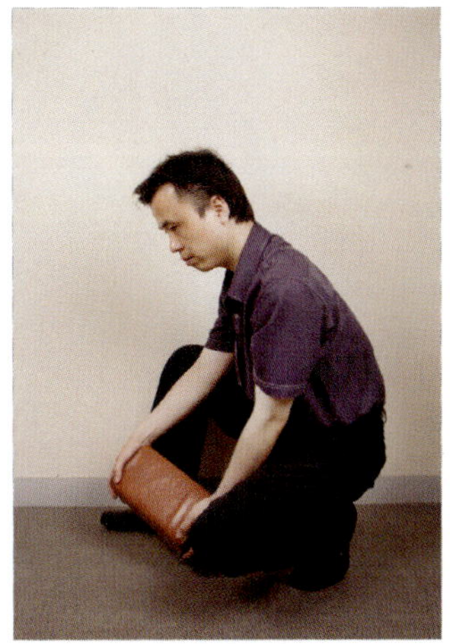

무릎 굽히고 들기(○)

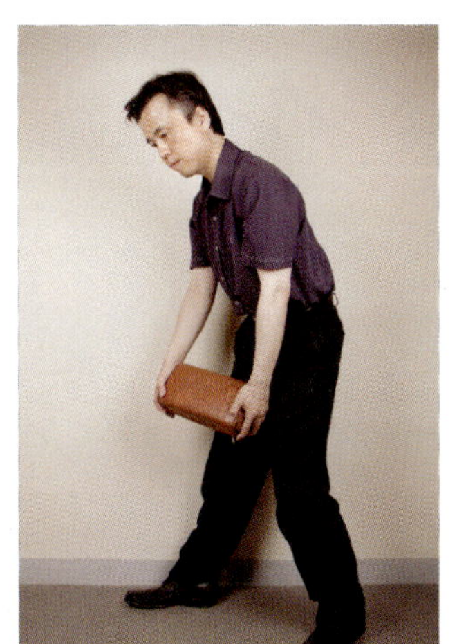

허리관절은 아주 작다. 이 작은 관절 5개가 모여 굽히고 펴고 하는 것이다. 가전제품도 섬세하고 작고 복잡한 제품이 고장도 잘 나고 고치기 어렵듯이 인체도 마찬가지다. 무릎관절은 허리관절과 비교할 수 없을 정도로 크고 튼튼한 관절 1개로 이루어져 있다. 그래서 허리에 비해 탈이 잘 안 나는 편이다. 항상 물건을 들 때는 무릎을 굽히고 최대한 물건을 몸에 바짝 붙인 상태로 허리를 꼿꼿이 세워 들기 바란다.

무엇보다 들기 버거운 물건은 무리해서 들지 않는 것이 좋다. 혼자 힘만으로 무리라고 생각되면 다른 사람에게 도움을 청해 같이 드는 것이 좋다. 특히 무거운 물건을 가슴이나 어깨 높이 위로 들어올리지 않도록 한다.

종이 한 장 줍기

습관이 중요하다. 가벼운 것이라고 우습게 보지 말고 종이 한 장이라도 무릎을

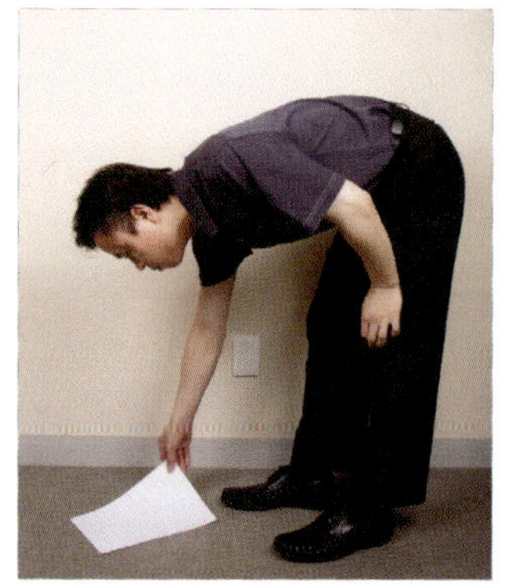
허리만 굽히고 줍기(X)

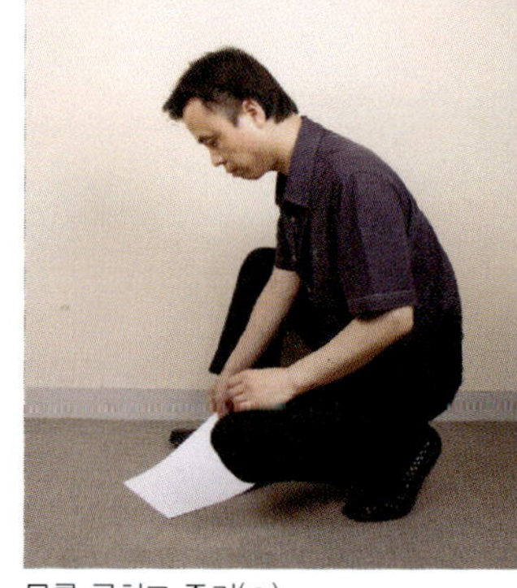
무릎 굽히고 줍기(O)

굽히고 드는 습관을 들여야 한다. 치마 입은 여성들은 살짝 무릎을 굽혀 물건을 집는 센스를 발휘하기 바란다.

설거지

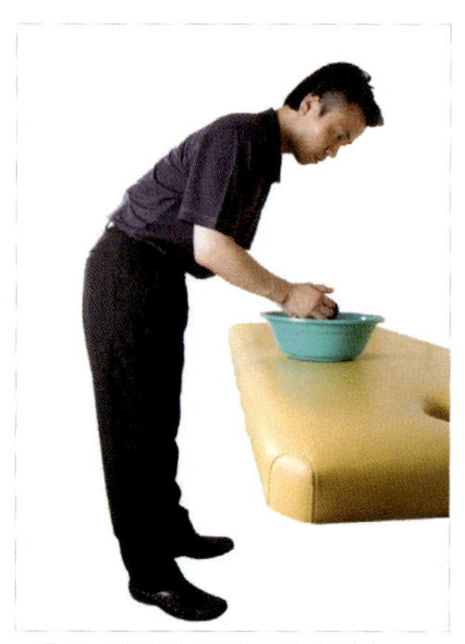
무릎 편 채 허리 굽히고 설거지(X)

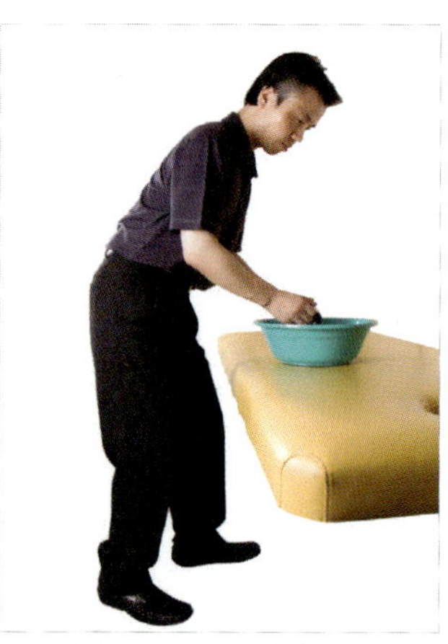
무릎 살짝 굽히고 설거지(O)

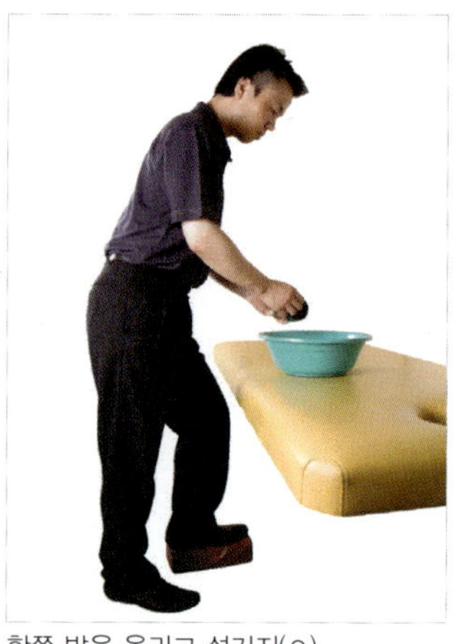
한쪽 발을 올리고 설거지(O)

무릎을 살짝 굽히면 그만큼 허리를 덜 굽혀도 되기 때문에 대다수 서서 하는 일에 무릎을 살짝 굽혀주면 허리 쪽으로 가는 부담이 많이 줄어들게 된다. 벽돌 같은 물건에 다리를 하나 올리는 자세도 허리가 바로 펴지기 때문에 좋은 방법이다.

進공청소기

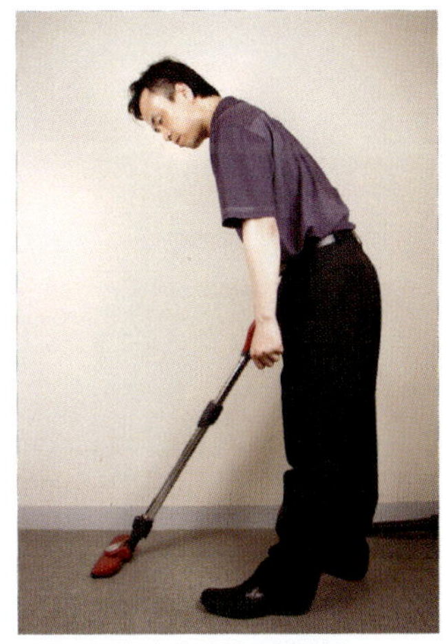

무릎 편 채 허리 굽히고 청소(X)

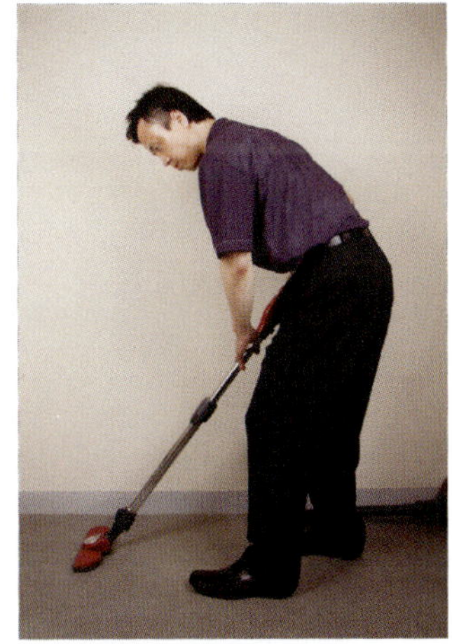

무릎 살짝 굽히고 청소(○)

물건 들고 있기

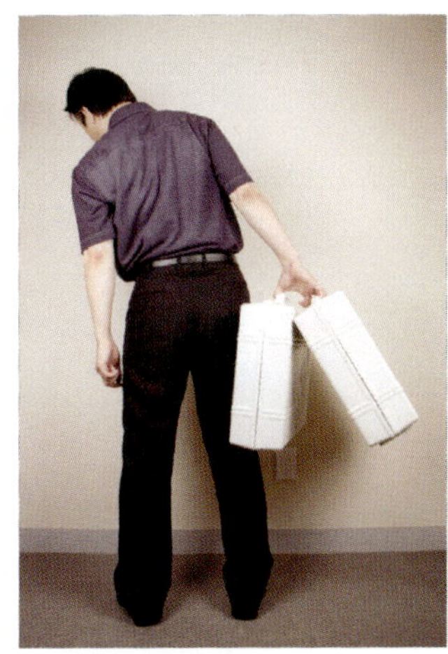

한 쪽으로만 들기(X)

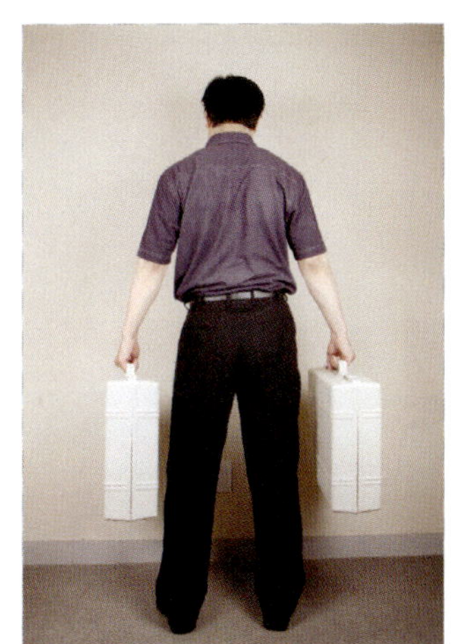

양 쪽으로 나눠 들기(○)

물건을 한쪽으로만 들면 허리가 휘게 된다. 만약 물건이 한 개이면 좌우 교대로 들도록 하고 두 개이면 양손에 나눠 들도록 한다.

높은 곳에서 물건 꺼내기

높은 곳에서 물건을
꺼낼 때는 의자를 놓고
올라가 안정된 자세에
서 꺼내도록 한다.

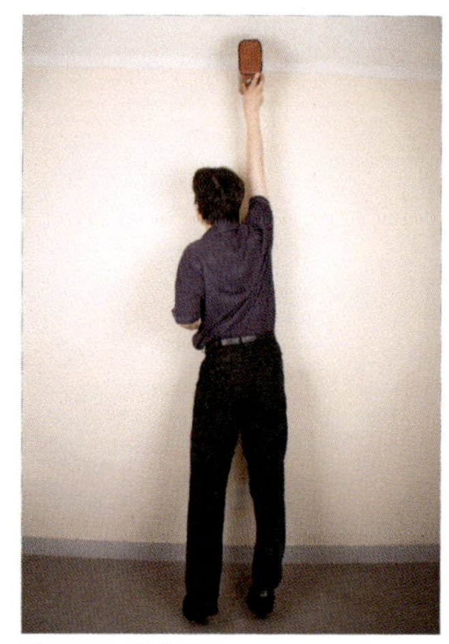

까치발로 꺼내기(X)

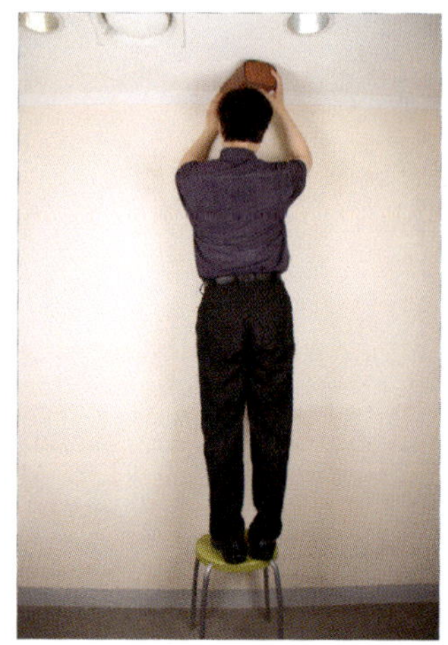

의자에 올라가 꺼내기(ㅇ)

문 열기

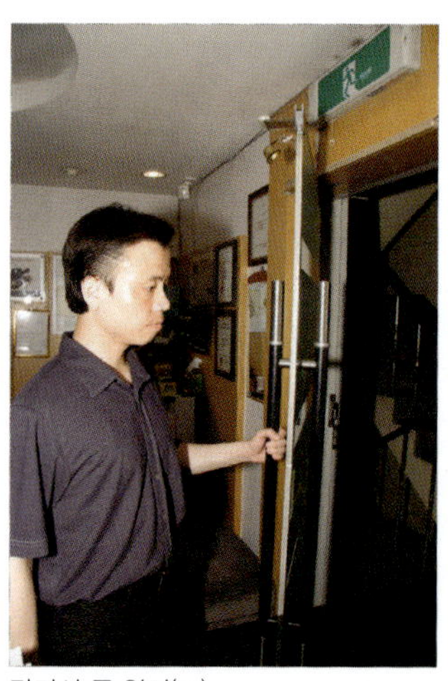

당겨서 문 열기(△)

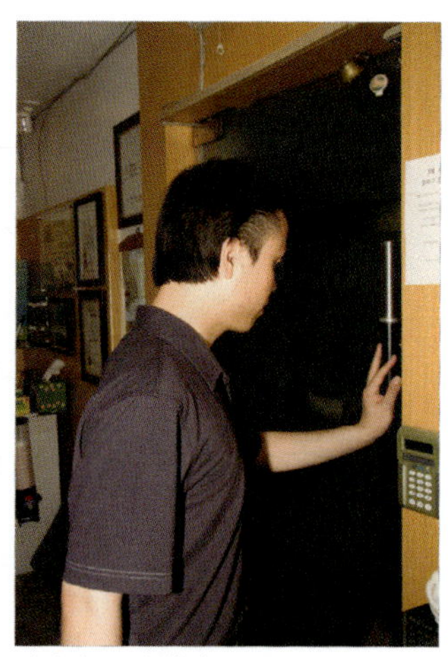

밀어서 문 열기(ㅇ)

문을 열 때는 밀어서
열 때보다 당겨서 열
때 허리에 부담이 더
많이 간다. 두 가지가
다 가능하다면 밀어서
여는 것이 더 낫다.

물건 이동

밀 때보다 당길 때 허리에 부담이 더 많이 간다. 두 가지가 다 가능하다면 미는 것이 더 낫다.

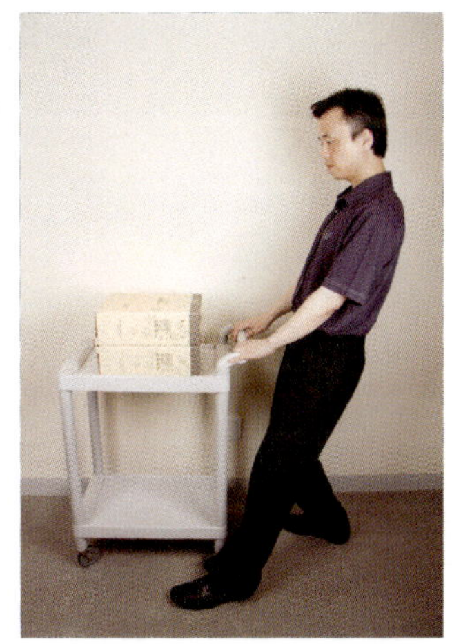
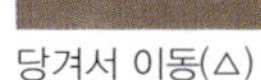
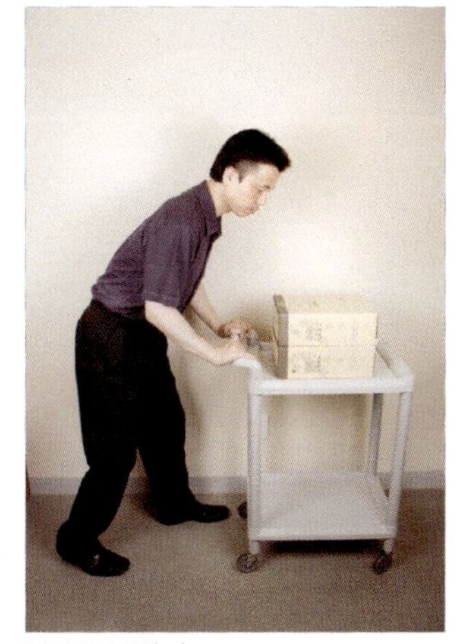

당겨서 이동(△)

밀어서 이동(○)

아이 안을 때

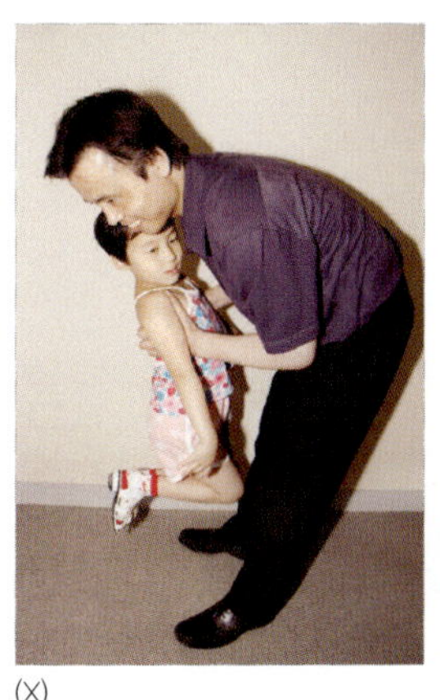
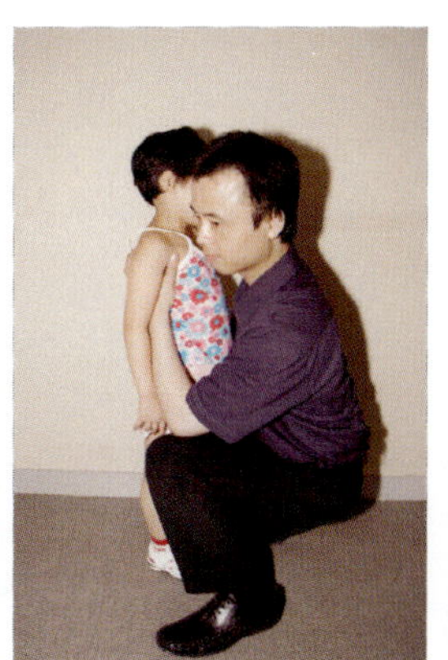
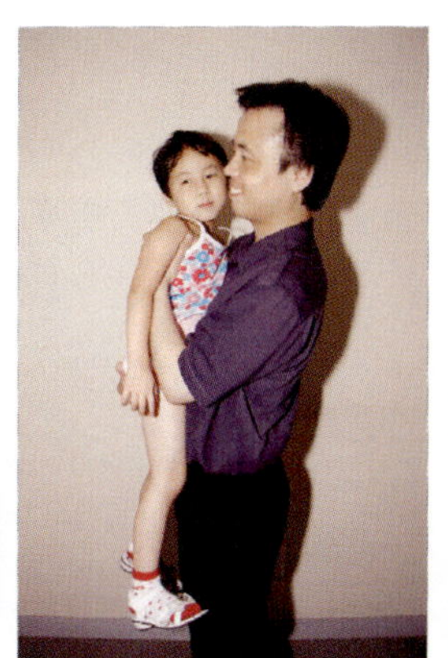
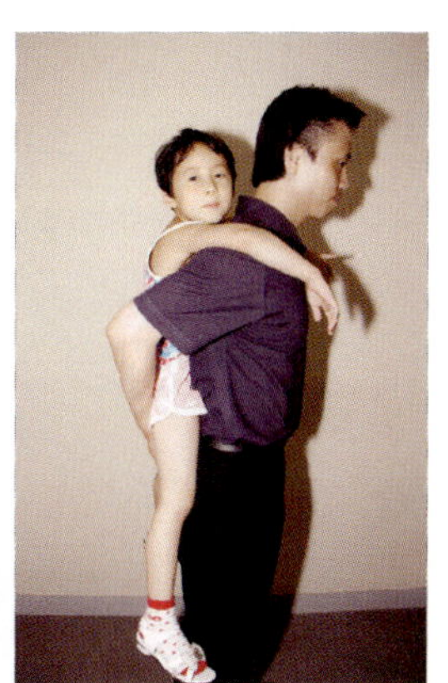

(X)

(○)

(△ X)

(○)

허리만 굽혀서 아이를 들지 말고 무릎을 굽혀 최대한 아이 몸에 가까이 해서 든다. 그리고 아이를 잠시 안고 있는 것은 괜찮지만 오랫동안 안고 있어야 한다면 가슴으로 안는 것보다는 등에 업는 것이 더 좋다.

운전은 아무리 운전석이 편해도 차가 진동을 많이 하므로 허리에 미세한 충격을 지속적으로 주게 된다. 갑작스럽게 브레이크를 밟는다든지 기어 변속을 한다든지 액셀러레이터를 밟는다든지 해서 수시로 다리를 움직여야 하므로 허리에 무리가 많이 간다.

장시간 운전은 삼가고 최소 1시간에 한 번은 꼭 5~10분 정도 걷거나 스트레칭을 하고 다시 운전하기 바란다.

우선 운전석이 바르게 되어 있어야 한다.

의자의 각도

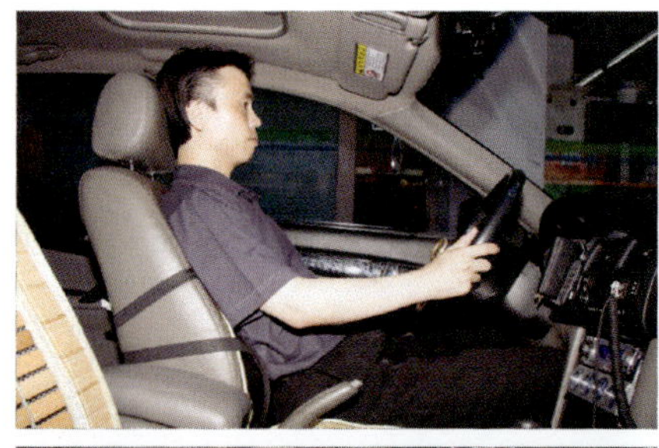

너무 누웠음(X)

대부분의 운전자들은 이 정도의 등받이 각도로 운전을 한다. 하지만 디스크 환자나 허리병 환자는 이 정도의 각도가 무리가 될 수 있다.

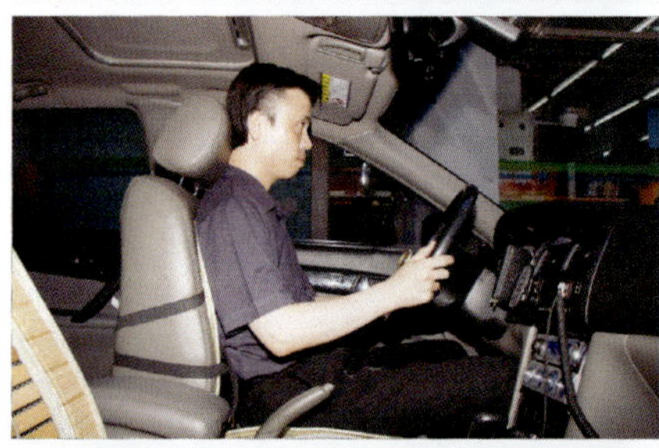

직각(90도)(X)

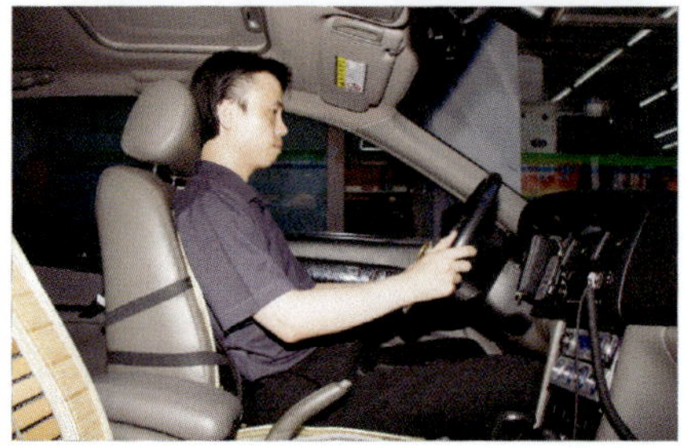

정상(100도)(○)

등받이는 90도에서 살짝 뒤로 누운 정도가 적당하다. 허리를 좀 꼿꼿하게 해서 운전한다고 보일 수 있다.

핸들과의 거리

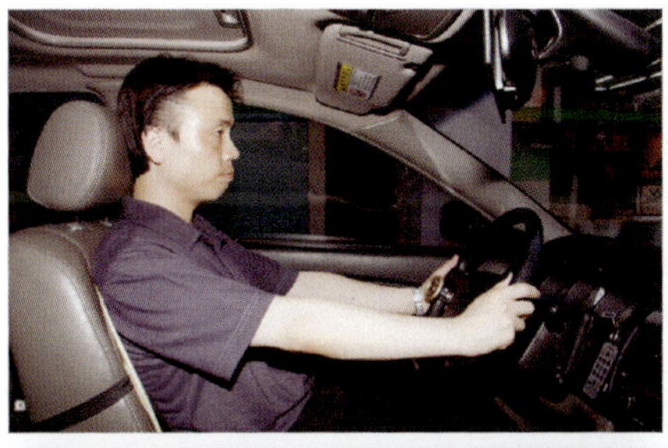

너무 먼(X)

몸과 핸들과의 거리가 너무 멀면 팔과 다리가 쭉 뻗게 되어 대부분의 하중이 허리로 집중하게 되어 좋지 않다.

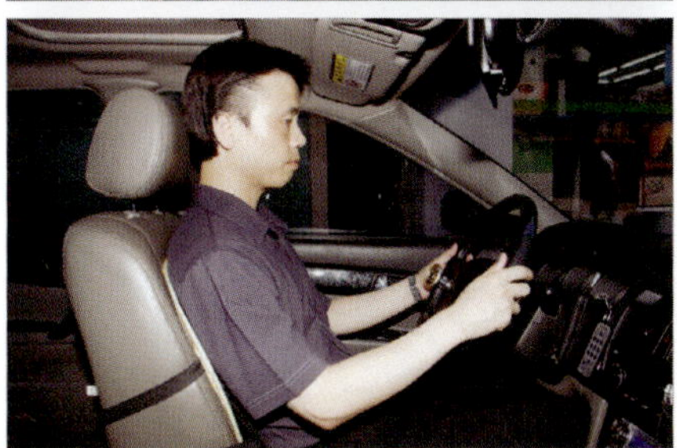

너무 가까운(X)

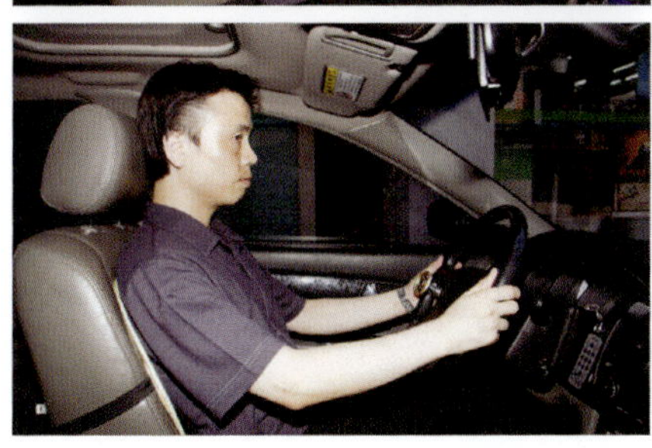

정상(○)

팔 각도가 100∼150도 정도 유지되는 거리가 좋다. 팔의 하중을 핸들에 맡길 수 있고 무릎 각도도 100∼130도 정도로 무릎의 하중으로 브레이크와 액셀러레이터를 조절할 수 있어서 허리에 무리가 안 간다.

등받이에 수건 넣기

수건을 접어 혁대 맨 위치에 넣어 주면 허리가 든든해진다(수건의 폭과 높이는 62쪽 참조). 운전 시 통증이 있는 사람들에게 도움이 된다. 그러나 운전 시 허리에 통증이 심한 사람은 운전을 되도록 피하는 것이 좋다.

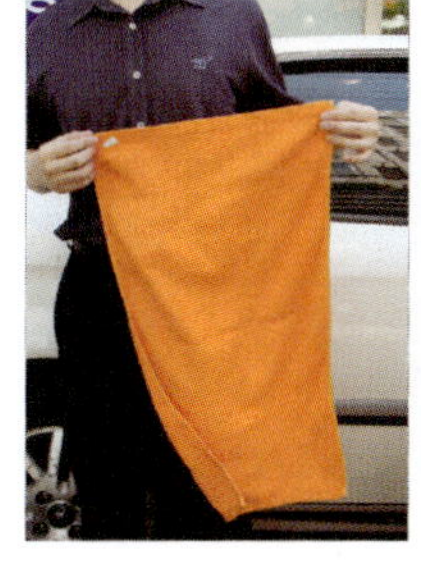
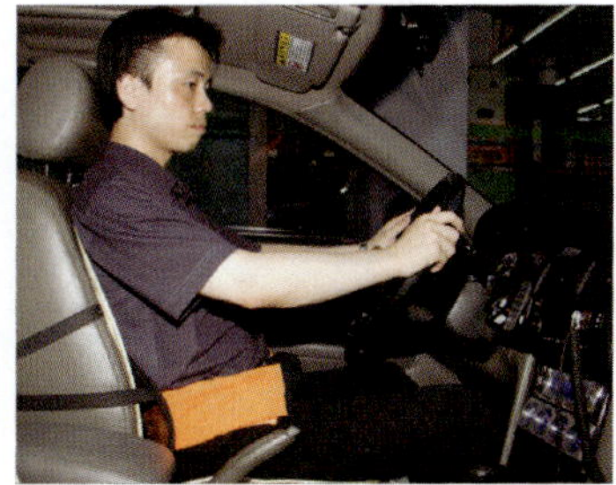

타는 자세

허리를 비틀지 않고 타는 것이 좋다.

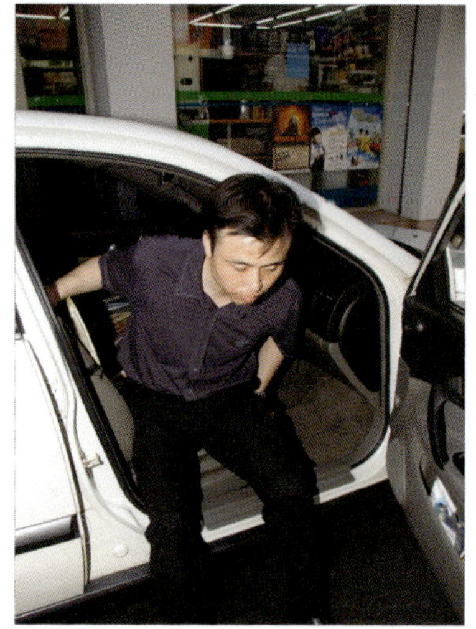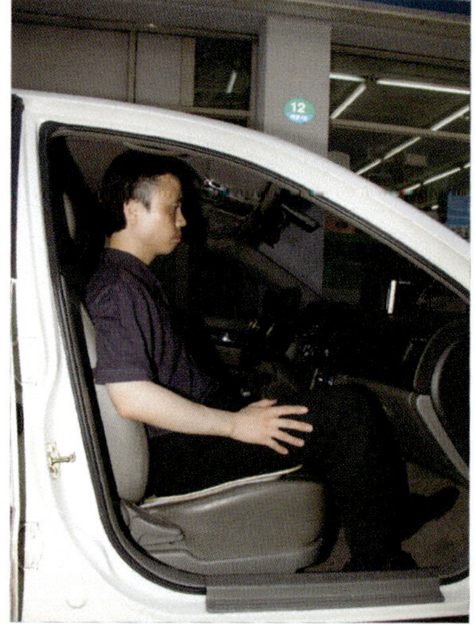

먼저 옆으로 앉은 후 몸을 돌려 바로 앉는다.

내리는 자세

탈 때와 방법은 비슷하다.

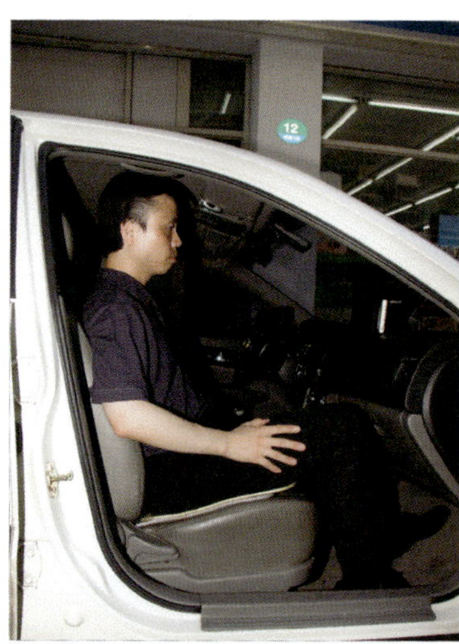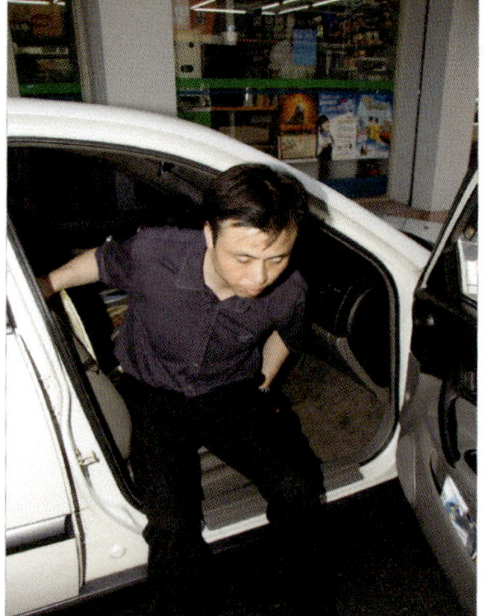

허리를 비틀지 말고 몸 전체를 돌려 앉은 다음 일어선다.

트렁크에서 물건 꺼내기

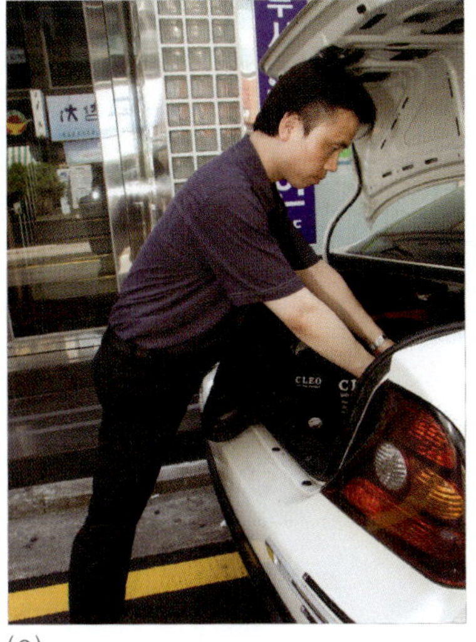

(O)

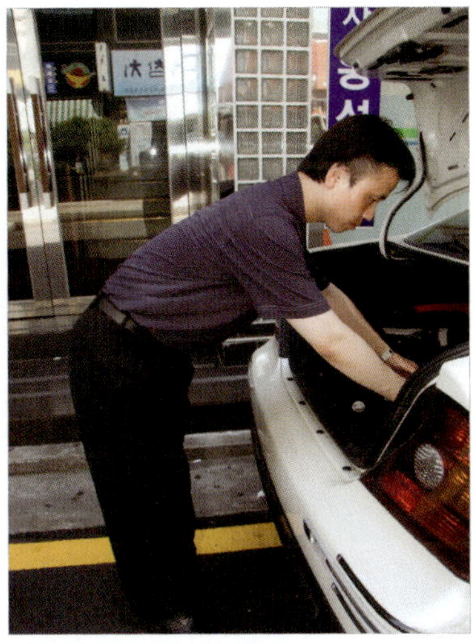

(X)

한 다리를 범퍼 위에 올리고 물건을 최대한 몸 가까이에 옮긴 후 물건을 범퍼에 반쯤 걸친 후 몸에 최대한 붙여서 든다.

허리만 굽힌 채로 먼 곳에 있는 물건을 들지 않도록 한다.

차를 이용한 스트레칭

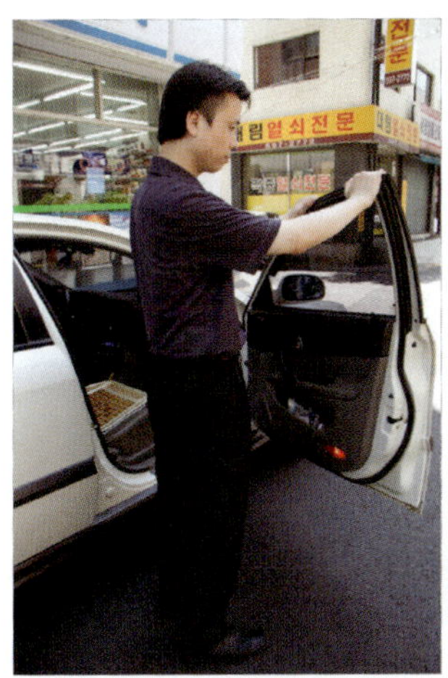

운전석 문 잡고 앉았다 일어서기

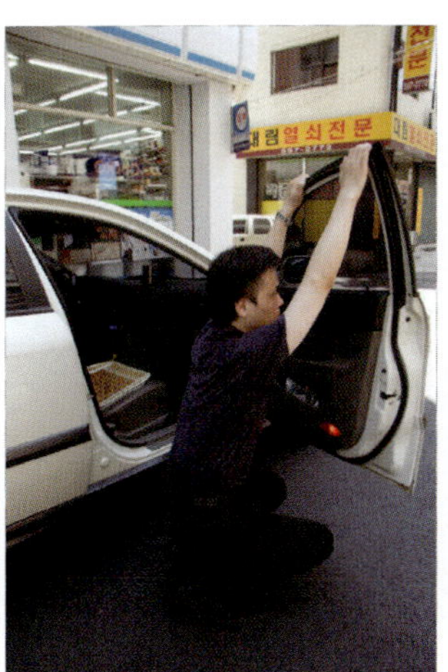

뒤 범퍼에 차례로 발 올리기

주의) 차 문에 매달리면 안 된다. 단지 차 문은 몸의 균형을 유지하는 수단에 불과하다.

6. 바르게 먹기

의사의 치료 못지않게 환자의 역할이 중요하듯 약만 제때 찾아 먹으면 되는 것이 아니라 평소에 먹는 먹을거리도 중요하다. 지금 먹고 있는 것이 바로 자신이 된다고 생각하면 된다.

허리가 아프면 주위에서 허리에는 뭐가 좋다는 말을 많이 듣게 되고 또 그에 현혹되기도 한다. 지네가 허리에 좋다는 사람, 마늘을 갈아 우유에 타 먹고 좋아졌다는 사람, 너삼을 막걸리에 담아 먹고 효과 봤다는 사람, 닭에 소주를 넣어 삼계탕을 해먹고 나았다는 사람, 뱀술 먹고 나았다는 사람, 부추나 고양이가 좋다는 사람, 동물의 콩팥이 좋다는 사람, 심지어 사람의 똥까지 먹으라고 한다. 허리에 좋다는 것이 왜 이리도 많은지 이런 말은 한도 끝도 없다. 또 대부분 이런 말들을 듣고 따라 하기란 여간 고역이 아니다. 맛도 없고 속에서 잘 받아들이지도 않고 힘들게 따라 했어도 정작 나는 왜 이리도 효과가 없는지…….

내가 얘기하고 싶은 바르게 먹기는 민간요법처럼 '누가 이거 먹고 나았다더라. 너도 먹어봐라' 식으로 먹는 것을 삼가야 한다는 것이다. 먹기도 고역일뿐더러 효과도 없다. 막연히 허리에 뭐가 좋다는 식으로 특별한 음식을 찾지 말고 일반적으로 먹는 식단에서 약간만 더 노력해서 골고루 먹는 것이 좋다.

부추도 검은콩도 우유도 마늘도 다 좋은 음식 재료다. 어디에 뭐가 좋으니 이것만 먹어야지 해서 약처럼 먹지 말고 골고루 요리해서 먹으면 된다. 솔직히 이런 것들만 허리에 좋겠는가. 유제품(우유, 치즈, 요구르트 등), 채소류(시금치, 오이 등), 콩류(콩, 두부 등), 해산물(멸치, 파래, 장어, 조개, 생선, 새우, 굴 등), 육류(소, 돼지, 닭, 사골 등) 등 신이 인간에게 내려준 자연식품은 대부분 허리에 좋다고 생각하면 된다.

다만 어떻게 가공하느냐에 따라 좋은 음식이 될 수도 있고 나쁜 음식이 될 수도 있다. 튀긴 음식과 화학첨가물이 많이 들어간 음식은 가급적 피하고 칼슘이

풍부한 우유나 요구르트, 치즈 등 유제품은 매일 먹도록 노력한다. 단, 너무 과하게 섭취하여 비만이 되지 않게 주의해야 한다. 살이 찌면 허리에 부담이 가서 좋지 않다.

활동량이 적은 요통, 디스크 환자들에게는 특히 변비가 문제가 된다. 변비는 배변 시 허리 쪽에 무리가 되고 하복부 쪽의 불쾌감은 요통을 더 악화시킨다. 변비가 생기지 않도록 물과 야채를 많이 먹고 밥도 섬유질이 풍부한 잡곡밥을 먹는 것이 좋다.

7. 자가 지압법

몸이 아프면 아픈 곳에 제일 먼저 손이 가기 마련이다. 어디에 부딪히거나 맞으면 제일 먼저 손이 아픈 부위를 무의식적으로 문지르게 된다. 우리가 어렸을 때 배가 아프다고 하면 어머니께서 "엄마 손은 약손이다."고 말씀하시면서 배를 문질러 주시면 배 아픈 것이 덜해진 경험이라든지 머리가 아프면 머리에 손등을 올려놓기도 하고 허리가 아프면 허리를 손바닥으로 짚고 걸었던 경험들이 있을 것이다.

손을 대주면 임시방편으로 통증의 경감을 가져올 수 있다. 손이 진통제의 역할을 하는 것이다. 중독성이 있는 것도 아니고 내성이 생기는 것도 아니고 소화 장애를 일으키지도 않는 몸에 전혀 해가 없는 천연치료인 것이다.

그런데 이왕이면 기(氣)가 흐르는 통로인 경락(經絡)과 기(氣)가 모이는 경혈(經穴)을 사용하면 효과를 극대화할 수 있다. 한의학에서는 경혈을 통해 오장육부와 연결이 되어 있는 경락의 기(氣)를 조절해 각종 질병을 치료한다. 경혈(經穴)과 경락(經絡)을 이용한다면 진통의 기능뿐 아니라 몸의 자연치유력을 높이는

데도 도움이 된다.

　한의학적 지식이 없는 환자들이 정확한 혈(穴)자리를 찾기란 거의 불가능할 것이다. 그러나 손가락이나 주먹은 침이나 바늘보다 몸에 닿는 부위가 넓어 어느 정도 효과는 볼 수 있을 것이다. 그렇다고 이 지압법으로 허리가 치료될 수 있다는 너무 큰 기대를 해서는 안 된다. 단지 통증에서 약간 벗어날 수 있을 정도로 만족해야 한다.

　손을 사용하면 내부 장기나 조직을 손상시킬 위험이 많이 감소되고 체표에 닿는 부위가 침 끝과는 비교도 할 수 없을 정도로 넓어 정확한 혈(穴)자리보다는 대략적 부위만 맞으면 효과가 나타난다. 그래서 의학적 지식이 낮은 일반인도 두 가지 원칙만 지켜준다면 그리 위험하지 않게 해 볼 수 있다.

첫째, 몸의 표면, 즉 체표(體表)라고 하는 피부 살갗을 서서히 누르면 자연히 그 안의 속까지 누르게 되는 것이다. 서서히 누르면서 위아래로 살짝살짝 문질러 준다.
둘째, 누른다고 한도 끝도 없이 깊숙이 누르는 것이 아니라 아프면서 시원한 지점까지 누르는 것이 포인트이다.

손등 지압

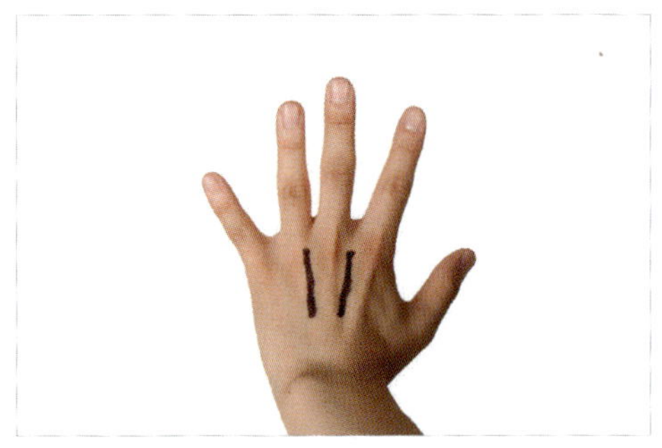
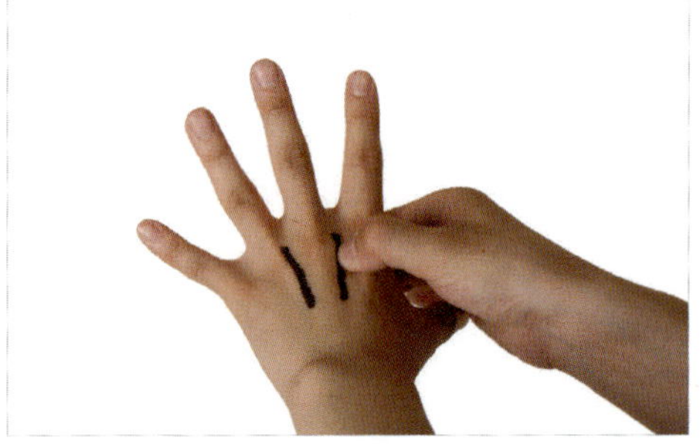

　앉아 있는 동안 허리가 더 아파온다든지 엉덩이가 결린다든지 다리가 더 저려온다면 일어서서 좀 걷는 것이 가장 좋지만 일어날 수 있는 상황이 못 되는 경우

나 지하철이나 버스에서 앉아 있어야만 하는 상황이라면 가운데 손가락뼈의 손등 옆을 눌러보면 특히 아픈 자리가 있는데 그 자리를 반대 엄지 손끝으로 눌러 살살 문질러 준다. 좌우 손등을 다 해보면 약간의 도움을 받을 수 있을 것이다.

엉치(천골) 지압법

엉치(천골)가 빠질 것 같다는 사람과 그 부위가 결린다는 사람, 찌릿찌릿하다는 사람, 뻐근하게 결린다는 사람 등 다양한 통증을 호소하는 사람들이 의외로 많다.

엉치(천골)는 좌우 4쌍으로 총 8개의 구멍이 있고 그 구멍으로 신경이 빠져나온다. 한의학에서는 팔료혈(八髎穴)이라 하여 허리 통증과 다리 마비감 등의 디스크 질환, 생리통·월경 불순 등의 부인과 질환, 소변이 시원하게 나오지 않는다든지 남성 성기의 발기가 약한 비뇨생식기 질환을 치료하는 경혈(經穴)이다.

주먹을 쥐어 사진의 동그라미 쳐져 있는 부위를 혁대 아래 엉치(천골) 부위에 대고 누르면 쏙 들어가는 부위가 있다. 그 부위를 눌러 문질러주면 된다. 그런데 그 부분만 찾아 지압하기는 어렵기 때문에 혁대 아래 가운데 옆 부분을 세로로 쭉 누르면서 문질러주면 된다. 허리 통증은 물론 부인과 쪽이나 비뇨생식기 쪽으로도 도움을 받을 수 있으며, 특히 엉치(천골) 부위가 결리고 뻐근한 사람들은 수시로 지압해 주면 좋다.

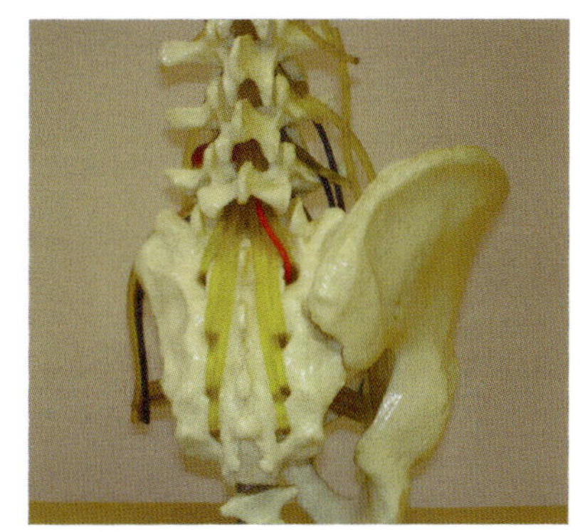

천골구멍

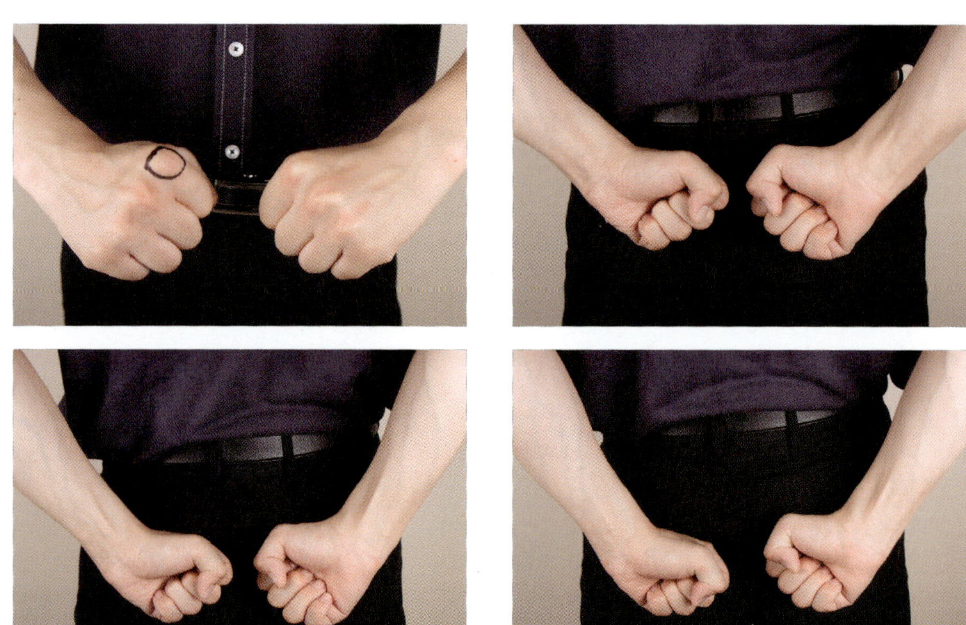

엉치(천골) 지압법

🔳 신유혈(腎俞穴)과 지실혈(志室穴) 지압

이쪽 부위가 안 좋으면서 허리병을 앓은 지가 수개월 이상이면 신장의 기운이 많이 약해진 경우가 많다. 증세는 허리 둘레가 은근하게 아프고, 소변을 볼 때 힘이 없고, 다리와 무릎이 시리고 저리며 다리에 힘이 없어지기도 한다. 그래서 한의학에서는 신허요통(腎虛腰痛)이라고 하며 그 원인을 다음과 같이 보고 있다.

첫째, 원래 허약한 체질을 타고났거나
둘째, 허리병을 장기간 앓았다든지, 지나친 성적 충동, 스트레스, 장시간 운전, 불편한 잠자리, 지나친 운동 등으로 신장의 기운을 많이 썼거나
셋째, 위 두 가지 경우 모두에 해당되어 나타나는 것으로 본다.

치료는 허약해진 신장의 기혈(氣血)을 보강하는 녹용이나 녹각·두충과 같은

약재를 활용하여 허약한 신장의 기운을 보강하는 약물요법이 근본적으로 병의 원인을 제거하는 방법이라 하겠다. 좀 더 정확한 진단은 한의원에서 한의사에게 진료를 받아 보기 바란다.

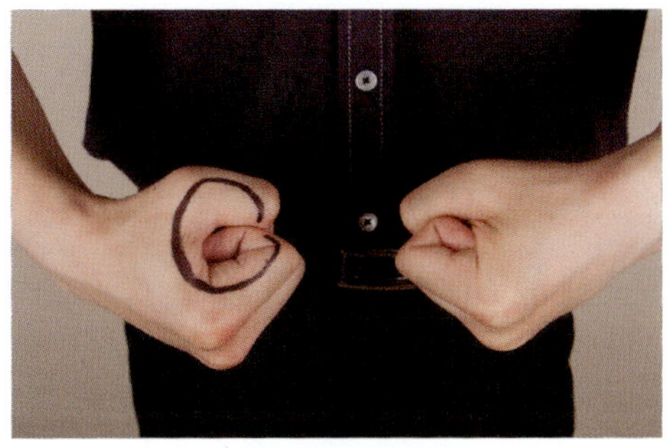 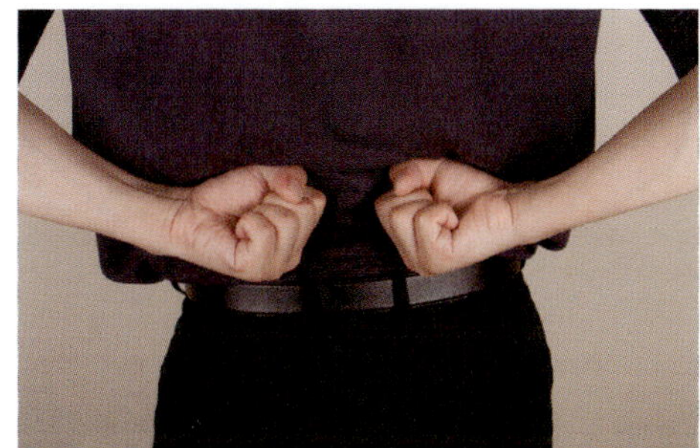

주먹을 쥐어 동그라미 표시한 주먹 안쪽 부위를 등 쪽 갈비뼈 밑의 근육이 긴장되어 두툼한 부위나 아픈 부위를 누르면서 문질러 주면 된다. 주먹 안쪽이 크기 때문에 갖다 대어 보면 안 좋은 위치를 찾기가 그리 어렵지 않을 것이다. 오래 서 있거나 걷기 힘들 때 이 부분을 주먹 안쪽으로 문질러 주면 시원하게 느껴질 것이다.

척추 기립근 지압

허리를 굽혔다 폈다 할 수 있는 것은 척추 옆으로 근육이 세로로 기다랗게 있기 때문이다. 허리가 안 좋으면 허리 쪽으로 충격이 안 가게 하려고 허리 주변 근육이 무리하게 되어 많이 뭉치게 된다. 그러면서 디스크로 인한 신경통에 근육통까지 유발되는 악순환이 거듭되게 된다.

이 경우는 허리 중앙을 따라 위아래로 이동하면서 아프면서 시원할 정도까지 누르기만 한다. 문지르지 않아도 된다.

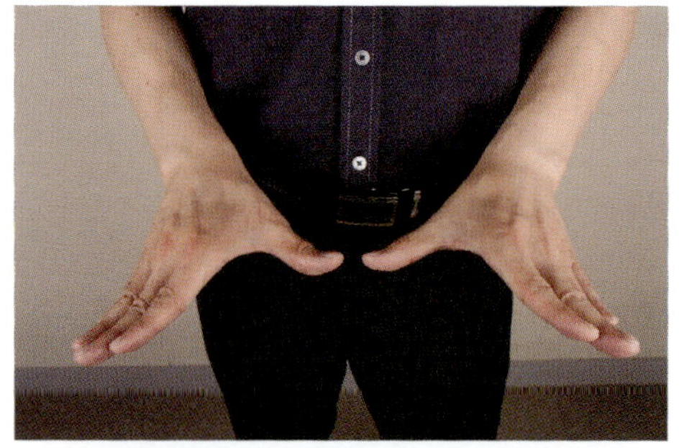

손 모양을 만든다.

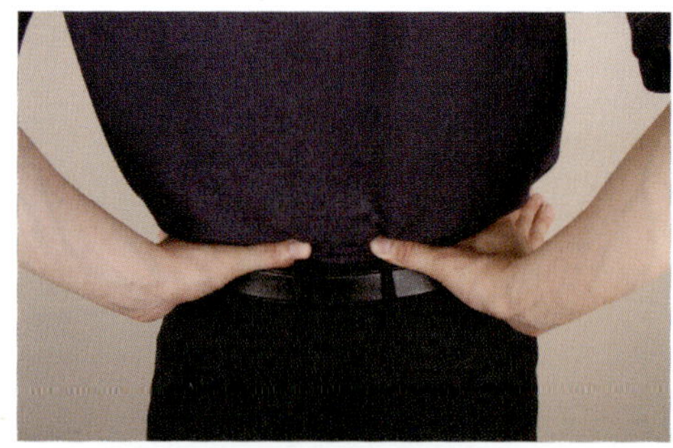

허리 정중앙에서 2~3cm인 부위에 댄다.

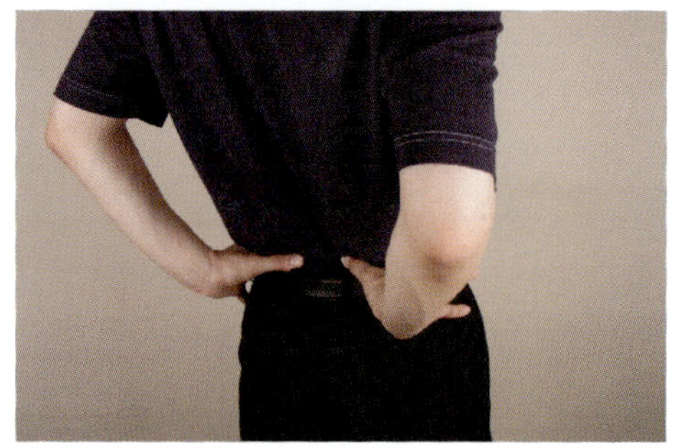

몸을 오른쪽으로 약간 틀면서 엄지로 누른다.

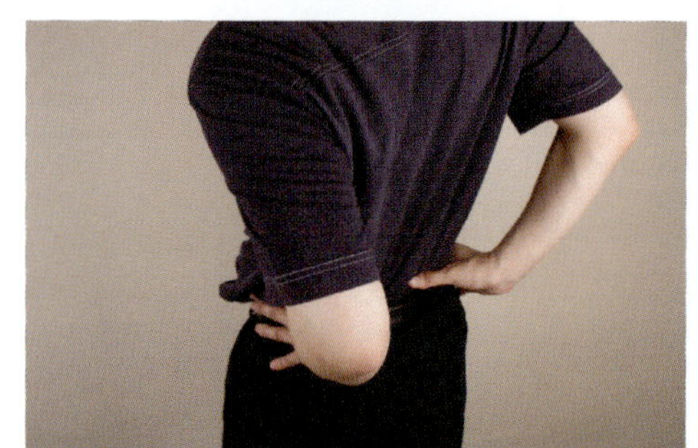

몸을 왼쪽으로 약간 틀면서 엄지로 누른다.

용천혈(湧泉穴) → 삼음교혈(三陰交穴) → 경골 line 지압

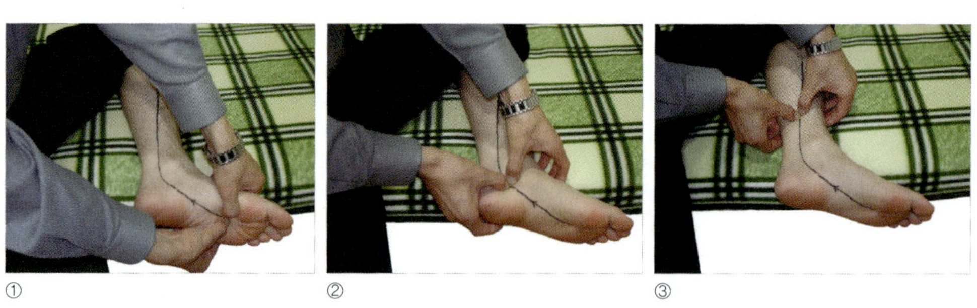

① ② ③

　　발바닥이 저린 사람들은 발바닥 중심선에서 앞에서 ⅓ 부위부터 선을 그어 놓은 곳으로 약간 아플 정도로 눌러 주면 좀 시원해질 것이다. 양반자세로 앉아 있을 때 잠시 발바닥과 정강이뼈 옆쪽을 지압해주면 좋다.

목침 넣어 눕기

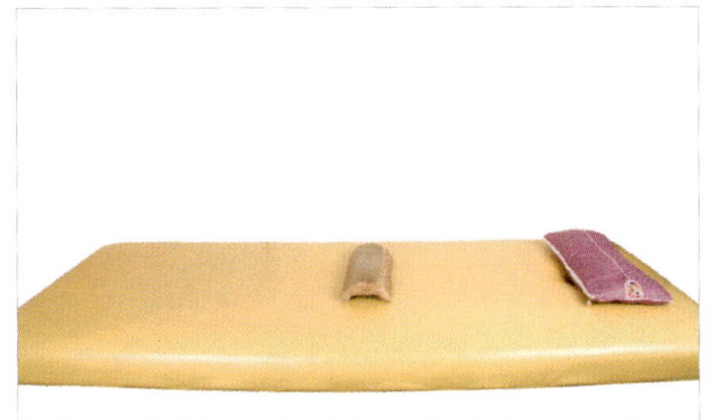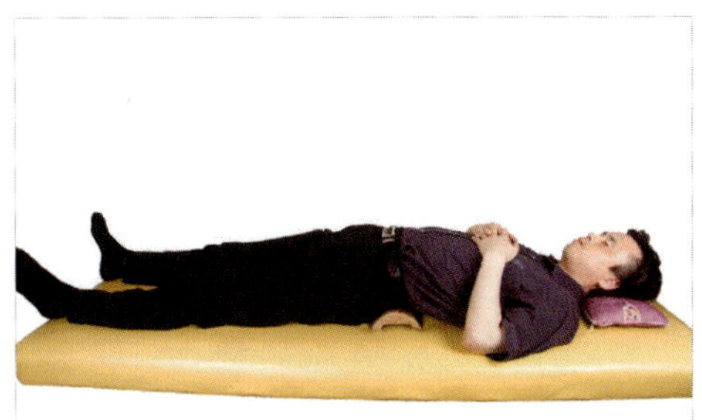

　둥근 목침을 허리에 넣어 눕는 경우 누워서 시원한 느낌이 들면 5~10분 이내로 누워 있는다. 이 상태로 잔다든지 장시간 누워 있는 것은 좋지 않다. 이 상태로 누워서 아프면 절대로 누워 있으면 안 된다.

　일어날 때는 허리를 약간 들어 목침을 빼고 난 후 5분 정도 그대로 누워 있다가 몸을 옆으로 돌려 팔로 바닥을 밀면서 일어난다. 절대로 똑바로 일어나지 않도록 주의해야 한다.

8. 바른 스트레칭

　바른 스트레칭은 탄력이나 반동을 주지 않고 힘줄·근육에 '가벼운 땅김'을 느낄 때까지만 서서히 뻗은 후 5~10초 동안 자세를 그대로 유지하는 것이 특징이다. 스트레칭은 디스크로 인한 근육의 긴장을 풀어주어 통증을 감소시키고 힘줄이나 근육에 탄력을 주고, 관절의 가동 범위를 넓혀 유연성이 붙게 하므로 정상적인 활동이 힘든 디스크 환자들이 처음 시작하는 재활운동으로 적격이다.

스트레칭할 때 유의할 점

1. 만약 올바른 방법으로 스트레칭을 하고 있는지에 대한 확신이 없다면 안 하는 것이 좋다.
2. 스트레칭하기 전 3~5분 정도 누워서 바르게 숨쉬기 방법(57쪽 참조)으로 몸의 긴장을 최대한 이완해 준다.
3. 무리하게 통증을 참고 해서는 안 된다. 통증이 오지 않을 정도만 스트레칭을 하며 통증이 오면 즉시 그만두어야 한다.
4. 스트레칭을 실시할 때 몸의 반동을 주지 않아야 한다.
5. 절대 빨리 해서는 안 되고 천천히 하면서 스트레칭을 하려는 부위에 의식을 집중시켜 그 주위에 정확한 자극이 가해지도록 실시하여야 한다.
6. 호흡은 멈추지 말고 느긋하게 한다.
7. 한쪽만 스트레칭하지 말고 양쪽을 똑같이 한다.
8. 힘줄이나 근육의 땅김이 느껴지면 5~10초 정도 멈춘다.
9. 스트레칭 순서는 강도가 가장 약한 것부터 강한 것 순으로 한다.
   처음부터 욕심내지 말고 자연스럽게 다음 레벨로 넘어가야 한다. 억지로 어려운 스트레칭을 한다고 해서 몸이 빨리 좋아지는 것이 아니다. 도리어 역효과가 날 수도 있다. 여유로운 마음을 가지고 욕심을 버리고 쉬운 것부터 무난하게 통증 없이 할 수 있으면 다음 레벨로 넘어간다.

스트레칭은 항상 천천히 해야 하며 각 동작마다 5~10초 동안 유지하여 처음에는 5회 정도 하고 차츰 횟수를 10회까지 늘린다. 하루 2회 이상 틈나는 대로 자주 하면 된다.

* 각 레벨별로 알파벳순으로 강도가 약한 것부터 강도가 강한 순으로 배열했으니 순서대로 잘 따라 하면 많은 도움이 될 것이다.

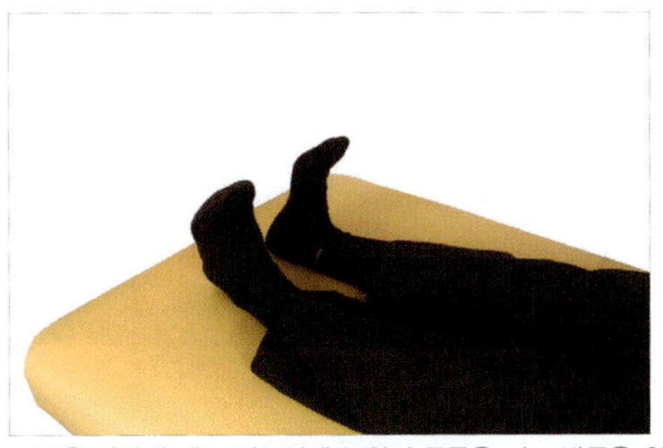 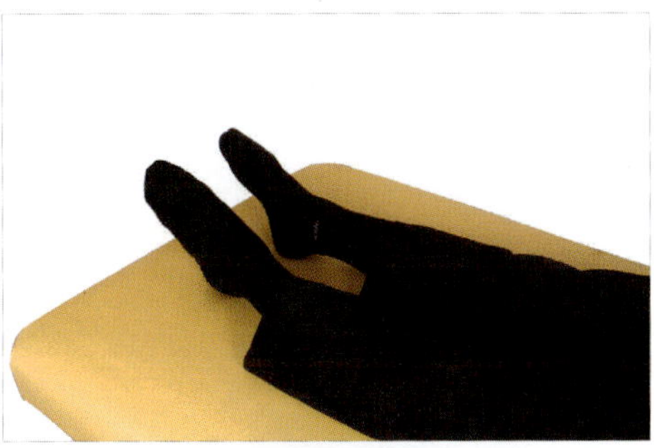

a. 등을 바닥에 대고 반듯하게 누워서 무릎을 펴고 발목을 위로 당겨서 5~10초 멈추고 아래로 5~10초 정도 폈다 멈추고 한다. (5회)

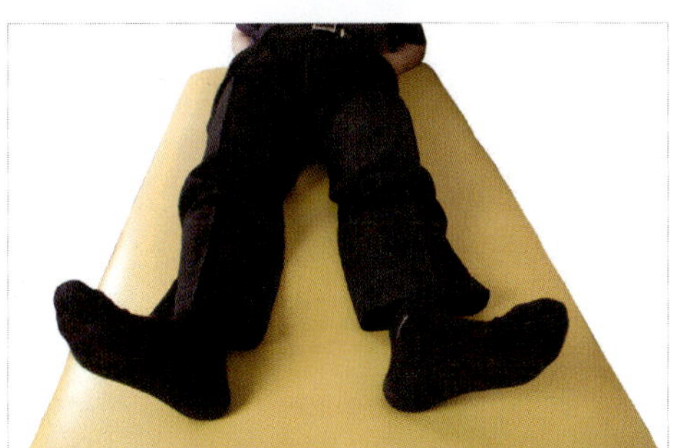 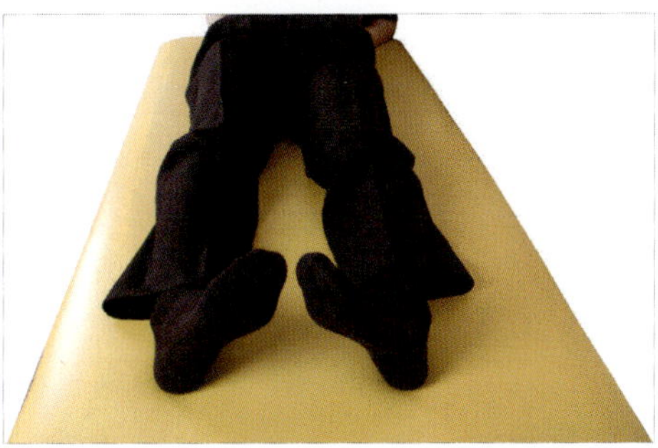

b. 등을 바닥에 대고 반듯하게 누워서 두 다리를 어깨너비로 벌리고 양 엄지발가락을 서로 맞닿도록 안쪽으로 발목을 돌려 5~10초 멈췄다가 제자리로 돌아간다. (5회)

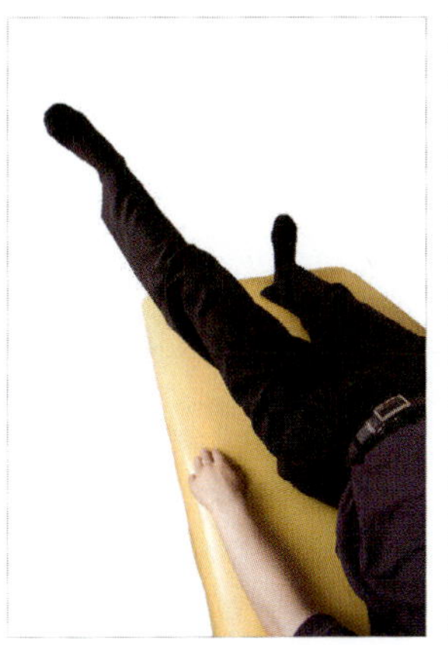 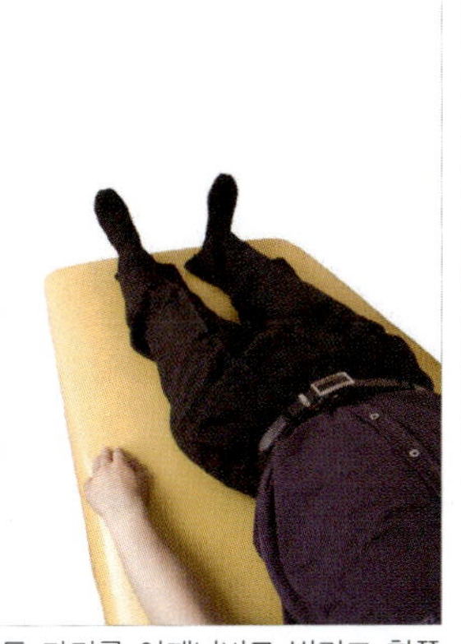

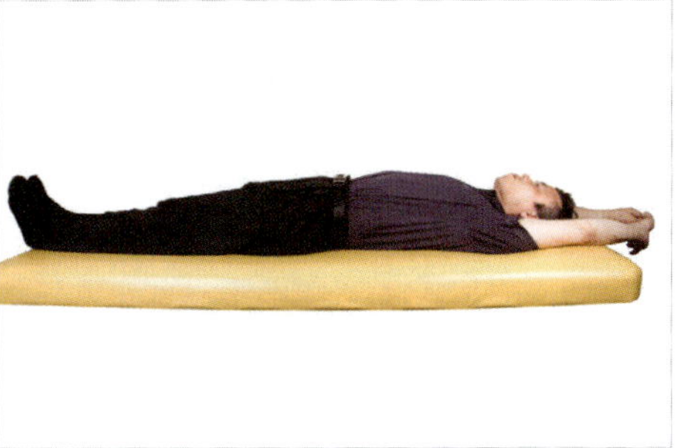

d. 등을 바닥에 대고 반듯하게 누워서 손가락을 깍지 낀 후 팔을 머리 위로 쭉 뻗은 채로 5~10초 정도 있다가 제자리로 돌아간다. (5회)

c. 등을 바닥에 대고 반듯하게 누워서 두 다리를 어깨너비로 벌리고 한쪽 다리를 약간 들어서 밖으로 45도 정도 벌렸다가 원위치시킨다. (좌우 교대로 5회)

🎋 2레벨: 잠 깨자마자 잠자리에서 바로 해도 좋을 만큼 위험도가 아주 낮은 스트레칭

1레벨보다 강도가 약간 높지만 잠 깨자마자 잠자리에서 바로 해도 좋을 만큼 위험도가 아주 낮은 스트레칭이다. 일어설 수 있고 보행이 가능하기 시작한 환자들이 하면 좋다.

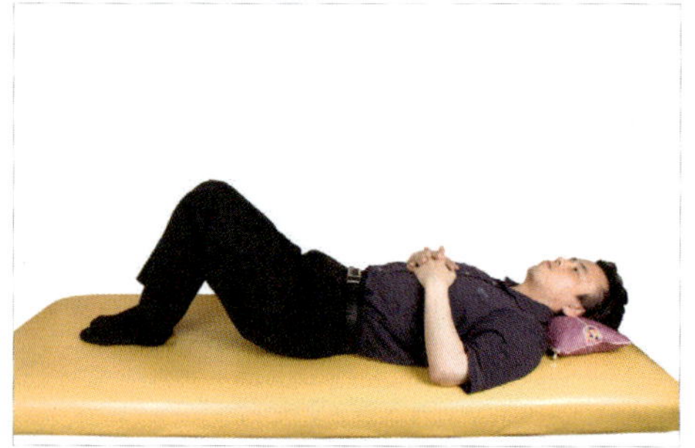

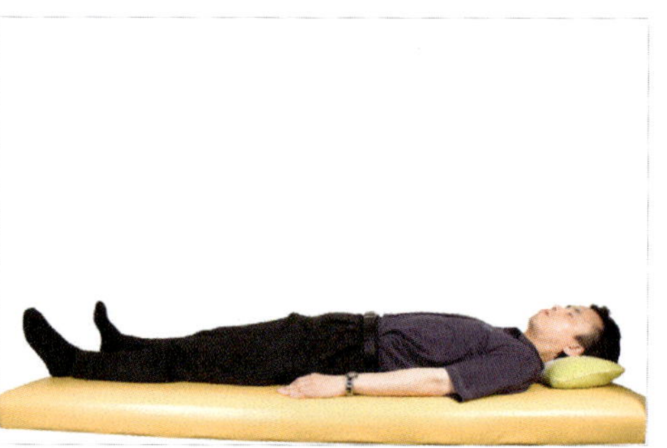

a. 등을 바닥에 대고 반듯하게 누워서 무릎을 천천히 굽혔다 폈다 반복한다. (5회)

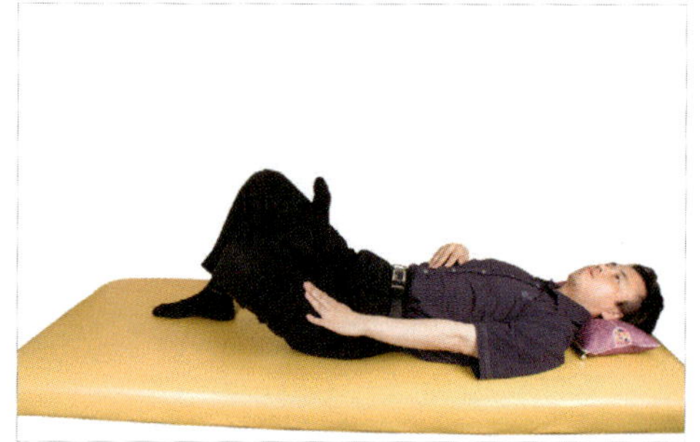

b. 등을 바닥에 대고 반듯하게 누워서 무릎을 세우고 한 발목을 반대편 무릎 부위에 걸고 손으로 사진과 같이 5회 누른다. (좌우 교대로 해준다)

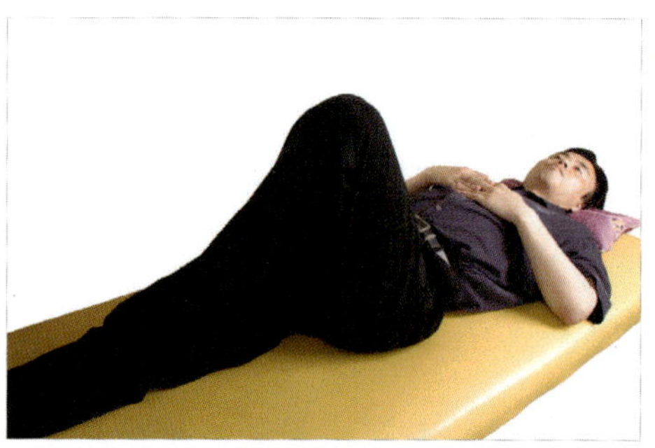

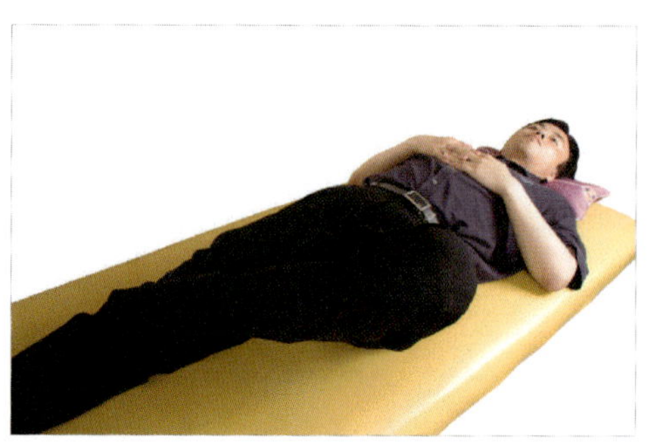

c. 등을 바닥에 대고 반듯하게 누워서 한쪽 발을 반대쪽 무릎 위로 가져가서 굽혀진 다리를 안쪽과 바깥쪽으로 5회 왕복 운동한다. (5회)

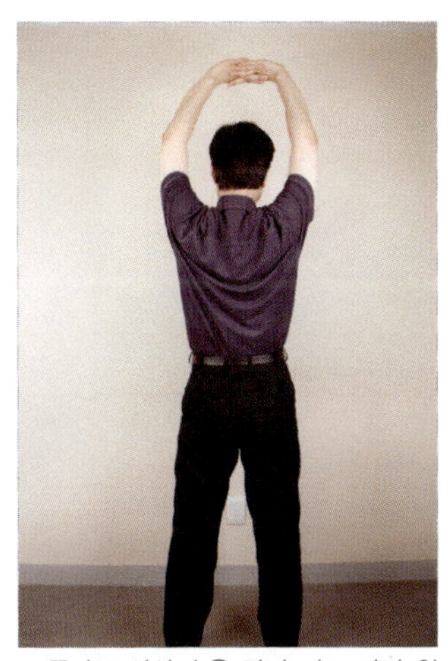 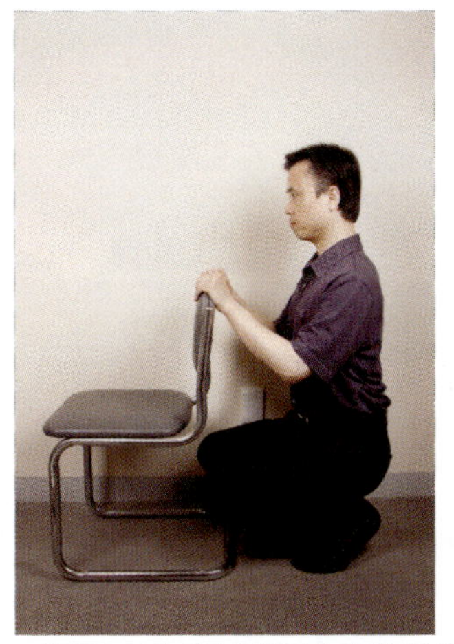 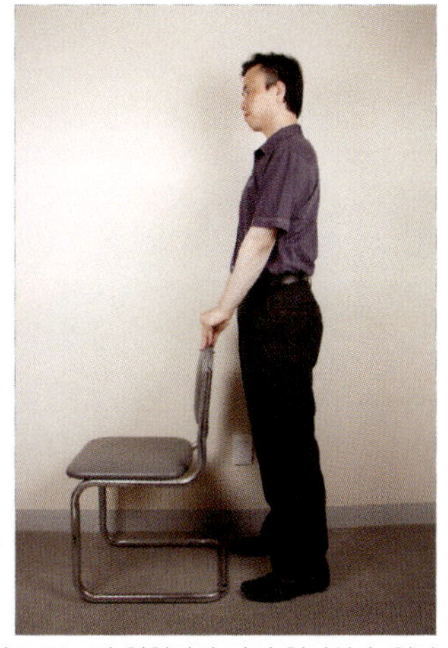

d. 똑바로 서서 손을 깍지 끼고 머리 위에서 쭉 뻗어 5~10초 있다가 제자리로 돌아간다. (5초)

e. 똑바로 서서 의자 등받이나 테이블을 잡고 쪼그려 앉았다가 다시 일어선다. 일어설 때 의자 등받이나 테이블을 잡는 것에 의지해서는 안 되고 단순히 균형을 유지하는 데 불과해야 한다. (5회)

3레벨: 2레벨보다 강도가 높으며 잠 깨자마자 하기에는 곤란

2레벨보다 강도가 높으며 잠 깨자마자 하기에는 곤란하다. 자면서 굳은 근육을 갑자기 움직이다가 다칠 수도 있으므로 일어서서 제자리걸음을 하거나 거실이나 방 안을 좀 걸어 다닌 후에 하는 것이 좋다. 1레벨과 2레벨을 무리 없이 할 수 있고 좀 걸을 수 있게 되면 걷는 자세도 신경을 쓰면서 바르게 걸어야 하고 3레벨의 스트레칭도 같이 한다.

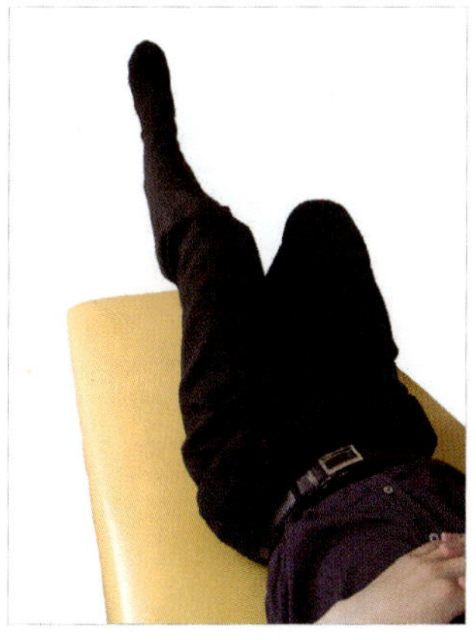

a. 등을 바닥에 대고 반듯하게 누워서 한쪽 다리를 들고, 든 다리로 자신의 이름을 쓴다. (좌우 교대로 한다)

(○) (X)

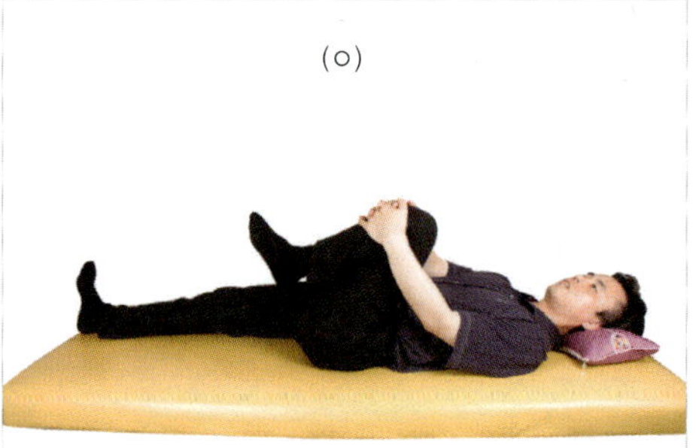
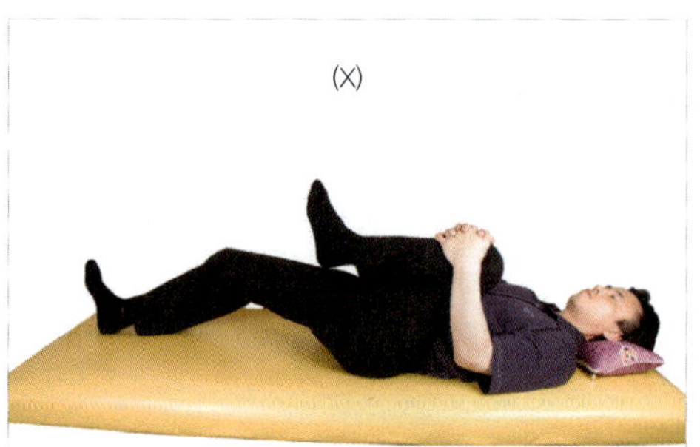

b. 등을 바닥에 대고 반듯하게 누워서 두 팔로 한쪽 무릎을 안고 가슴까지 끌어당겨 5~10초 정도 멈췄다가 편다. 반대편 다리가 굽혀지지 않게 주의한다.

주의) 무릎을 가슴으로 당길 때 천천히 통증이 없을 만큼만 당긴다. 무리하게 확 당기면 안 된다.

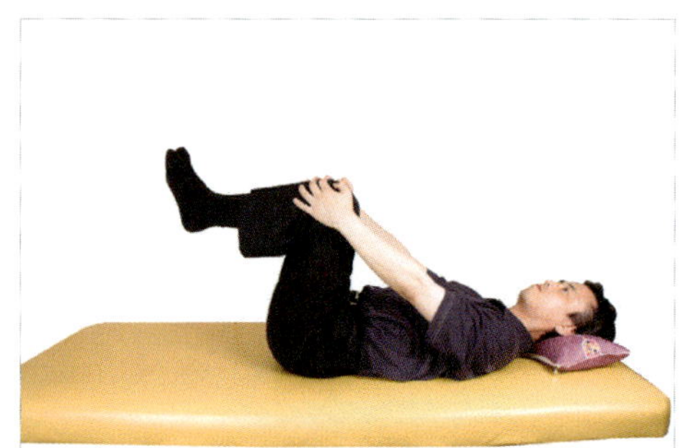
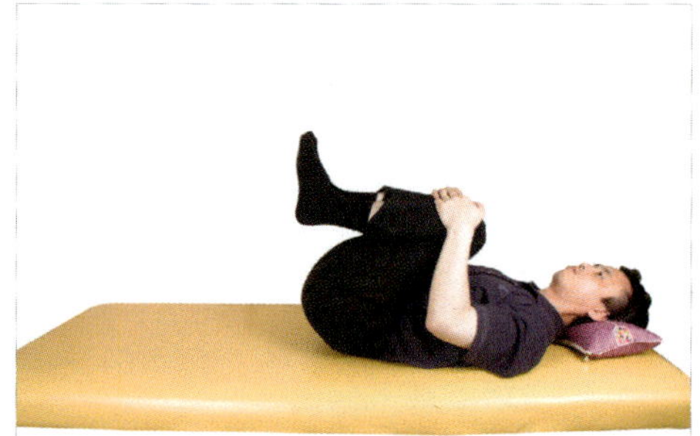

c. 등을 바닥에 대고 반듯하게 누워서 무릎을 세우고 두 손으로 양 무릎을 안고 가슴으로 살짝 당겼다 놓았다를 반복한다. (5회) 다른 동작도 마찬가지이지만 특히 이 동작에서 오른쪽 사진처럼 함부로 무릎을 가슴으로 확 당겼다가 다치는 사람이 많다. 처음은 왼쪽 사진처럼 살짝 무릎을 당겼다 놓았다를 반복하다가 차츰 유연성이 생기면 오른쪽 사진처럼 가슴에 닿게 늘려가면 된다. 정말 조심해서 해야 한다.

주의) 무릎을 가슴으로 당길 때 왼쪽 사진처럼 조금씩 당겼다 놓았다를 반복해보고 점차적으로 당겨야 한다. 처음부터 오른쪽 사진처럼 무릎을 가슴으로 확 당기면 허리를 다칠 수도 있다.

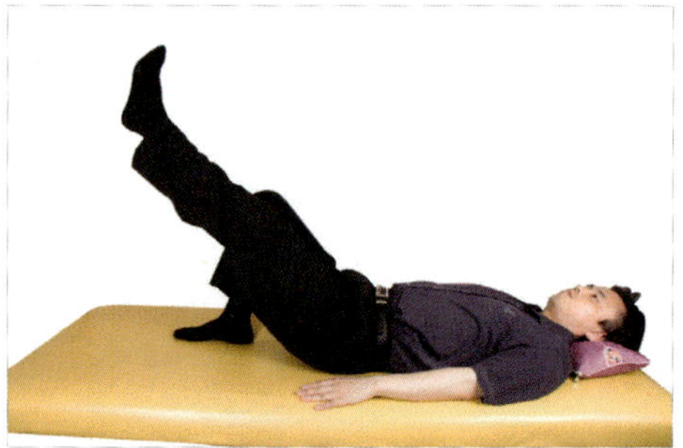
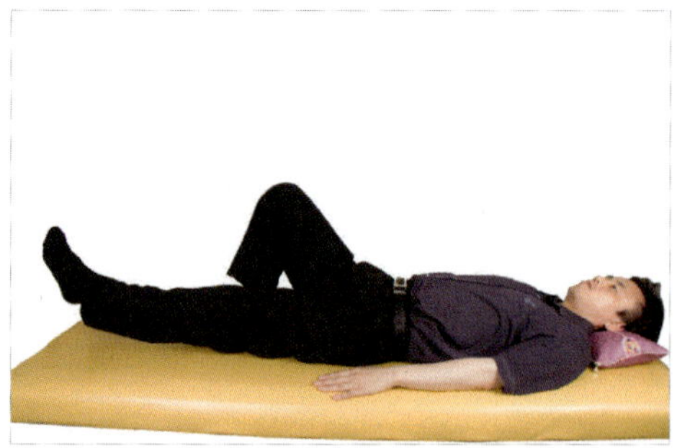

d. 등을 바닥에 대고 반듯하게 누워서 한 무릎은 세우고 한 다리는 펴서 천천히 들어 올렸다가 천천히 내리는 동작을 반복한다. 이때 다리가 바닥에 닿지 않도록 해야 한다. (좌우 5회)

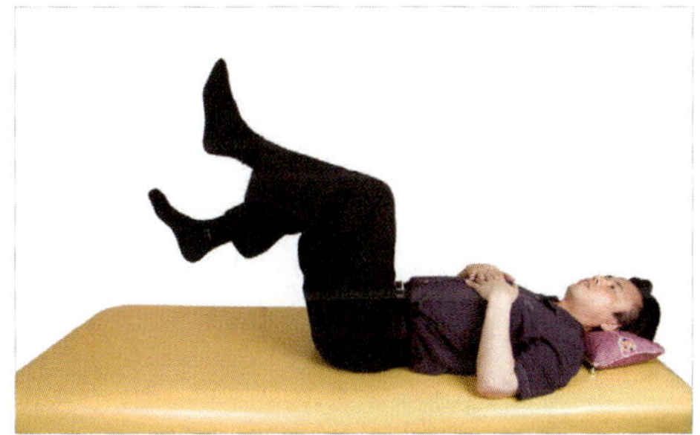

e. 등을 바닥에 대고 반듯하게 누워서 자전거 타듯 다리를
번갈아 움직인다. (5∼10회)

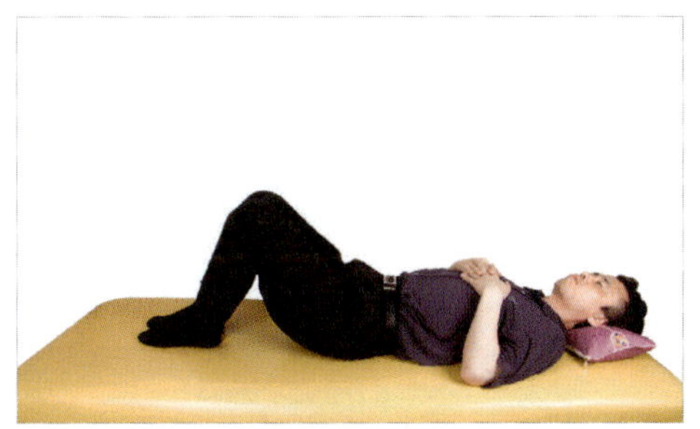
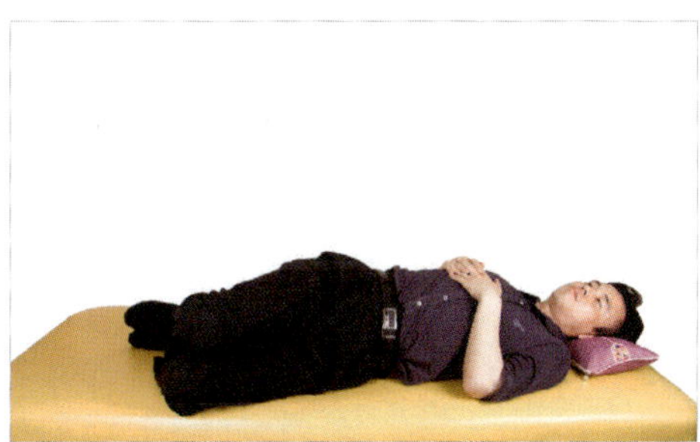

f. 등을 바닥에 대고 무릎을 세우고 누워 발은 바닥에 붙이고 무릎을 좌우로 움직인다. (5회)

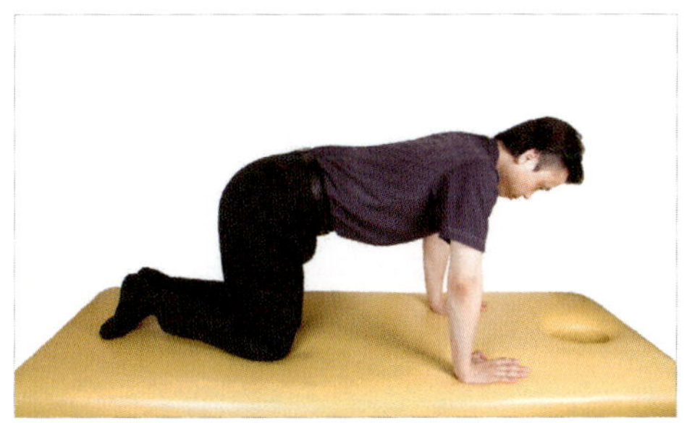
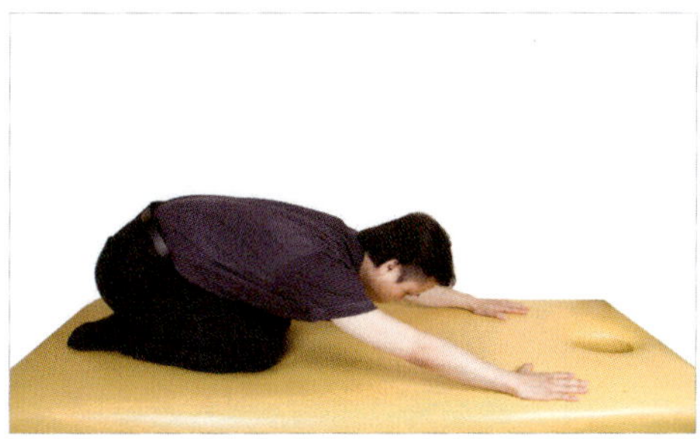

g. 말처럼 양쪽 팔꿈치는 펴고 양쪽 무릎은 바닥에 닿은 자세에서 엉덩이를 발뒤꿈치에 닿도록 앉는다. (5회)

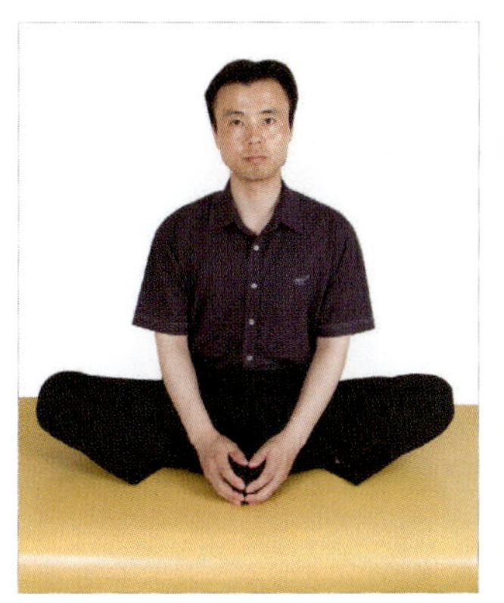
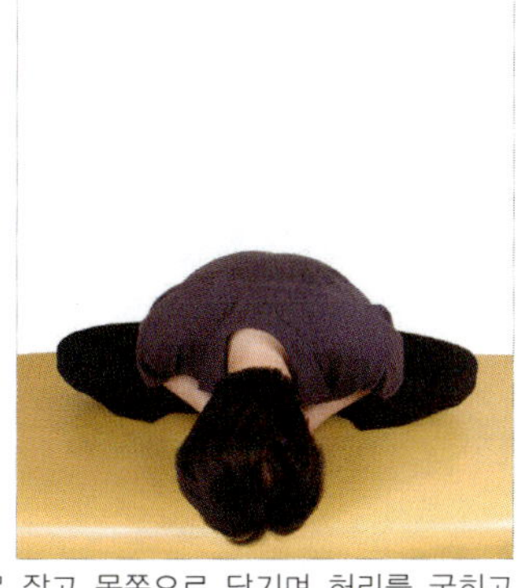
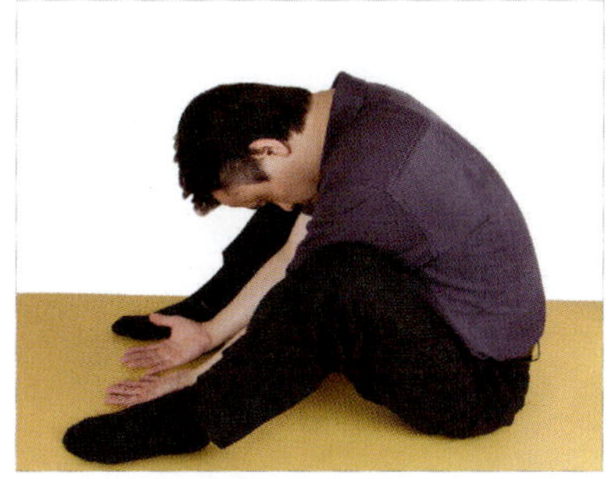

h. 양반자세에서 양 발바닥을 붙인 채로 잡고 몸쪽으로 당기며 허리를 굽히고
5∼10초 정도 유지한다. (5회)

i. 무릎을 세우고 앉아서 그 사이에 허리를 굽히고
5∼10초 정도 유지한다. (5회)

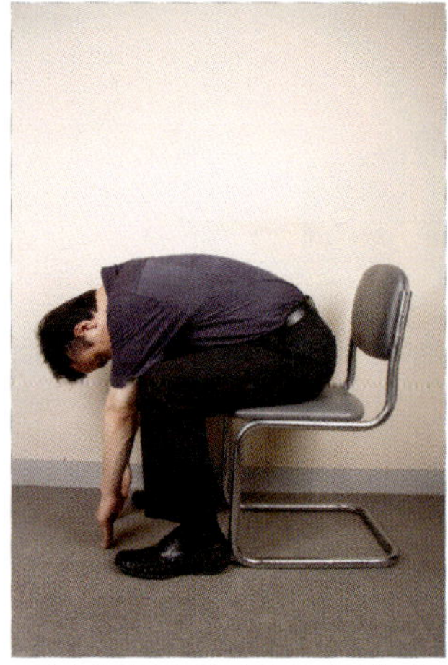

j. 의자에 앉아서 양 손끝이 바닥에 닿도
록 무릎 사이로 허리를 굽혔다가 편다.
(5회)

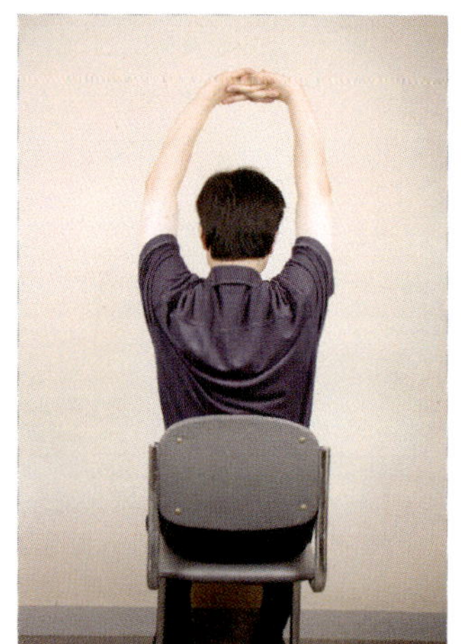
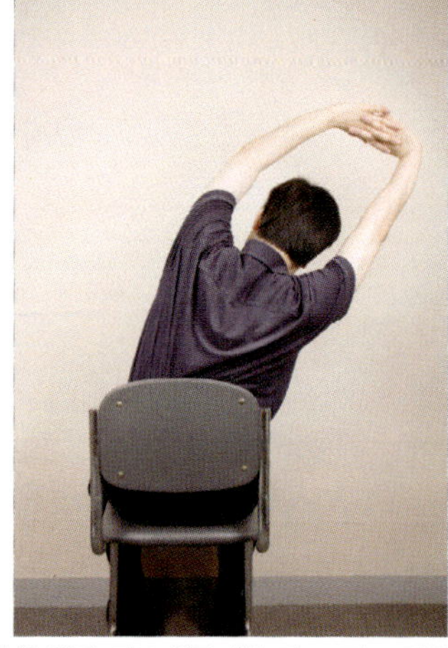

k. 의자에 앉아서 등받이에 등을 대고 양손을 깍지 끼고 위로 뻗는다. 그리고 좌우
로 몸을 굴곡시켜 5～10초 정도 멈춘다. (5회)

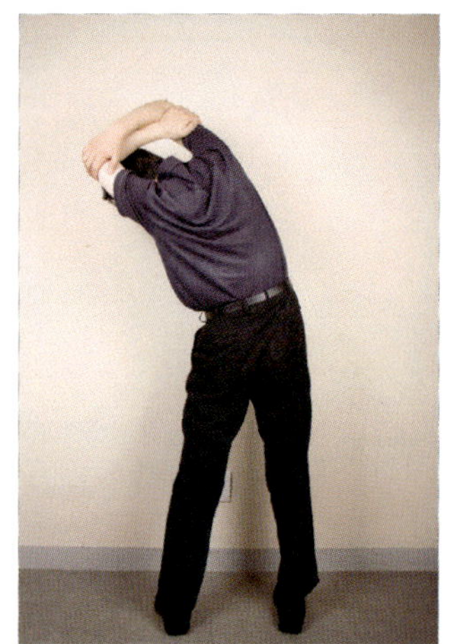
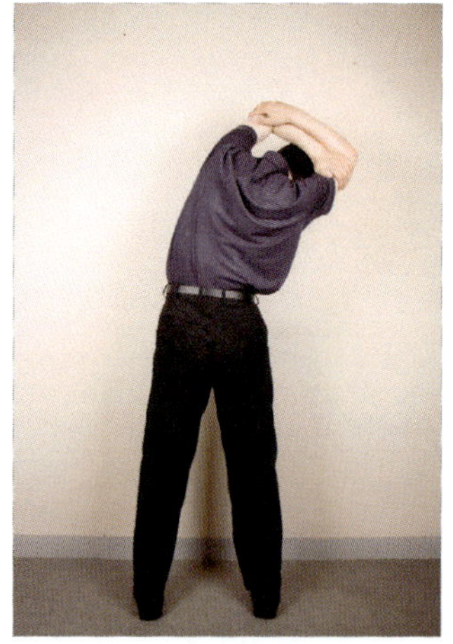

l. 일어서서 머리 뒤로 양 팔꿈치를 잡고 좌우로 몸을 굴곡시켜 5～10초 정도 멈춘
다. (5회)

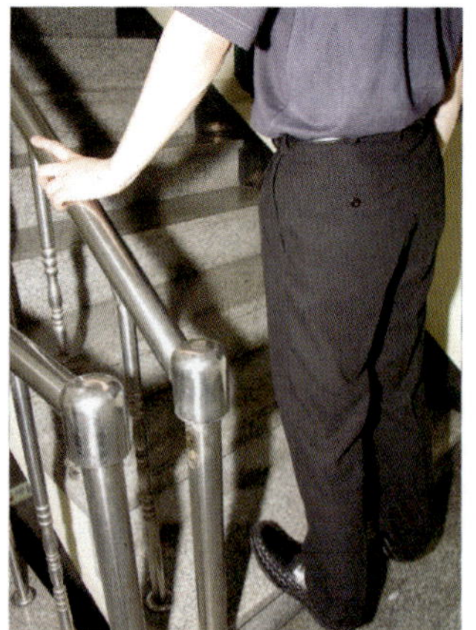

m. 계단에 서서 난간을 잡고 발 앞쪽을
계단에 걸친 상태에서 종아리가 당길
정도에서 5～10초 정도 멈춘다. (5회)

4레벨: 3레벨보다 강도가 셈

3레벨보다 강도가 강하며 3레벨까지 통증 없이 자연스럽게 된다면 바른 자세로 걷기에 힘써야 하며 걷는 시간도 늘린다. 가볍게 1시간~1시간 반 정도 낮은 산을 등산하면서 4레벨의 스트레칭을 같이 해주면 좋다. 4레벨이 통증 없이 자연스럽게 된다 해도 아직은 불안하다. 허리가 많이 약해져서 금방 고장 날 것 같기도 하고 힘든 일도 못하고 약간만 무리해도 다시 아플 수 있다. 그래서 좀 더 좋아지면 허리 강화 운동을 반드시 해 주어야 한다.

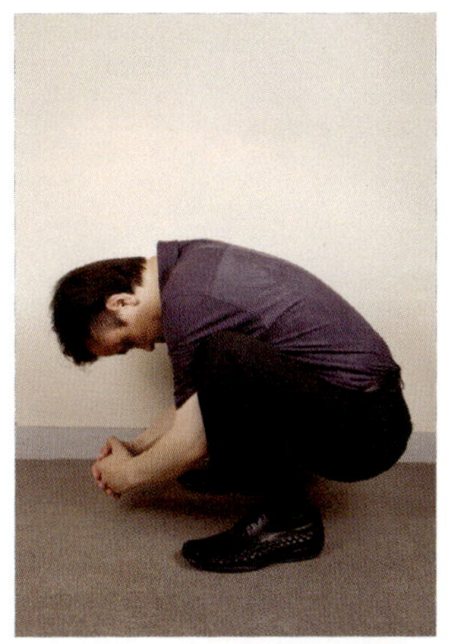
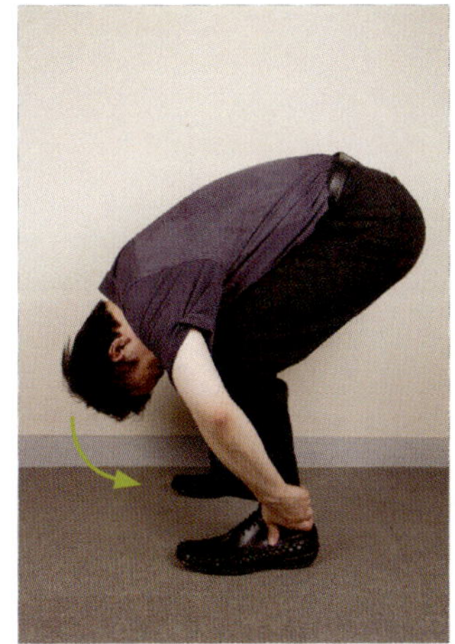
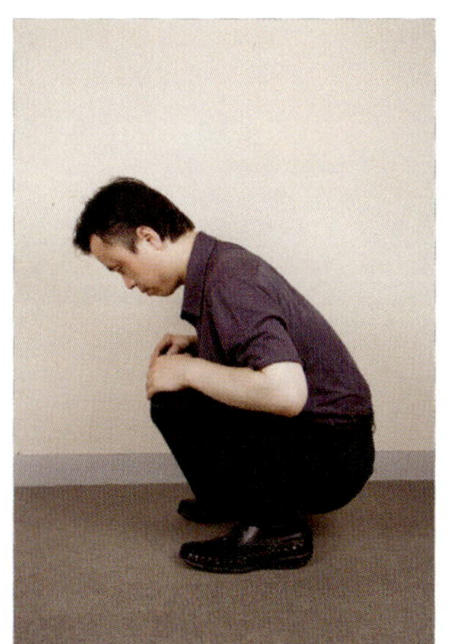

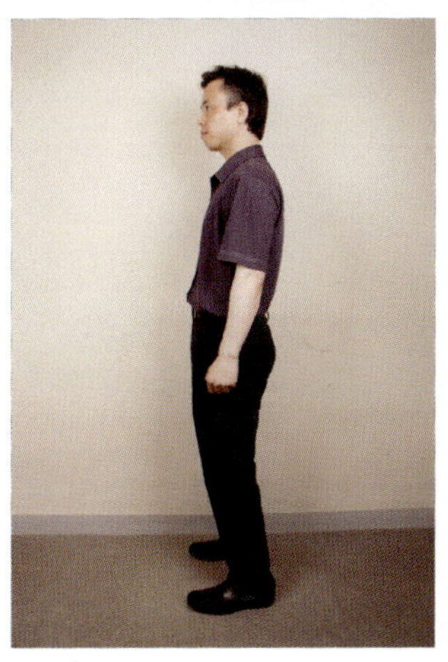

a. 발은 어깨넓이보다 약간 넓게 벌린 후 쪼그려 앉아 무릎 사이로 상체를 넣어 시선이 항문을 보려고 하면 등이 자연적으로 둥글게 만들어진다. 그 상태로 5~10초 정도 유지한다. → 발뒤꿈치를 잡고 다리를 펴면서 머리와 허리를 다리 쪽으로 숙여 역시 항문을 보려고 한다. 그 상태로 5~10초 정도 유지한다. → 허리를 들어 바로 일어나는 게 아니라 다시 쪼그려 앉는다. → 그 자세에서 바로 일어선다. (5회)

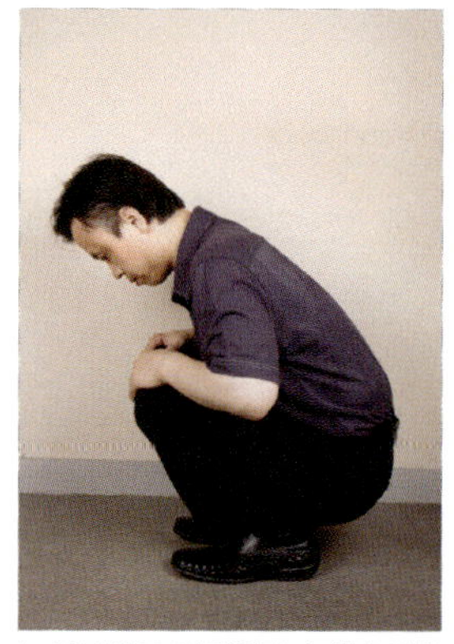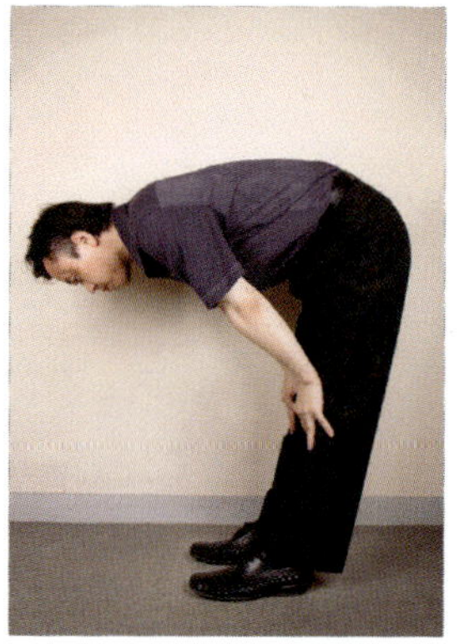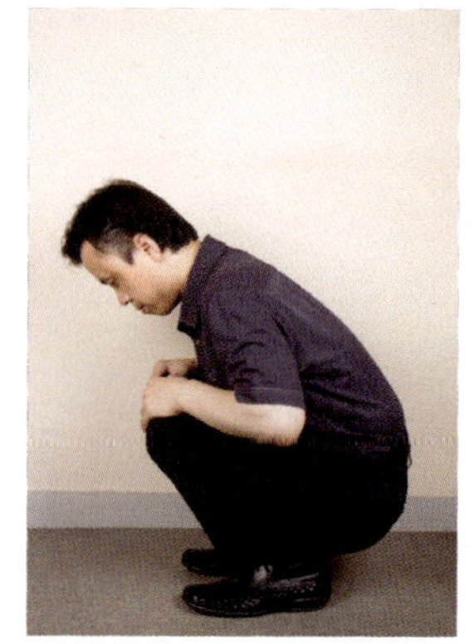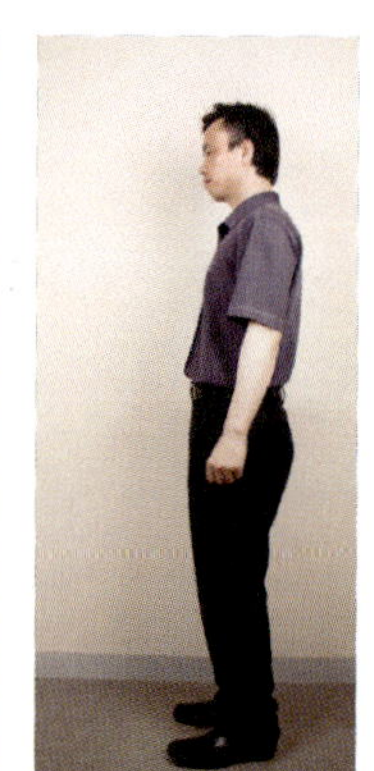

b. 국민체조 허리운동 순서를 바꾼다. 쪼그려 앉는다. → 허리를 굽힌다. → 쪼그려 앉는다. → 바로 일어선다.

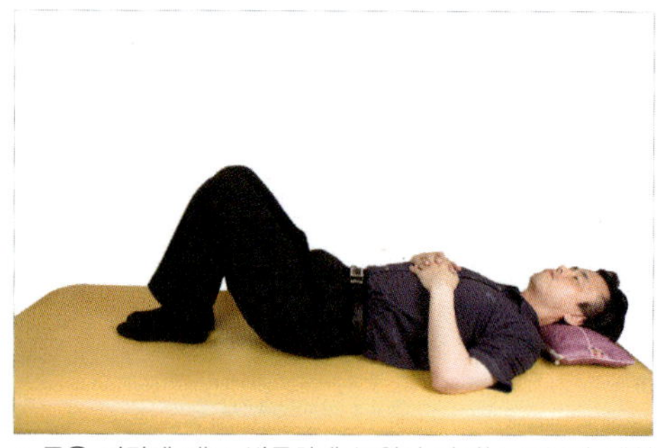

주의) 허리를 바닥에 밀착하는 정도로만 해야 하며 여기
서 더 힘을 주어 허리가 바닥을 밀 정도면 허리에
부담이 가서 좋지 않다.

c. 등을 바닥에 대고 반듯하게 누워서 다리는 구부려 세워
허리를 평편하게 한다. 복근을 수축하여 허리를 바닥에
10초간 밀착시킨 후 5초간 쉰다. (5회)

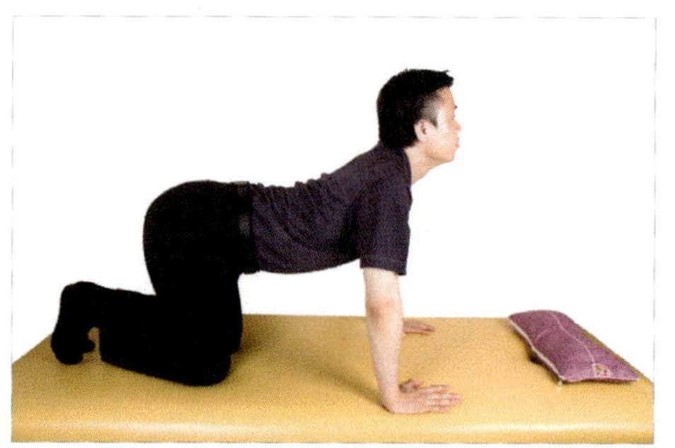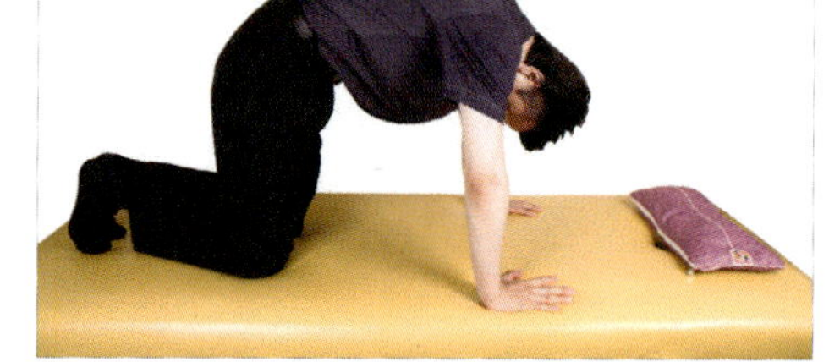

d. 말처럼 양 팔꿈치는 펴고 양 무릎은 바닥에 닿은 자세에서 고양이처럼 머리를 숙이며 등을 둥글게 굽혀 5~10초 정도 있다
가 머리를 들면서 허리를 아래로 내려 5~10초 정도 있는다. (5회)

주의) 매스컴에서 요통에 관해 가장 많이 언급하는 자세 중 하나로 의외로 강도가 높다. 이 고양이 체조를 시행할 때 허리가
아프거나, 시큰거리거나, 결리는 등의 불편함이 없어야 한다. 이런 증상을 참고 하면 허리가 더 나빠진다. 스트레칭
중에서도 마지막 단계에 해당할 만큼 허리만 집중적으로 움직이는 자세이므로 몸이 많이 회복되어 3레벨을 무리없이
마칠 수 있는 사람만 해야 한다. 이 동작이 허리에 불쾌감이나 통증 없이 되면 적극적인 허리 강화 운동(128쪽)을 같
이 시작해도 된다.

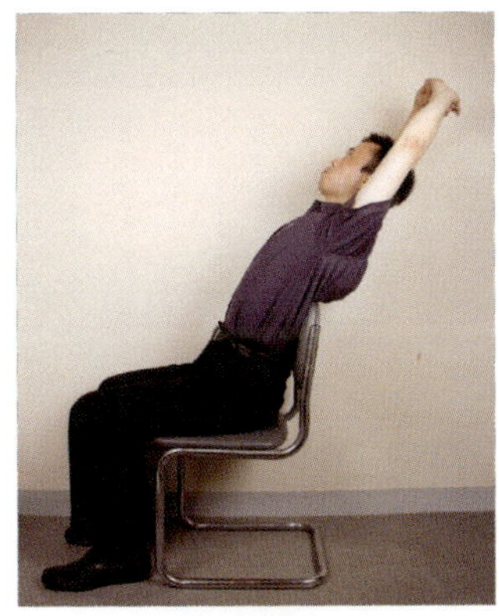

e. 의자에 앉아 손을 깍지 끼고 팔을 머리 위로 뻗은 후 등을 등받이에 대고 허리를 뒤로 젖힌다. (5회)

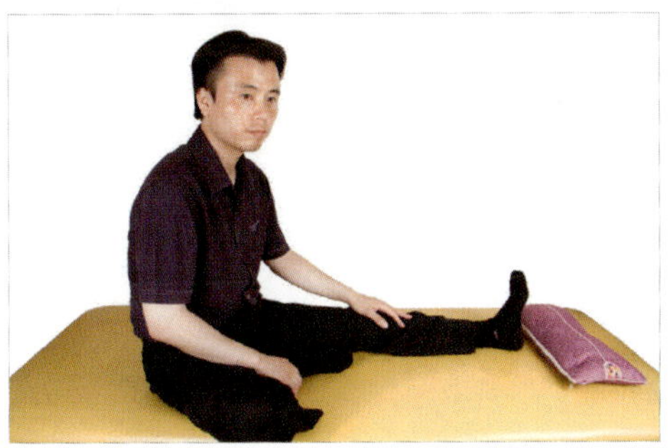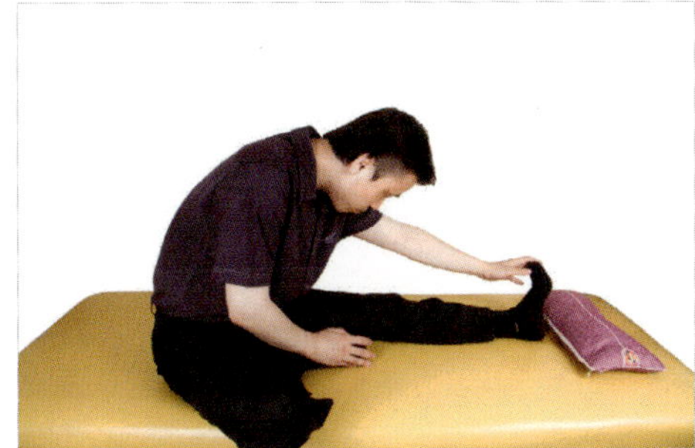

f. 앉아서 한 다리는 뻗고 다른 다리는 몸 안쪽으로 접어 허리를 굽혀 5〜10초 정도 유지한다. (좌우 5회)

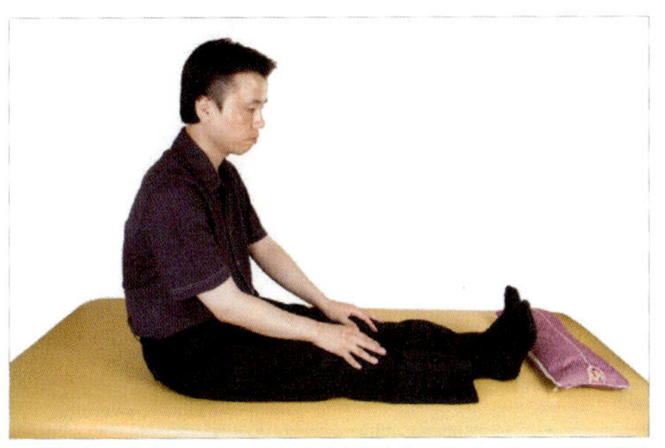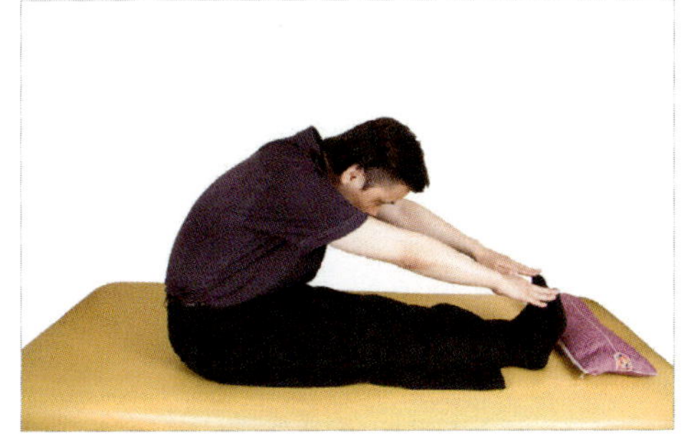

g. 두 다리를 뻗고 앉아 허리를 굽혀 5〜10초 정도 유지한다.

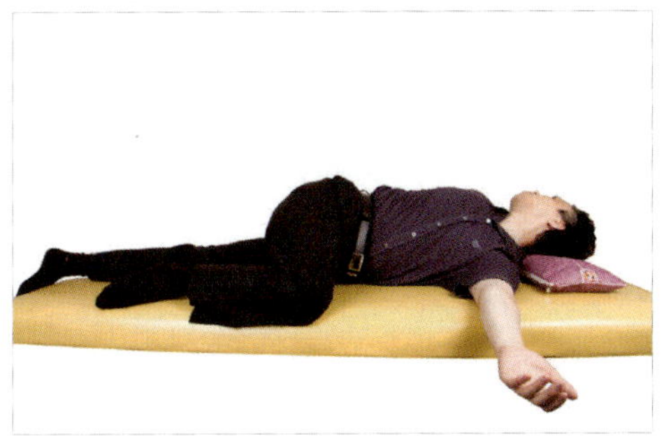

h. 바로 큰 대(大)자로 누워 다리는 반대 팔에 평행되게 옆으로 틀고 고개는 그와 반대방향으로 돌린다. 좌우 교대로 1회씩 한다. (좌우 교대 1회) 허리에서 우두둑 소리가 날 필요는 없다. 허리가 약간 시원하다고 느낄 정도로만 가볍게 스트레칭하고 잠시 그대로 있는다.

　　<u>스트레칭하는 방법</u>은 반드시 1레벨부터 시작해야 하는 것은 아니고 1레벨이 무리 없이 되면 2레벨부터 시작하면 되고 2레벨이 무리 없이 되면 3레벨부터 시작하면 된다. 3레벨이 되면 4레벨부터 시작하면 된다. 만약 불편함이 생기면 아래 레벨로 내려가서 다시 시작한다. 예를 들면 4레벨을 하다가 불편함이 생기면 3레벨로 되돌아가 다시 시작한다. 각 레벨마다 알파벳 순서로 강도 순을 나열했으니 이 순서대로 하나씩 차근차근 밟아 나가면 어렵지 않을 것이다.

9. 허리 강화 운동

　　일단 통증이 어느 정도 잡히고 가벼운 일상생활에 무리가 없다면 재발방지와 정상적인 삶으로의 복귀를 위해 허리 강화 운동은 반드시 필요하다. 그렇다고 조깅이나 농구, 줄넘기같이 점프를 하는 운동이나 무거운 역기를 드는 역도 같은 운동은 허리에 충격을 줄 수 있으므로 금해야 한다. 또한 볼링, 테니스, 골프 등과 같이 몸의 한쪽 면만을 편향되게 쓰는 운동도 허리의 좌우 균형을 파괴하므로 당분간 피해야 한다.

　　허리 강화 운동에는 몸의 좌우 균형을 잡아주는 소극적인 허리 강화 운동과 배(복부) 근육과 등·허리 근육을 강화하여 허리의 부담을 감소시키는 적극적인 허리 강화 운동이 있으니 자신의 몸 상태에 맞는 단계의 운동을 하는 것이 바람직하다.

소극적인 허리 강화 운동: 몸의 좌우 균형을 잡아주는 강도가 약한 운동

　　허리에 좋은 운동은 좌우 교대로 움직여 주는 운동이다. 대표적인 것이 수영, 빨리 걷기, 실내자전거 타기 등이다.

1) 수영

　수영을 할 줄 안다면 수영이 가장 좋다. 단, 접영은 허리에 상당한 무리가 따르므로 절대로 하지 않는 것이 좋으며, 평영은 개인에 따라 좋을 수도 있고 나쁠 수도 있으니 의사의 지시에 따르는 것이 좋다. 수영을 못하는 사람의 경우에는 먼저 물속에서 걷기부터 하는 것이 좋다. 물과 친숙해지고 몸에 근육이 어느 정도 붙은 다음 강사의 지시에 따라 수영 자세를 바르게 익혀서 하는 것이 좋다. 그런데 수영을 배워야 하는 환자의 경우 정상인과 같이 강습을 받는다는 것이 무리일 수도 있다. 진도를 같이 맞추다가 다칠 수도 있으니 배우기 전에 꼭 환자임을 알리고 교육받기 바란다.

2) 걷기

　걷기는 이론상 수영보다는 못하지만 현실적으로는 가장 하기 쉽고, 아무 데서나 할 수 있고, 그리 준비할 것도 없고 해서 실질적으로는 가장 좋은 운동이다. 걸을 때는 바르게 걷는 것이 중요하며 가능하다면 조금 빨리 걷는 것이 좋다.

　빠르게 걸으라고 하면 보폭을 크게 하여 성큼성큼 걷는데 그렇게 하지 말고 보폭은 그대로 놔두고 발걸음을 빠르게 하여 걷도록 노력한다. 그러면 배, 엉덩이, 허리 근육이 발달되고 운동량도 많아져 더 효율적이다. 걷는 것이 지장이 없다면 한 번에 30분 이상 하루 2번 정도는 걷는 것이 좋다. 수시로 자주 걸으면 더 좋다. 가까운 거리라면 교통편을 이용하기보다는 걸어서 일 보고, 출퇴근 시에도 한두 정거장 미리 내려서 걷는 식으로 자꾸 기회를 만들어서 걸어야 한다.

3) 등산

등산은 정말 허리에 좋은 운동이다. 걷는 것이 무리가 없다면 등산도 같이 한다.

그런데 등산이 허리에 좋다고 하여 처음부터 산 정상까지 무리해서 몇 시간씩 올라가는 사람들을 종종 보게 된다. 올라가는 것은 그나마 허리에 좋지만 내려올 때 허리와 무릎에 충격이 가는 것을 생각지 못한 어리석은 행동이다. 보통 이런 식으로 등산하면 한 번 하고 거의 포기하게 된다. 처음에는 가볍게 1~2시간 이내로 올라갔다 내려올 수 있는 쉬운 코스부터 시작하는 것이 좋다. 욕심 부리지 말고 꾸준히 하면 산 정상까지 누구나 다 갈 수 있다. 기간을 6~12개월로 넉넉하게 잡고 조금씩 꾸준히 하면 정말 많이 좋아질 것이다. 1년 정도 점진적으로 강도와 시간을 늘려 등산하면 국내에 있는 어떤 등산 코스도 두렵지 않을 것이다.

4) 실내자전거 타기

자전거 타기도 허리에 좋은 운동이다. 그런데 실외에서 자전거를 타면 거리가 복잡하고 인도마다 턱이 있어 허리에 충격이 갈 수도 있고 차도에서 타면 사고의 위험도 있고 하니 실내자전거가 좋다.

실내자전거는 등받이가 있는 것이 가장 좋지만 등받이가 없어도 괜찮다. 하지만 안장은 경주용 사이클처럼 높은 것은 피해야 한다. 상체가 너무 앞으로 쏠려 허리에 부담이 많이 가기 때문에 장보기용 자전거처럼 허리를 바르게 세워 탈 수 있는 형태가 좋다. 실내자전거는 강도 조절이 가능하므로 처음에는 강도를 가장 약하게 해서 점진적으로 높여 나가는 것이 바람직하다. 몸의 좌우균형을 맞춰주는 데 탁월한 효과가 있다.

5) 헬스

헬스를 한다면 실내자전거 타기, 러닝머신에서 걷기, 스트레칭, 허리 강화 운동이 주가 되게 하기 바란다. 그리고 부차적으로 중량을 드는 운동을 하고 싶다면 아령이나 역기같이 허리에 직접적으로 부담을 주는 것들은 사용을 피하고 되도록 헬스기구를 이용하도록 한다. 헬스기구들은 허리의 부담을 최소로 만들어 운동시키고 싶은 곳만 운동하게끔 고안된 기계들이다. 그러나 헬스기구라 하더라도 중량을 너무 무겁게 한다든지 자세가 바르지 않으면 허리를 다칠 수도 있다. 처음에는 절대 무겁게 하지 말고 가벼운 무게로 시작해야 하며 코치의 지도하에 자세를 제대로 익히는 데 역점을 두어야 한다.

다시 한 번 강조하지만 중량을 드는 운동은 적극적인 허리 강화 운동으로 허리를 좀 튼튼하게 한 후에 시작해야 한다.

6) 목욕탕에서 운동하기

목욕탕에서 운동하는 것도 좋은 방법이다.

냉탕과 온탕을 오가면서 근육을 풀 수 있는 냉·온욕이면 더 좋다. 냉탕에서 물이 가슴까지 올라온다면 걷는 것이 좋지만 그렇지 않은 경우는 오리걸음을 하면 된다. 오리걸음은 뒤꿈치를 살짝 들고 무릎과 허벅지가 연결되는 부분을 손으로 짚고 허리는 곧게 세워 걷는다. 물의 부력으로 그리 힘들지 않을 것이다. 냉탕의 물이 좀 깊다면 수영장에서 할 수 있는 수영이나 발차기를 하는 것도 좋다. 냉·온욕은 온탕에서 시작하여 온탕에서 끝내고, 냉·온탕을 3~4회 오가며 하되 익숙해지면 차차 횟수를 늘려 나간다. 온탕에서는 오리걸음을 해도 되고 안 하고 쉬어도 된다. 마지막은 꼭 온탕에서 마무리하도록 한다.

주의할 것은 냉탕에 처음 들어갈 때는 심장에서 먼 곳부터, 즉 팔다리부터 물에 담그도록 하고 특히 고혈압이나 심장병이 있는 사람은 냉·온욕을 삼가야 한다. 그리고 냉·온욕을 권했다고 해서 디스크에 냉·온찜질이 좋다는 말은 아니다. 만성인 허리디스크에는 냉·온찜질보다 온찜질이 좋다.

적극적인 허리 강화 운동: 배(복부) 근육과 등·허리 근육을 강화하여 허리의 부담을 줄이는 운동

배(복부) 근육과 등·허리 근육을 강화하여 허리의 부담을 줄이는 적극적인 허리 운동을 강도 순으로 나열했으니 순서대로 차근차근 따라 하기 바란다.

1) 누워서 다리 들어올리고 내리기 반복운동(가장 중요)/복근 강화

먼저 등을 바닥에 대고 반듯이 누워 무릎을 가슴으로 가져간 후 다리를 몸과 90도가 되게 편다. 이때 주의할 것은 허리가 단련되지 않은 상태에서 다리를 쫙 펴고 하면 허리에 과하게 부담이 갈 수 있다. 초보자의 경우는 다리를 완전히 쫙 펴지 말고 무릎을 살짝 굽히고 하는 것이 힘도 적게 들고 허리에 무리도 적게 가서 더 좋다. 그러다가 다리 들어올리기 운동이 익숙해지고 복부에 힘도 생기고 하면 나중에 차차 다리를 펴고 하면 된다.

처음 1주일은 다리를 90도에서 60도 사이로 아주 가볍게 움직인다. 그래서 복근에 힘이 차차 생기면 90도에서 45도 사이로 다리를 천천히 올렸다 내렸다를 반복하고, 이것도 무리 없이 할 수 있으면 90도에서 다리를 바닥에서 약간 띄운 정도인 10도까지 천천히 올렸다 내렸다를 반복한다.

안 아픈 범위에서 다리 들어올리기 개수가 남자는 50개, 여자는 30개가 1set가 된다. 1set를 마친 후 누워서 2~3분 정도 쉬었다가 힘이 생기면 다시 1set 하는 식으로 총 3set를 한다. 하루에 할 수 있다면 아침, 점심, 저녁 각 3set씩 총 9set를 하면 좋다.

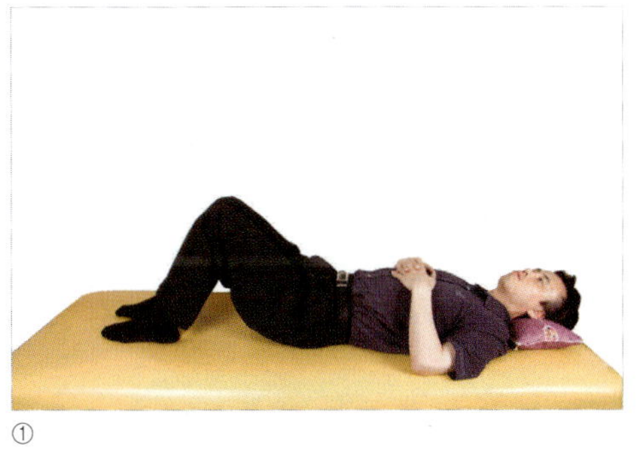

①

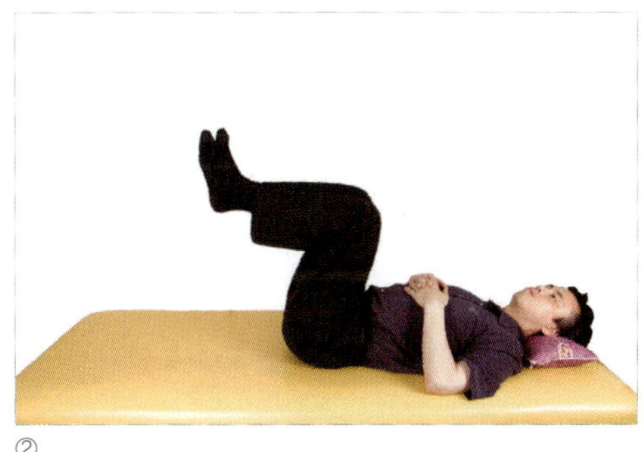

②

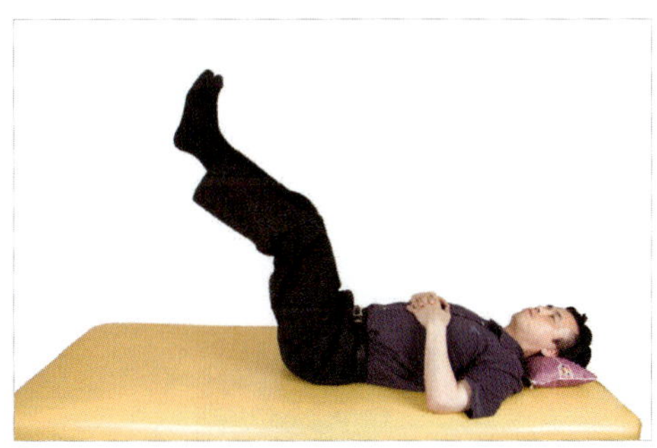

③ 90도

④ 60도

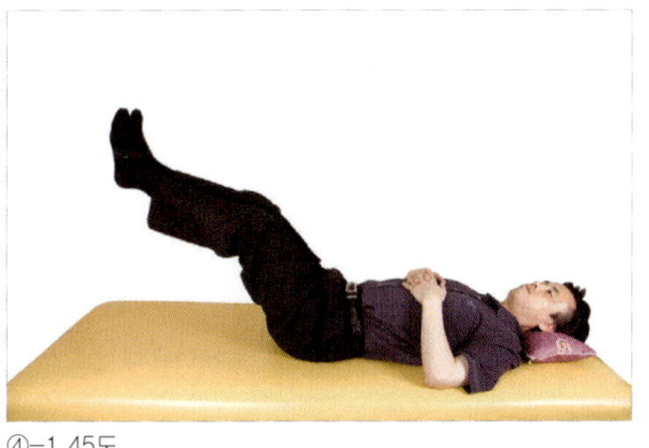

④-1 45도

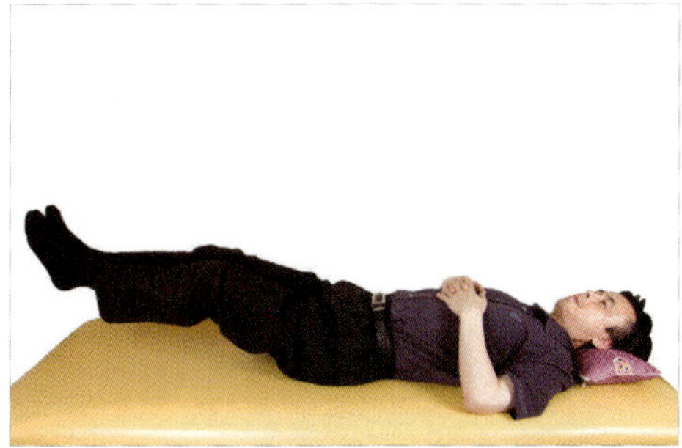

④-2 10도

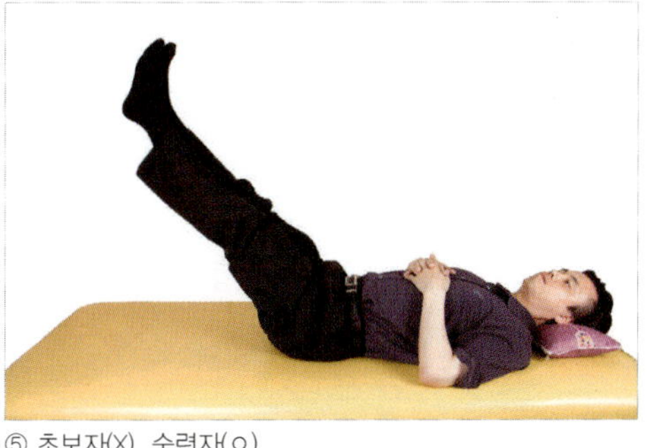

⑤ 초보자(X) 숙련자(○)

① 등을 바닥에 대고 무릎을 세우고 반듯하게 눕는다. → ②
무릎을 가슴으로 가져간다. → ③ 다리를 몸과 90도가 되게
편다.(다리를 쫙 펴지 말고 살짝 굽히는 것이 초보자에게는
허리에 부담이 적어 더 좋다) → ④ 다리를 60도와 90도 사
이로 움직인다. 익숙해지면 ④-1처럼 다리를 90도와 45도
사이로 움직인다.(일주일 정도) → 더 익숙해지면 ④-2처럼
다리를 90도와 10도 사이로 움직인다. ⑤ 허리가 단련되지
않은 상태에서 다리를 쫙 펴고 운동하면 허리에 과하게 부담
이 갈 수 있다. 차차 익숙해지면 따라 하고 허리 운동 초보자
는 따라 하지 않는 것이 좋다.

2) 누워서 자전거 타기/복근 강화

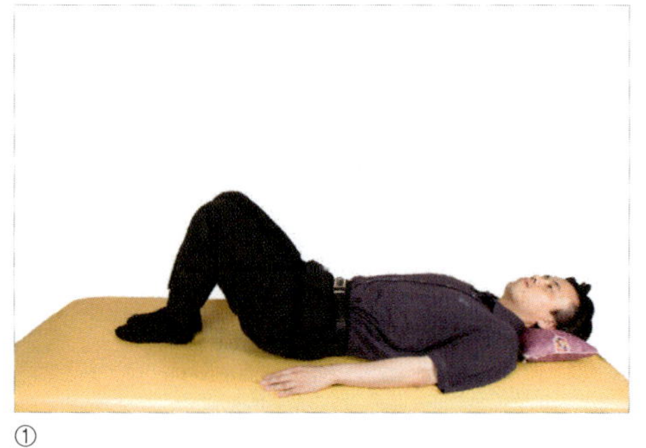

①

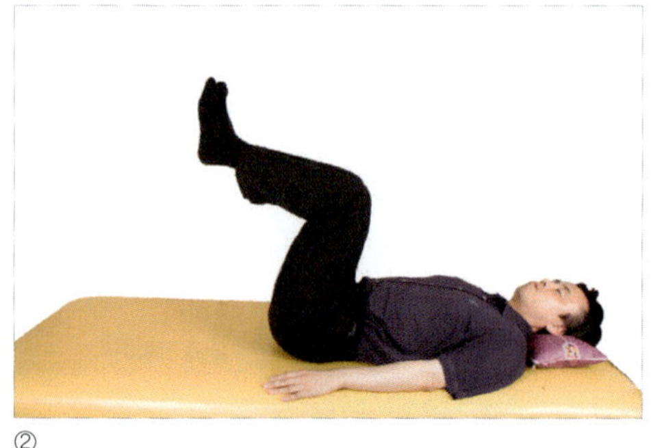

②

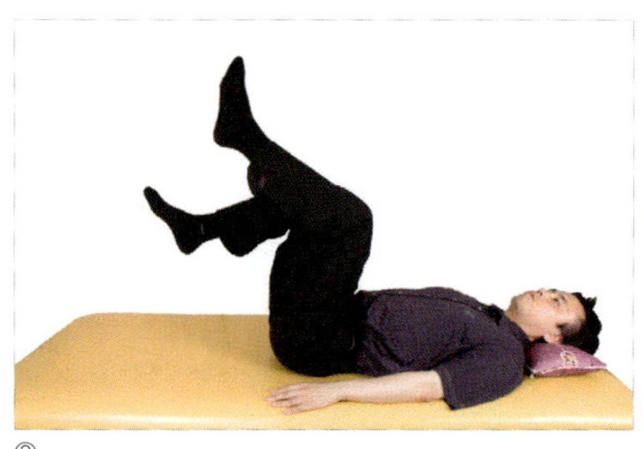

③

① 등을 바닥에 대고 무릎을 세우고 반듯하게 눕는다. →
② 무릎을 접은 상태에서 무릎을 가슴으로 가져간다. →
③ 자전거 타듯이 천천히 좌우를 번갈아 움직인다.

등을 바닥에 대고 무릎을 세우고 반듯이 누운 후 무릎을 접은 상태에서 무릎을 가슴으로 가져가 자전거 타듯이 천천히 좌우 다리를 번갈아 움직인다.

1set를 10회로 하여 3set 한다. 1set 속 10회는 차차 복근이 단련되는 대로 개수를 늘려 가면 된다. 한 set를 마칠 때마다 2~3분 정도 쉰다.

'누워서 자전거 타기'는 '누워서 다리 들어올리고 내리기'나 '윗몸일으키기'의 한 set를 마치고 난 중간 중간 쉬는 타임에 해 주는 것도 좋다.

3) 윗몸일으키기/복근 강화

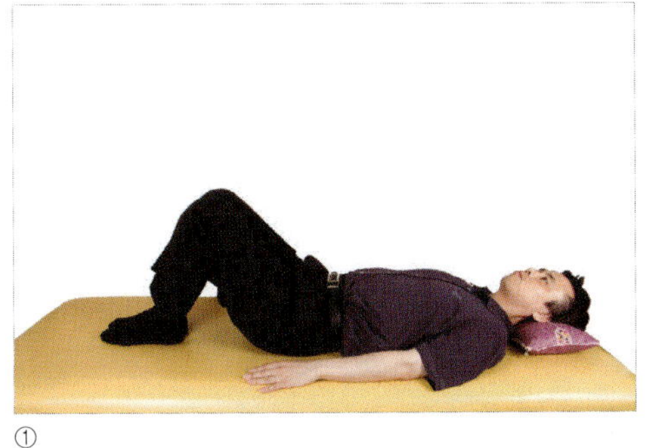

①

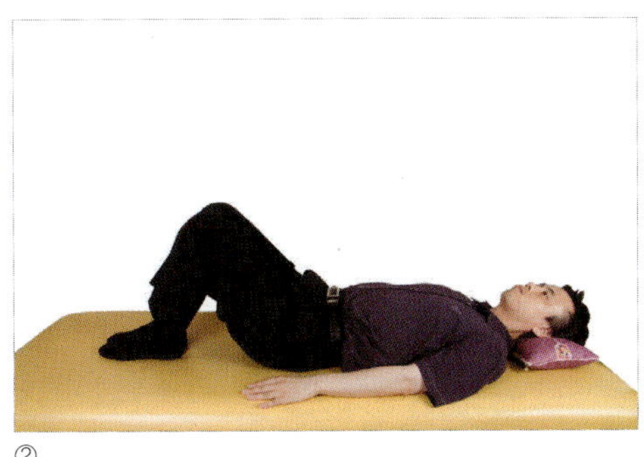

②

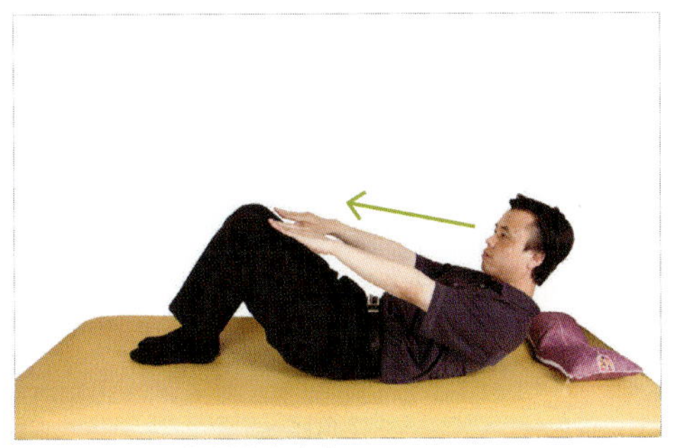

③ 시선이 무릎을 향한다. (O)

① 등을 바닥에 대고 무릎을 세우고 반듯하게 눕는다. →
② 복근을 수축하여 허리를 바닥에 밀착시킨다. → ③ 팔을
뻗어 손바닥이 무릎에 닿을 정도만 상체를 일으킨 상태에서
시선은 무릎을 향한다. (O) / 상체를 30도 정도만 들면서 윗
몸일으키기를 한다.

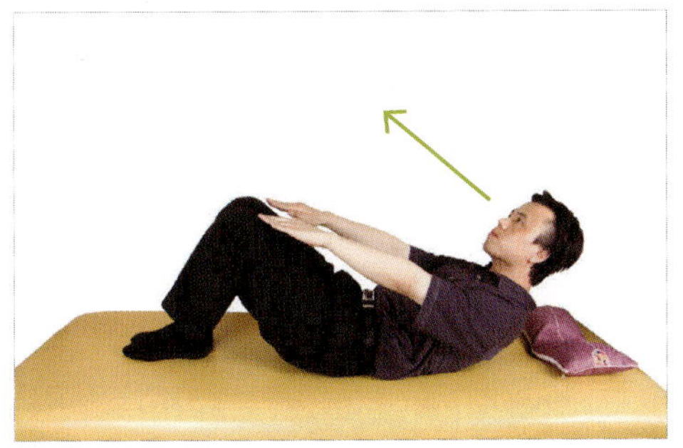

시선이 천장을 향한다. (X)

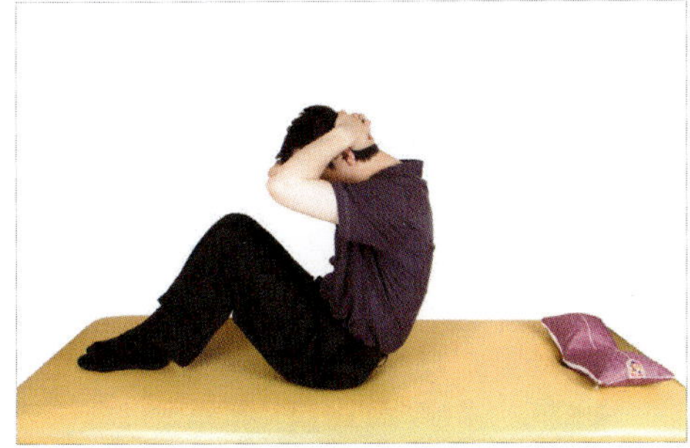

상체를 90도로 일으킨다. (X)

등을 바닥에 대고 반듯이 누워 무릎을 세운 후 복근을 수축하여 허리를 바
닥에 밀착시킨다. 그 다음 팔을 뻗어 손바닥이 무릎에 닿을 정도(30도 정도)
만 상체를 일으키면 된다. 이때 시선은 무릎을 향하도록 하며 천장을 향해서
는 안 된다. 또 상체를 들 때는 30∼40도 정도까지만 들어야지 체육시간에 윗
몸일으키기 하듯이 90도까지 들면 안 된다. 실제로 해보면 복근을 수축하여

허리를 바닥에 밀착시켰기 때문에 상체를 많이 들 수도 없다.

1set를 10회로 하여 3set 한다. 1set 속 10회는 차차 복근이 단련되는 대로 개수를 늘려 가면 된다. 한 set를 마칠 때마다 2~3분 정도 쉬거나 '누워서 자전거 타기' 운동을 해주는 것도 좋다.

4) 팔굽혀펴기(남자만 해당)/등 근육 + 허리 근육

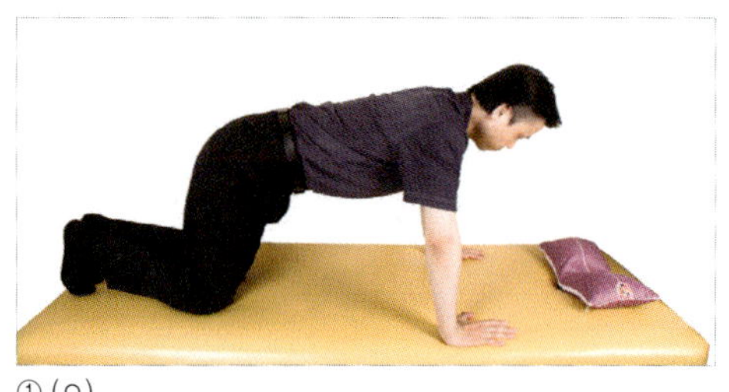

① (ㅇ)

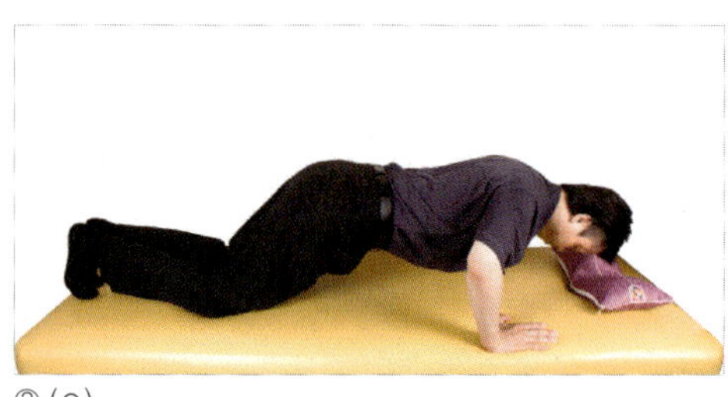

② (ㅇ)

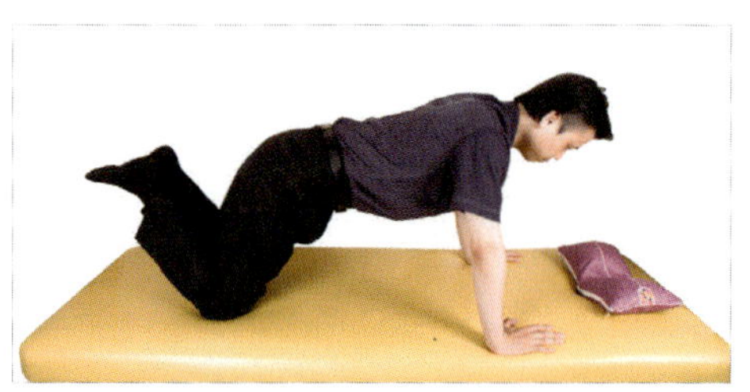

③ (ㅇ)

① 무릎, 발, 손을 바닥에 짚는다. → ② 팔을 굽힌다. →
③ 팔을 편다.

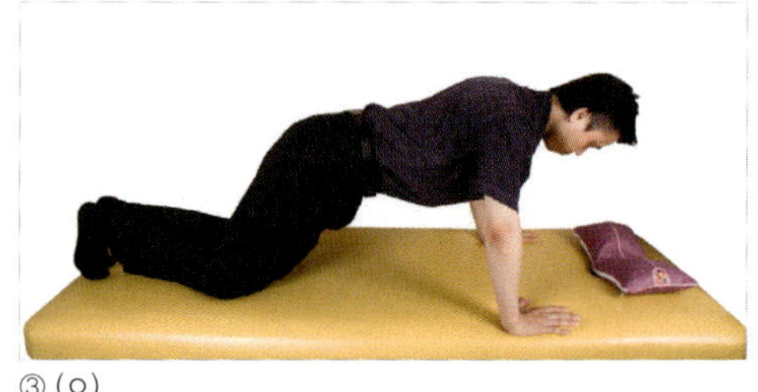

① 발이 바닥에서 떨어짐 (X)

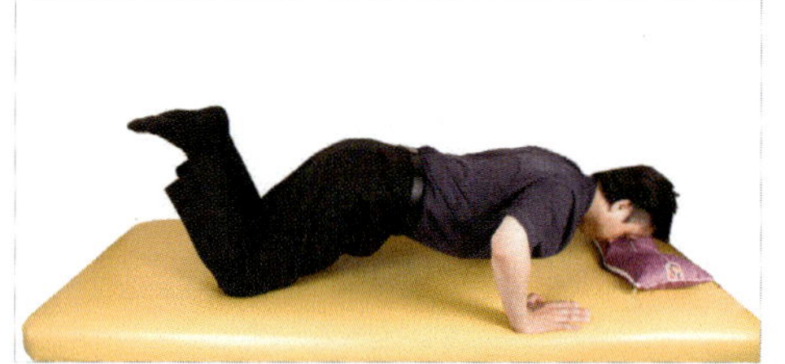

② (X)

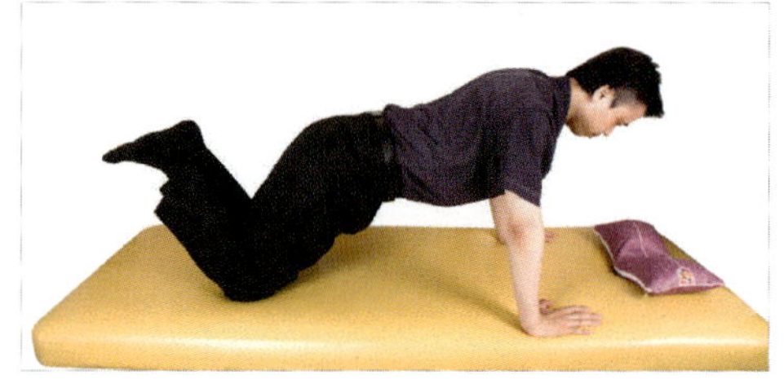

③ (X)

주의) 무릎은 바닥에 닿고 발은 바닥에서 떨어진 채 팔굽혀펴기를 하면 몸이 불안정하여 허리를 삐끗할 수 있다.

무릎, 발, 손을 바닥에 짚고 팔을 굽혔다 폈다를 반복한다. 이때 발이 바닥에 닿지 않고 바닥에서 떨어진 채 하게 되면 몸이 불안정하여 허리를 삐끗할 수도 있으니 주의해야 한다.

팔굽혀펴기는 등을 곧게 유지한 채로 하며 몸을 아래로 낮출 때 숨을 들이마시고 상체를 들어 올릴 때 숨을 내쉰다.

1set를 10회로 하여 3set 한다. 1set 속 10회는 차차 근육이 단련되는 대로 개수를 늘려 가면 된다. 한 set를 마칠 때마다 2~3분 정도 쉰다. 여자들은 안 해도 된다.

5) 의자에 앉아 등받이 밀기/허리 근육 강화

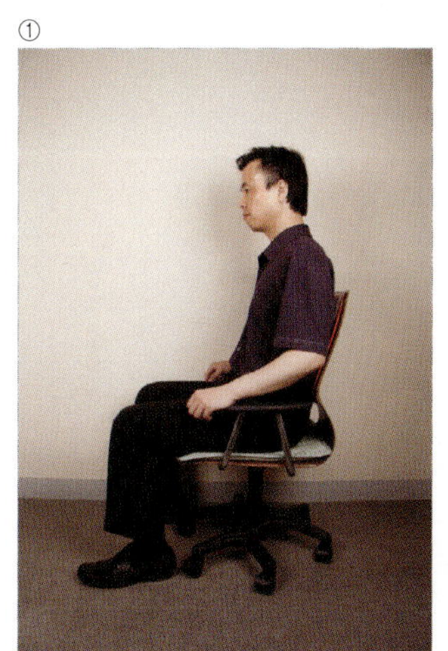
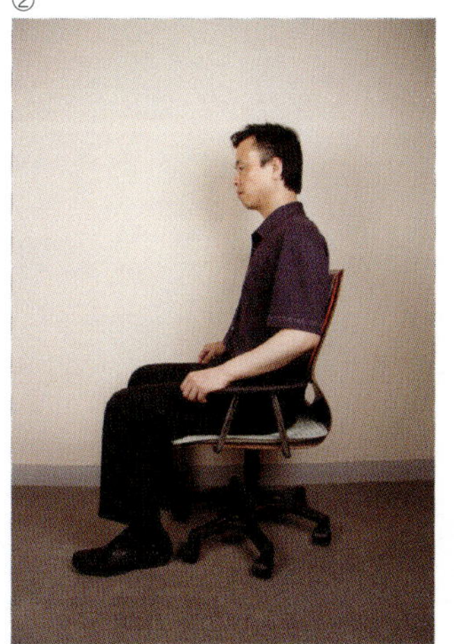
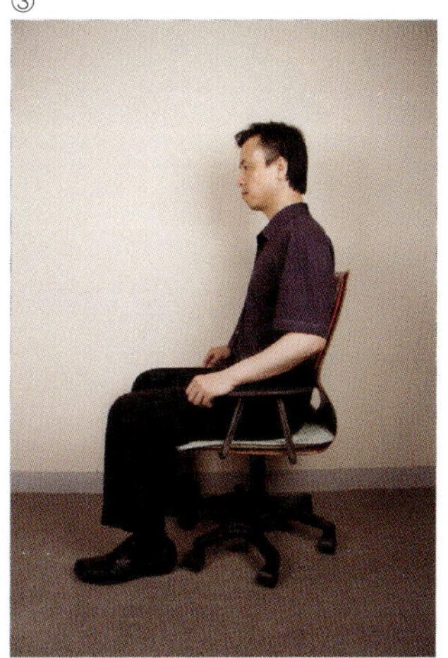

① 등받이가 고정되어 있는 의자(팔걸이가 있는 것으로)에 앉는다. → ② 허리를 등받이 뒤로 민다. (5초 정도) → ③ 힘을 뺀다.

등받이가 고정되어 있는 의자에 앉아 허리를 등받이 뒤로 민다. 5초 정도 있다가 힘을 뺀다.

이 운동은 허리 힘만으로 등받이를 밀어야지 손이나 다리의 도움을 받아 온몸으로 미는 것이 아니다. 그래서 본인 말고는 운동을 하고 있는지 안 하고 있는지 알 수가 없다. 위의 사진처럼 허리가 힘을 주어 등받이를 뒤로 밀고 있는 사진과 힘을 빼고 있는 사진이 차이가 없어야 정상이다.

의자는 팔걸이가 있는 것이 좋으며 등받이가 단단히 고정되어 있어야 한다. 힘없이 뒤로 휘청휘청 휘는 등받이는 허리를 다칠 수 있으니 절대 그런 의자에서 하면 안 된다.

이 운동은 운전하면서 신호대기 상황에서 차가 정지하고 있을 때 해도 되고 사무를 보면서, 수업을 들으면서 해도 된다.

1set를 10회로 하여 3set 한다. 1set 속 10회는 차차 근육이 단련되는 대로 개수를 늘려 가면 된다. 한 set를 마칠 때마다 2~3분 정도 쉰다.

6) 엎드려서 다리 굽히기

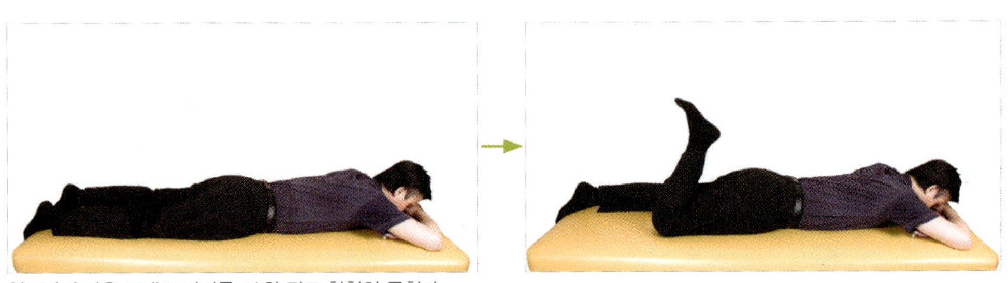

엎드려서 좌우 교대로 다리를 10회 정도 천천히 굽힌다.

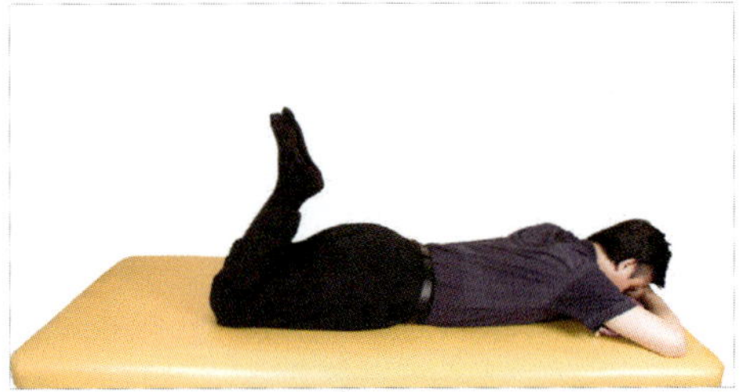

엎드려서 두 다리를 10회 정도 천천히 굽힌다.

엎드려서 좌우 교대로 다리를 10회 정도 천천히 굽혔다 편다. 이것이 끝나면 이번에는 엎드려서 두 다리를 10회 정도 천천히 굽혔다 폈다를 반복한다.

각각 1set를 10회로 하여 1set 정도만 한다. 시행하는 중간 허리가 시큰해진다든지 삐끗한 듯 찌릿하는 불쾌한 느낌이 오면 중지한다. 다음 단계 운동으로 넘어가면 절대 안 된다. 다음 단계 운동으로 넘어갈지 말지를 결정하는 테스트인 셈이다.

7) 바닥에 엎드려서 다리 교대로 들기/허리 근육 강화

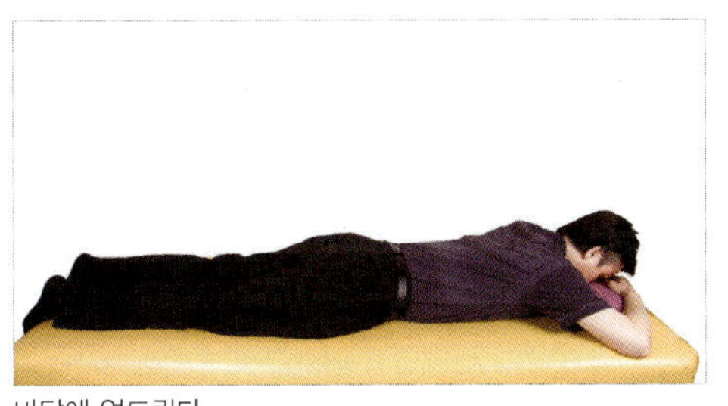
바닥에 엎드린다.

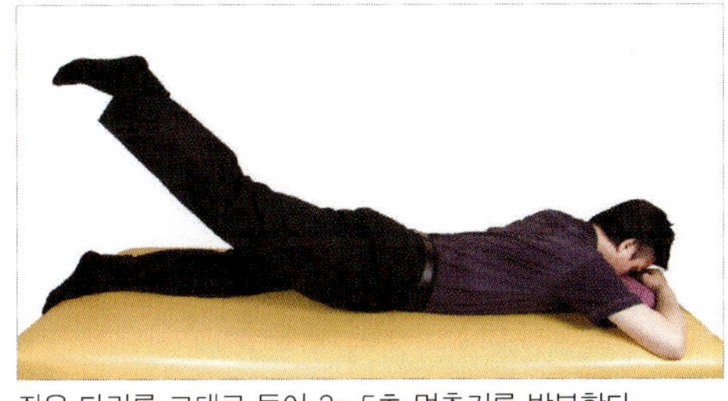
좌우 다리를 교대로 들어 3~5초 멈추기를 반복한다.

요령) 바닥에 가만히 있게 되는 다리로 바닥을 밀면서 반대편 다리를 천천히 들어올리면 자세가 더욱 안정되어 좋다.

바닥에 엎드려 좌우 다리를 교대로 들어 3~5초 멈추기를 반복한다.

이때 바닥에 가만히 있게 되는 다리로 바닥을 밀면서 반대편 다리를 천천히 들어올리면 자세가 더욱 안정되어 좋다.

1set를 10회로 하여 3set 한다. 1set 속 10회는 차차 근육이 단련되는 대로 개수를 늘려 가면 된다. 한 set를 마칠 때마다 2~3분 정도 쉰다.

8) 말처럼 엎드려서 다리 교대로 들기/허리 근육 강화

말처럼 양 팔꿈치는 펴고 양 무릎은 바닥에 닿은 자세로 엎드린다. 좌우 다리를 교대로 들어 3~5초 멈추기를 반복한다. 주의할 점은 얼굴을 들어 정면을 보지 않고 바닥을 보면서 한다.

1set를 10회로 하여 3set 한다. 1set 속 10회는 차차 근육이 단련되는 대로 개수를 늘려 가면 된다. 한 set를 마칠 때마다 2~3분 정도 쉰다.

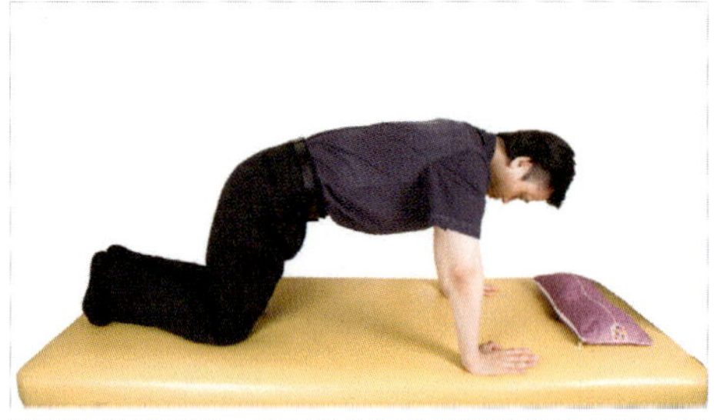

말처럼 양 팔꿈치는 펴고 양 무릎은 바닥에 닿은 자세로 엎드린다.

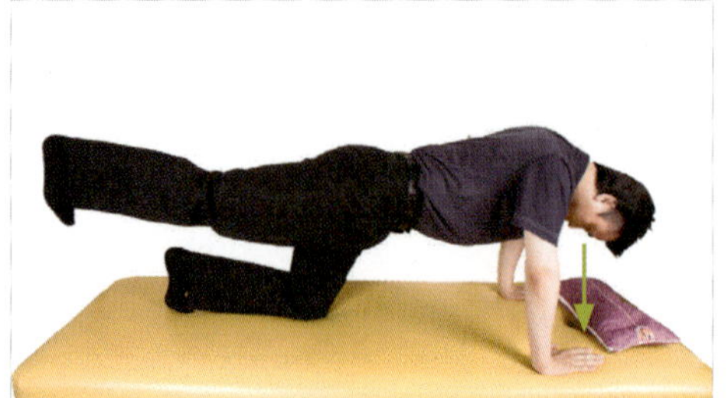

좌우 다리를 3~5초 교대로 들어 멈추기를 반복한다.

9) 바로 누워서 허리 들기/허리 근육 강화

등을 바닥에 대고 반듯이 누워 무릎을 세운 후 허리를 들어 3~5초 멈췄다가 내린다.

1set를 10회로 하여 3set 한다. 1set 속 10회는 차차 근육이 단련되는 대로 개수를 늘려 가면 된다. 한 set를 마칠 때마다 2~3분 정도 쉰다.

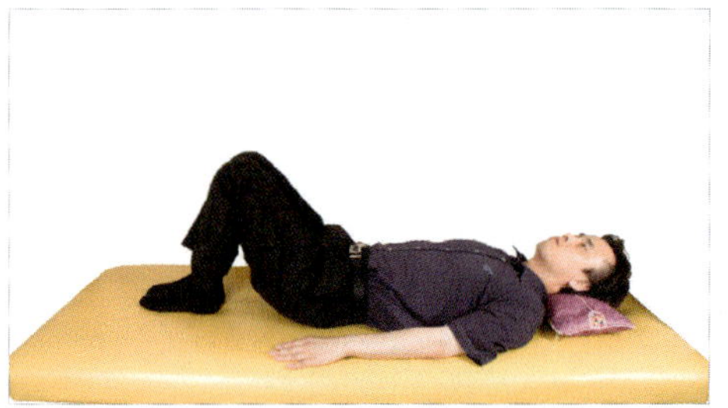

등을 바닥에 대고 무릎을 세우고 반듯하게 눕는다.

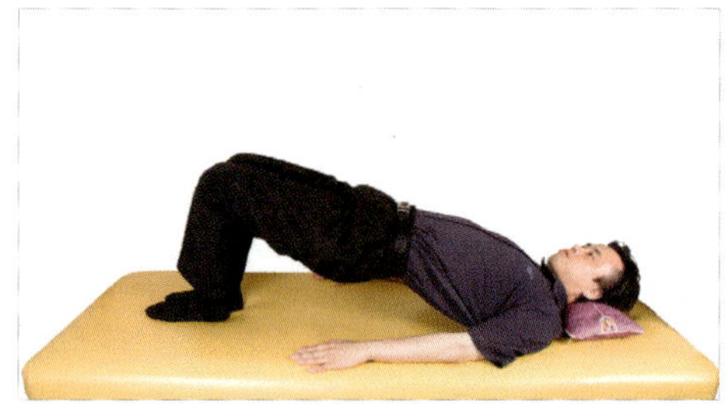

허리를 들어 3~5초 멈췄다가 내린다.

10) 벽에 기대어 무릎 각도 90도 만들기/허리 근육 강화

벽에 등을 기대고 선 후 벽을 타고 무릎 각도가 90도가 될 때까지 내려온다. 이 상태로 3~5초 머물렀다 일어선다.

무릎이 90도가 되면 허리가 자연스럽게 벽을 밀게 된다. '의자에 앉아 등받이 밀기'와 같은 효과가 있는데 허벅지까지 강화되므로 운동 강도는 더 크다고 할 수 있다.

짐볼이 있으면 짐볼을 벽에 대고 하면 훨씬 수월하다.

1set를 10회로 하여 3set 한다. 1set 속 10회는 차차 근육이 단련되는 대로 개수를 늘려 가면 된다. 한 set를 마칠 때마다 2~3분 정도 쉰다.

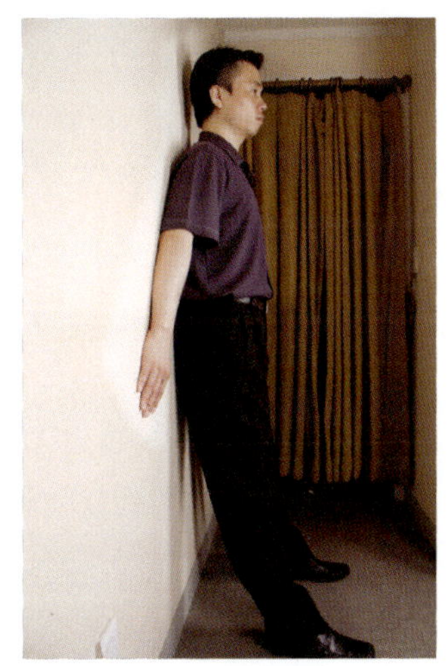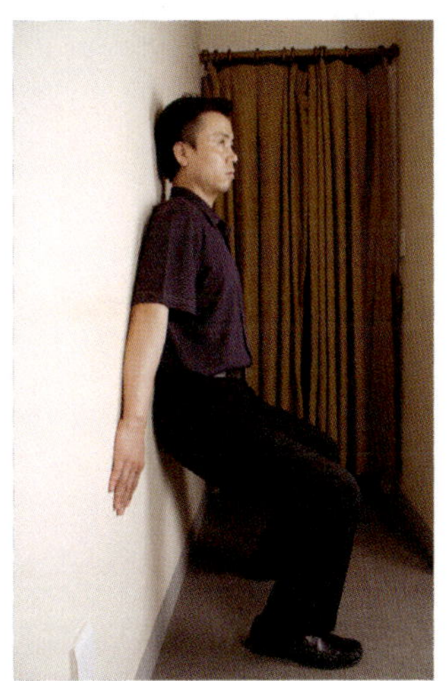

벽에 등을 기대고 선다. → 벽을 타고 무릎 각도가 90도가 될 때까지 내려온다. 이 상태로 3~5초간 머물렀다 일어선다.

11) 엎드려서 상체 들기(각별히 주의)/허리 근육 강화

손바닥과 팔꿈치를 바닥에 붙인 채 엎드린 상태에서 허리를 드는 동작을 반복한다.

허리를 들 때 시선은 반드시 바닥을 향하도록 한다. 시선이 정면을 향하면 허리가 과신전이 되어 안 좋다.

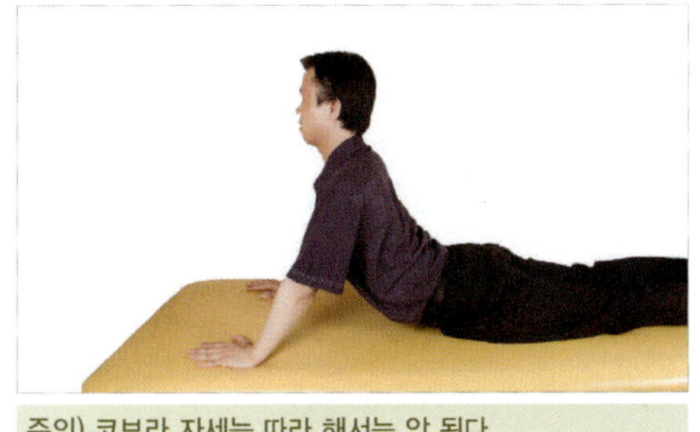

주의) 코브라 자세는 따라 해서는 안 된다.

그리고 팔꿈치를 쫙 펴고 허리를 드는 일명 코브라 운동은 별 도움이 안 된다. 허리 운동도 안 되고 스트레칭도 허리 환자가 감당하기에는 무리가 있으니 하지 말기 바란다.

1set를 10회로 하여 3set 한다. 1set 속 10회는 차차 근육이 단련되는 대로 개수를 늘려 가면 된다. 한 set를 마칠 때마다 2~3분 정도 쉰다.

이 운동을 할 때 손바닥과 팔은 지지대 역할만 해야 한다. 상체를 드는데 팔로 밀어 올리면 절대 안 된다. 자꾸 팔에 힘이 들어가 상체가 들리면 차라리 하지 말아야 한다. 허리가 할 수 있는 가동 영역보다 더 넘어가게 되면 결과가 안 좋아진다. 그리고 허리를 더 올리려고 억지로 들면 안 된다. 절대 억지로 끝까지 올리려고 하지 말고 허리가 최대한 들 수 있는 가동 영역의 60~70%만 든다고 생각해야 한다. 쉽게 허리를 올릴 수 있는 데까지만 올리고 다시 엎드릴 때 코가 바닥에 닿기 직전까지 엎드리는 게 중요하다. 하루하루 거듭함으로써 자연스럽게 근육에 힘이 붙어 더 올라가게 된다. 억지로 많이 올리려 하다가는 다치게 된다. 그런데 하다 보면 욕심이 생겨 팔에 자꾸 힘이 가게 된다. 그래서 어느 정도 힘이 생기면 다음 사진처럼 열중쉬어 자세와 번갈아 가며 하는 것이 좋다.

강조) 이 운동은 수평 상태에서 상체를 들어 올릴 때와 상체를 내려 놓을 때 허리 강화 효과가 가장 크다. 상체를 들고 나서 다시 엎드릴 때 몸이 수평이 되도록 코가 바닥에 닿기 직전까지 서서히 상체를 내려 놓는 것이 키포인트다. 상체는 힘 들지 않게 들어 올릴 수 있을 정도로만 들고 바닥에 코가 닿지 않을 정도까지 서서히 상체를 내려 놓도록 하는 것이 중요하다.

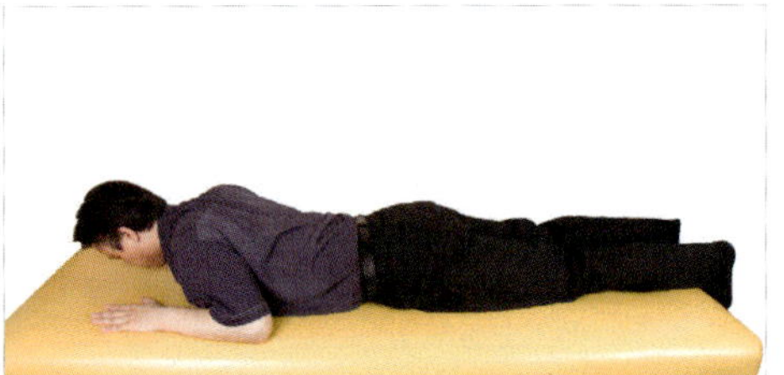

① 손바닥과 팔꿈치를 바닥에 붙인 채 엎드린다.

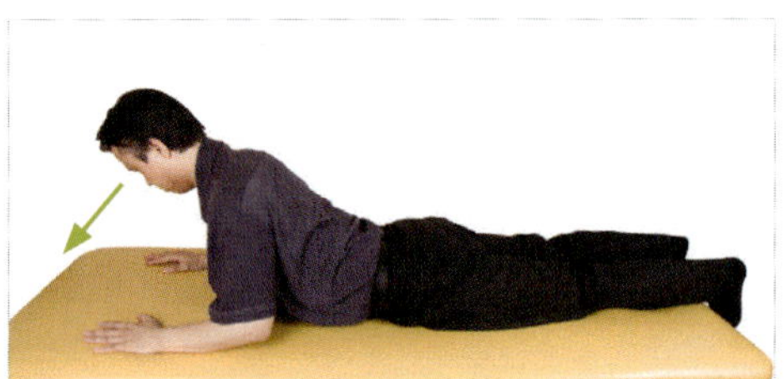

② 허리를 든다. (시선은 바닥을 향하여)(O)

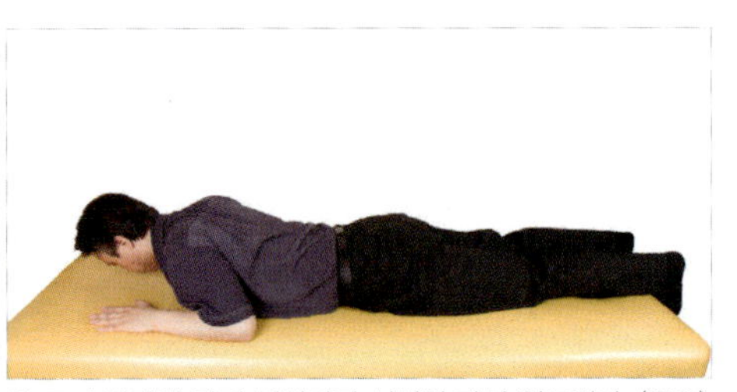

③ 코가 바닥에 닿기 직전까지 서서히 다시 엎드린다. (중요)

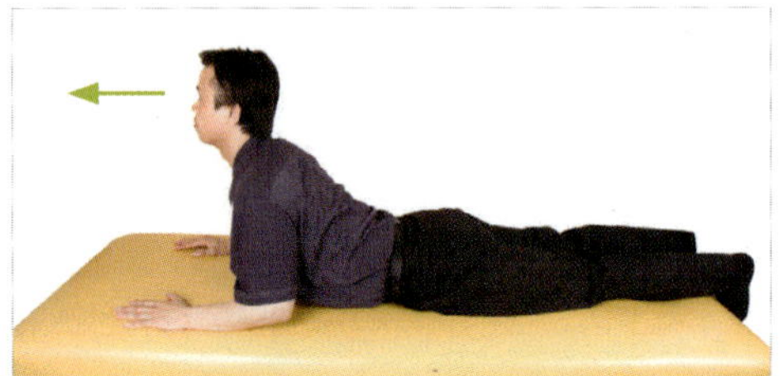

시선이 정면을 향하면 허리가 과신전되어 좋지 않다. (X)

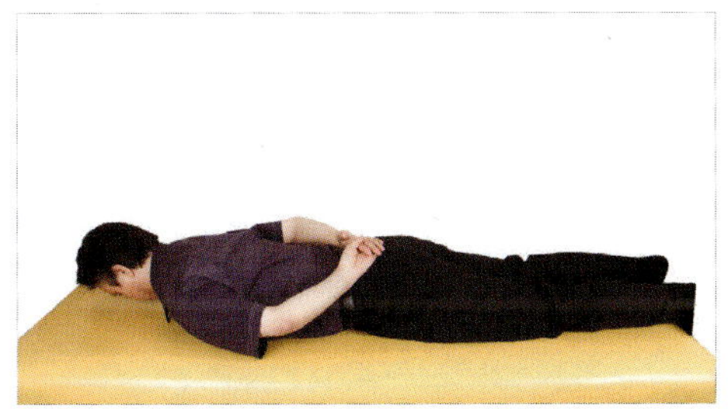

① 바닥에 엎드려 열중쉬어 한다.

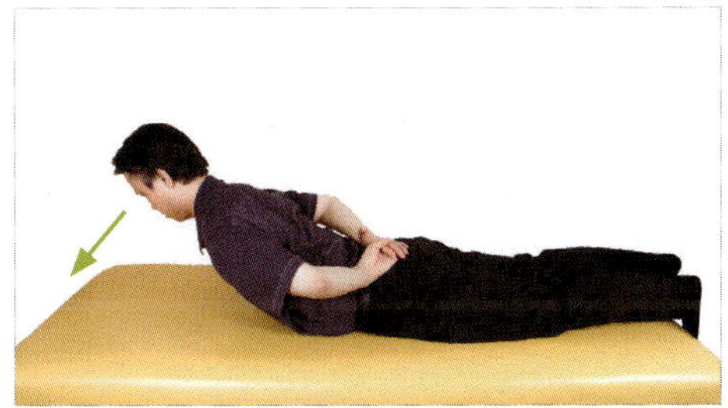

② 상체를 든다. (주의: 시선은 바닥을 향한다)(○)

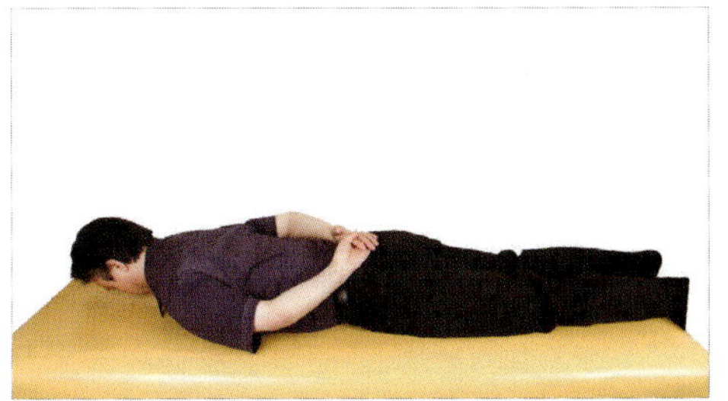

③ <u>코가 바닥에 닿기 직전까지</u> 서서히 다시 엎드린다. (중요)

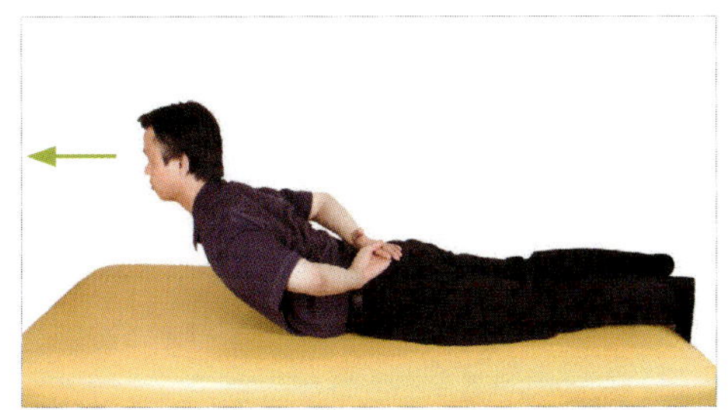

시선 정면 (X)

강조) 이 운동은 수평 상태에서 상체를 들어 올릴 때와 상체를 내려 놓을 때 허리 강화 효과가 가장 크다. 상체를 들고 나서 다시 엎드릴 때 몸이 수평이 되도록 코가 바닥에 닿기 직전까지 서서히 상체를 내려 놓는 것이 키포인트다. <u>상체는 힘 들지 않게 들어 올릴 수 있을 정도로만</u> 들고 바닥에 코가 닿지 않을 정도까지 서서히 상체를 내려 놓도록 하는 것이 중요하다.

바닥에 엎드려 열중쉬어 한 자세에서 상체를 든다.

이때도 역시 시선은 바닥을 향하도록 한다. 시선이 정면을 향하게 하면 허리가 과신전이 되어 좋지 않다.

그리고 상체를 억지로 들어 올리려 하면 안 된다. 자연스럽게 올라가는 높이만큼만 들도록 하고 상체를 내려놓을 때 코가 바닥에 닿기 직전까지 서서히 내려놓는 게 중요하다. 허리가 최대한 들 수 있는 가동영역의 60~70%만 든다고 생각하면 된다. 하루하루 거듭함으로써 근육에 힘이 붙어 자연스럽게 더 올라가게 해야 한다. 억지로 많이 올리려 하다가는 다치기 쉬우니 특별히 주의해야 한다.

1set를 10회로 하여 3set 한다. 1set 속 10회는 차차 근육이 단련되는 대로 개수를 늘려 가면 된다. 한 set를 마칠 때마다 2~3분 정도 쉰다.

12) 엎드려서 하체 들기(각별히 주의)/허리 근육 강화

바닥에 엎드린 후 양손으로 혁대 밑 앞쪽으로 뾰족이 나와 있는 뼈 부분을 감싼 자세에서 다리를 든다.

1set를 10회로 하여 3set 한다. 1set 속 10회는 차차 근육이 단련되는 대로 개수를 늘려 가면 된다. 한 set를 마칠 때마다 2~3분 정도 쉰다.

혁대 밑에 손을 대보면 뼈가 뾰족 나와 있는 부분이 있다. 선 자세에서 혁대 밑 앞쪽으로 뾰족이 나와 있는 뼈 부분을 손으로 감싸고 엎드리는 것이 아니라 엎드린 후에 그 부분을 손으로 감싼다.

그냥 맨바닥에서 하면 손등이나 이마가 닿는 부분이 딱딱하여 힘들다. 바닥에 이불을 깔고 하거나 이마나 손등에 수건을 접어 깔고 하는 것이 좋다.

다리를 들 때는 몸을 부들부들 떨며 억지로 최대한 높이 드는 것이 절대 아니다. 자연스럽게 들어 올라가는 높이만큼만 하체를 들어 주고 다시 하체를 내릴 때 발끝이 바닥에 닿기 직전까지 서서히 내리는 것이 중요하다. 즉 하체를 최대한 들 수 있는 높이의 60~70%만 든다고 생각하면 된다. 처음에는 바닥에서 10cm 정도, 아니 5cm 정도 띄우는 정도가 편하다면 그 정도만 올리고 다리를 내려 놓을 때 발끝이 바닥에 닿기 직전까지 서서히 내려 놓는 데 더 집중한다. 하루하루 거듭함으로써 근육에 힘이 붙어 자연스럽게 더 올라가게 해야 한다. 높이 든다고 허리가 갑자기 더 좋아지지는 않는다. 억지로 높이 들려고 하면 다칠 위험이 있으니 처음부터 너무 욕심 부리지 말고 서서히 하다 보면 멋진 허리 근육을 갖게 되어 있다.

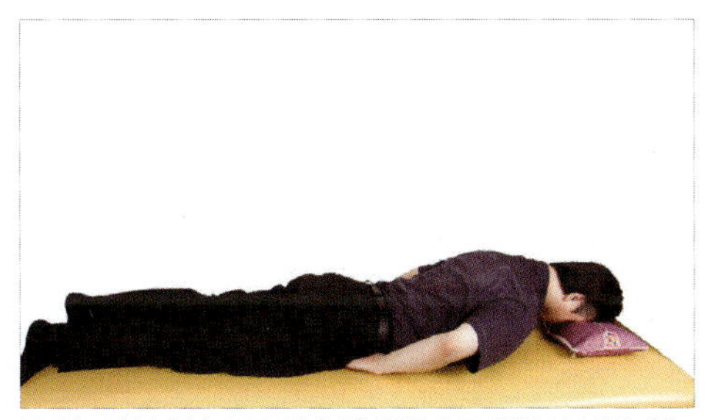

① 엎드려서 양손으로 혁대 및 앞쪽으로 뾰족이 나와 있는
  뼈 부분을 감싼다.

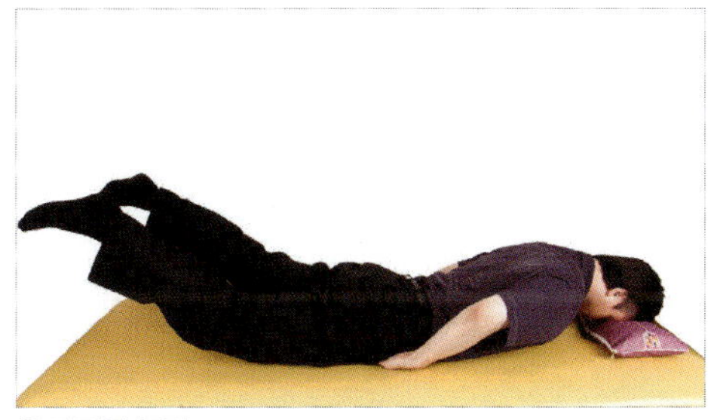

② 다리를 든다.

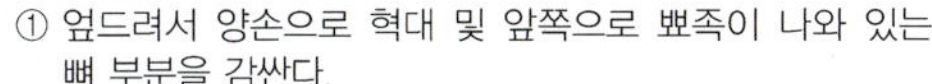

적극적인 허리 강화 운동의 활용 방법

허리 근육 강화는 복근을 먼저 강화한 후에 해야 한다.

처음부터 12가지 허리 강화 운동을 한꺼번에 다 하는 것이 아니다.

우선 1)번과 2)번을 같이 2주 정도 해 복근을 좀 기른 다음 3)번으로 넘어가고 3)번이 무리 없이 쉽게 되면 4)번으로 넘어가는 식으로 늘려 나가는 것이다. 1주일에 하나씩 늘려 나간다고 생각하면 된다. 12가지 다 하는 데 12주(3개월) 정도 걸린다. 혹 늘려 가다가 허리가 아픈 운동이 있으면 그 운동은 포기하고 전 단계까지만 하다가 1주일 뒤 다시 도전해 본다. 조급하게 빨리 나을 욕심으로 아픔을 참고 억지로 하면 허리가 좋아지는 것이 아니고 오히려 망가진다. 느긋하게 여유를 가지고 허리 강화 운동을 하기 바란다.

디스크로 인한 통증과 불편함도 다 사라지고 허리 강화 운동 12가지도 무리 없이 다 할 수 있으면 그 다음부터는 관리 차원에서 허리 강화 운동 12가지 중 2가지를 선택하여 하루에 10분 정도씩 운동한다. 매일 운동 종류를 바꿔주면 그리 지겹거나 힘들지 않을 것이다.

10. 현재 나의 허리 상태와 대처법

건강에 문제가 생긴 사람들은 행동 특성이 유사하여 5단계로 구분할 수 있다. 건강장애 상태에도 5단계가 있듯 내가 경험하고 디스크 환자들을 치료하면서 경험한 바로는 디스크 환자들도 유사한 5단계를 겪게 된다. 디스크 환자들이 겪는 5단계는 저자의 경험을 바탕으로 구분한 것임을 밝혀 둔다.

1단계: 신체의 이상 증상을 처음으로 경험하는 시기로 자신의 건강에 문제가 생겼음을 인식하게 되고 얼마나 심각하게 받아들이는가에 따라 다음 단계로 이행하는 속도가 달라진다.

2단계: 주위 사람에게 자신의 이상 증상을 이야기하는 단계이다. 걱정도 하게 되고 조퇴하거나 모임 약속을 연기하거나 취소하는 등 일상생활을 변경하기도 한다.

3단계: 의사에게 자신의 건강 문제를 확인하게 되는 단계이다. 자신이 경험한 이상 증상의 원인과 결과를 예측하는 단계이다.

건강장애를 나타내는 증상과 징후가 명백한데도 이를 부정하고 평소 하던 대로 일상생활을 그대로 유지하는 경우도 있고, 자신의 상황에 대해 분노하는 경우도 있고, 증상 진술을 철회하는 경우도 있다. 혹은 타인에게 관심을 끌 수 있기 때문에 이 상황을 즐기는 사람이 있는 반면 건강장애 상태에 대해 죄책감이나 수치감을 느끼는 경우도 있다.

4단계: 환자로서 의사나 가족에게 의존하게 되는 단계이다. 보통 치료를 시작하게 되는 단계로 자신의 건강장애 상태에서 벗어나려고 적극적으로 노력하는 단계이다. 의존적 삶으로 전환된 데 대해 자괴감과 분노를 경험하기도 한다.

5단계: 회복 혹은 재활의 단계이다. 비교적 단순한 건강 문제의 경우 쉽게 회복되나 심각한 질환이나 영구적인 신체 손상은 재활 기간이 길어지고 복잡해질 수 있다. 심한 경우 회복이 안 될 수도 있다.

🎋 1단계(급성기)

통증이 극심한 단계이다. 자다가도 허리나 다리 통증으로 몇 번씩 일어나기도 하고 24시간 통증에 시달릴 수도 있다.

대처법

시간이 약인 시기이다. 4~6주 정도 시간이 지나면서 서서히 통증이 약해진다. 허리에 무리를 줘서는 절대로 안 된다. 바르게 눕기와 바르게 숨쉬기를 하고 스트레칭은 1레벨 정도만 한다. 화장실만큼은 본인의 힘으로 가려고 노력한다. 통증 감소가 더디게 되더라도 최소 4~6주 정도는 기다려 본다.

극히 드물게 시간이 지나도 통증이 줄어들지 않고 다리가 통나무가 된 듯 움직이지 않으며 대소변이 자신의 의지와 무관하게 새어 나온다든가 반대로 나오지 않는다면 수술을 고려해봐야 한다.

🎋 2단계(기능감퇴기)

통증은 좀 줄어들었지만 아직 평범한 활동이 안 되는 단계이다. 걷는 데 다리가 땅겨 절뚝거리게 되고 앉아 있으면 허리가 끊어질 것 같아 안절부절못하거나 서 있어도 허리가 결려 서 있는 것도 부담이 될 수 있다.

대처법

꼭 필요할 때만 앉아 있고('바르게 앉기' 참조) 누워 있는 시간을 많이 갖도록 한다.

앉거나 걸을 때 통증이 있으면 반드시 허리보호대를 하고 걷거나 앉도록 한다. 환자가 해야 할 생활은 주로 바르게 눕기와 스트레칭 2레벨과 걷기이다. 걷기는 빠르게 걸으려고도 하지 말고 자세도 신경 쓰지 말고 천천히 걷는다. 허리가 바로 펴지지 않으면 억지로 펴려고도 하지 말고 편한 상태에서 본인이 감내할 수 있을 정도만 걷는다.

걷는 시간은 불편한 증상이 더 심해지기 전까지만 걷는다. 무조건 30분~1시간을 정해 놓고 걷는 것이 아니고 10분만이라도 본인의 자각증상이 더 심해지지 않는 범위에서 걷는다.

🌲 3단계(안정기)

걷거나 앉아 있는 것은 좀 나아져도 여전히 허리와 엉덩이, 다리에 통증과 저림과 결림이 남아 있는 단계이다. 이를 악물고 참으면 정상인처럼 보일 수도 있는 단계이다.

이 단계에서 보통 일상생활로 복귀하게 되는데 환자 본인은 고통을 속으로 참으며 생활하게 된다. 가족은 물론 친구들도 환자의 고통을 모른다. 이 단계에서 신경도 예민해지고 우울해지는 경우도 많이 생긴다.

2단계와 3단계의 차이점은 2단계는 통증을 참고 정상인처럼 행동하려 해도 앉으면 허리가 너무 아파 안절부절못하고 표정이 일그러지고 다리가 땅겨서 자연스럽게 행동하지 못한다. 누가 봐도 안 좋다는 것을 느낄 수 있다. 반면에 3단계는 겉으로 드러난 모습과 행동이 환자 같지 않기 때문에 꾀병 환자가 아닌가 하는 오해를 받기도 하고 몸 상태가 하루에도 몇 번씩 변하므로 기분이 좋았다 나빴다 수시로 바뀐다. 여기서 관리를 잘못하면 2단계로 후퇴하거나 호전과 악화를 반복하며 이 상태로 수년, 수십 년 혹은 평생 갈 수도 있다.

대처법

주위 사람에게 환자임을 알리고 사회생활을 최소한으로 줄인다. 나머지 시간은 모두 재활과 치료에 투자하도록 한다. 우선 일상생활은 바르게 눕기, 바르게 앉기, 바르게 걷기를 기본으로 스트레칭은 3레벨을 위주로 하며 소극적 허리 강화 운동인 바른 자세로 빠르게 걷기를 같이 하고 오래 앉아 있지 않도록 노력한다. 사무를 보거나 수업을 들을 때는 바르게 앉으려고 노력하고 일어날 수 있으면 1시간에도 여러 차례 일어나 좀 걷다가 다시 앉는다. 집에서 쉴 때는 앉아서 쉬지 말고 바르게 누워서 쉰다.

보통 이 단계에서는 무리 없이 걸을 수는 있지만 오래 앉아 있지 못하는 경우가 많다. 혹 오래 앉아 있어야 하는 일이 있으면 허리보호대를 착용하도록 한다.

🦴 4단계(회복기)

통증 없이 앉아 있는 시간도 늘어나고 일상생활에서도 예전엔 아파서 엄두도 못 냈던 일들을 조금씩 할 수 있게 된다.

영화관에서 영화를 봐도 허리와 다리가 아프지 않고, 밥상은 들 생각도 못했는데 어느 순간 밥상도 들어 옮길 수 있게 되고, 10~20kg 정도의 쌀 포대도 쉽게 옮기게 되는 등 본인이 좋아지고 있다는 사실을 일상생활 속에서 자각하게 된다.

대처법

> 바르게 눕기, 바르게 앉기, 바르게 걷기를 기본으로 스트레칭 4레벨과 소극적 허리 강화 운동 중 몸의 균형을 맞춰주는 빠르게 걷기, 등산, 실내자전거 타기, 수영 중에 하나를 선택하여 하고 복근 위주의 적극적인 허리 강화 운동도 같이 시작한다. 헬스를 한다면 실내자전거 타기와 러닝 머신에서 빨리 걷기 등 유산소 운동 위주로 하고 중량을 드는 무산소 운동은 피한다.
> 혹 이사를 한다든지 대청소를 한다든지 허리에 무리가 갈 만한 일을 하게 될 경우는 허리보호대를 착용하고 하도록 한다.

🦴 5단계(완치 및 재발방지)

디스크 치료에 대한 완치의 개념은 수술을 하든 수술을 하지 않든 디스크를 원상태로 되돌리는 것이 아니다. 디스크가 탈출되어 있어도 디스크 증상이 있기 전만큼, 아니 그보다 더 강하게 허리를 만들면 그것이 바로 완치인 것이다. 4단계에서 회복의 정도가 1~2시간 앉아 있어도 통증이 없고 평소에 하던 일상생활을 할 수 있으면 거의 회복되었다고 보면 된다. 하지만 사람이 살아가면서 가벼운 일만 하고 살 수도 없고 약간만 잘못해도 재발할 것 같고 장거리 여행도 아직 부담되는 4단계라면 항상 허리가 불안하고 신경 쓰인다. 4단계로 만족하고 살면 절대 안 된다. 여기서 멈추면 재발할 가능성이 상당히 높다. 반드시 5단계(완치 및 재발방지)를 하기 바란다.

바르게 눕기, 바르게 앉기, 바르게 걷기는 습관이 되도록 한다. 스트레칭 4레벨과 소극적인 허리 강화 운동인 빠르게 걷기, 등산, 수영, 실내자전거 타기 중 한 가지를 선택하고 동시에 적극적인 허리 강화 운동도 같이 한다. 평생 한다는 마음가짐으로 처음부터 조급하게 욕심내지 말고 천천히 한다. 하다가 다치면 안 하느니만 못하다. 매일 꾸준히 하면 예전 아프기 전의 허리보다 더 강한 허리를 만들 수 있다.

디스크 환자 중에 1단계(급성기)를 겪는 환자는 전체 환자 중에 아주 극소수다. 대다수는 점진적으로 안 좋아져 2단계(기능 감퇴기)부터 겪는 경우가 대부분이다. 지금 디스크로 고생하고 있는 다수의 환자들은 2단계와 3단계에 위치하는 사람들이 대부분이고 특히 3단계에 있는 사람들이 가장 많다.

1단계를 겪는 사람들이 더 증상이 심해 보이지만 초반 극심한 통증만 잘 견디면 예후가 더 좋은 경우가 많다. 왜냐하면 처음부터 통증이 너무 심해 바로 안정을 취하므로 2차 손상이 덜하다. 하지만 대다수의 경우는 1단계를 겪지 않고 점진적으로 2단계로 들어가게 된다. 이런 경우는 조금씩 안 좋다 느끼면서 호전과 악화를 반복하며 버티다 버티다 무너질 때가 되어 무너진 경우이므로 2차적인 잔 손상을 많이 입어 증상은 1단계보다 많이 약하지만 의외로 치료가 더 힘든 경우도 있다.

자신의 상황에 맞지 않는 스트레칭이나 운동은 약이 아니라 독이 될 수도 있으니 현재 나의 상태를 잘 파악하여 알맞게 대처하기 바란다.

한방 치료법

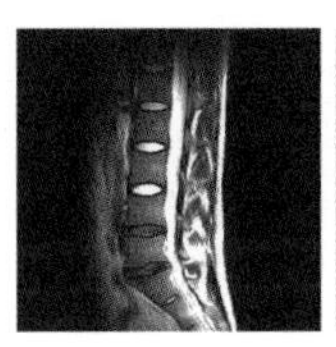

한방 치료법

1. 침(鍼)

침술(鍼術)은 한의학의 경락(經絡)학설과 장부(臟腑)학설을 바탕으로 체표의 혈(穴)자리를 침(鍼)으로 자극을 주어 기(氣)를 조절함으로써 질병을 치료하고 예방하는 한방의료 행위이다.

피가 흐르는 혈관이 있듯 기(氣)가 흐르는 경락(經絡)이 있다.

경락(經絡)은 경맥(經脈)과 낙맥(絡脈)의 통칭이다.

경(經)은 경로라는 뜻으로 경락(經絡)의 종행(縱行)하는 심층에 있는 간선(幹線)을 말한다.

락(絡)은 연결이라는 뜻으로 경맥(經脈)의 분지(分枝)로 횡행(橫行)하는 표층에 있는 지선(枝線)이다. 그러므로 경맥(經脈)과 낙맥(絡脈)은 종횡(縱橫)으로 전신을 그물처럼 얽고 있어 오장육부(五臟六腑)와 팔다리와 모든 관절과 피부와 근육 등 인체에 도달하지 않는 곳이 없다.

경맥(經脈)은 12정경(12正經)과 기경8맥(奇經8脈)으로 구성되어 있다.

기경8맥(奇經8脈) 중의 임맥(任脈)과 독맥(督脈)을 12정경(正經)과 합쳐 14경맥(經脈)이라 부르며 361개의 혈(穴)자리가 있다. 나머지 기경(奇經) 6개는 12정경(正經)의 혈(穴)자리를 지나지만 정경(正經)과는 다른 새로운 경로로 지나간다.

도심의 지하철이나 버스의 교통체계처럼 우리 인체에도 정경(正經) 12개의 노선과 기경(奇經) 8개의 노선이 있고 361개의 역이나 정류장이 있는 셈이다.

침을 놓는 곳은 임맥(任脈), 독맥(督脈), 충맥(衝脈), 대맥(帶脈), 음교맥(陰蹻脈), 양교맥(陽蹻脈), 음유맥(陰維脈), 양유맥(陽維脈)의 기경8맥(奇經8脈)과 폐경(肺經), 대장경(大腸經), 위경(胃經), 비경(脾經), 심경(心經), 소장경(小腸經), 방광경(膀胱經), 신경(腎經), 심포경(心包經), 삼초경(三焦經), 담경(膽經), 간경(肝經)의 12정경(正經)이 지나가는 361개의 혈(穴)자리이다.

몸에 이상이 생기면 기(氣)가 흐르지 못하고 막히게 된다. 한의학에서 '통즉불통(通則不痛) 불통즉통(不通則痛)'이라는 유명한 말이 있다. 이 뜻은 기(氣)가 통하면 아프지 않고 기(氣)가 통하지 않으면 아프다는 말이다.

기(氣)가 흐르지 않고 막히게 되면 인체에 습(濕), 담(痰), 어혈(瘀血), 풍(風), 한(寒), 화(火)가 생기게 되어 통증의 양상도 다양하게 나타난다.

한의사는 침(鍼)을 막힌 혈(穴)자리 그 부위를 놓거나 진맥을 통하여 약해진 경락(經絡)의 혈(穴)자리에 침(鍼)을 놓아 막혀 있는 기(氣)를 소통시켜주고 나쁜 사기(邪氣)를 빼내어 질병을 치료한다.

침술(鍼術)은 사용하는 이론에 따라 정경침(正經鍼), 오행침(五行鍼), 체질침(體質鍼), 두침(頭鍼), 면침(面鍼), 족침(足鍼), 수침(手鍼), 태극침(太極鍼), 동씨침(董氏鍼), 비침(鼻鍼), 인중침(人中鍼), 구침(口鍼), 설침(舌鍼), 황구침(黃丘鍼), 적의침(赤醫鍼), 거침(巨鍼), 도침(挑鍼), 협척침(挾脊鍼), 안침(眼鍼), 완과침(腕踝鍼), 수상침(手象鍼), 도가안침(道家眼鍼), 지침(指針), 족상침(足象鍼), 족침(足鍼), 경항침(頸項鍼), 경침(頸鍼), 복침(腹鍼), 운동침(運動鍼), 주씨두피침(朱氏頭皮鍼), 자오유주침(子午流注鍼), 간화자오유주침(簡化子午流注鍼) 등 무수한 침술(鍼術)이 존재한다.

또 침(鍼)의 형태와 성질에 따라 약침(藥鍼), 전기침(電氣鍼), 이침(耳鍼), 피내침(皮內鍼), 도르래침(轉鍼), 매화침(梅花鍼), 망침(芒鍼), 은침(銀鍼), 금침(金針), 레이저침, 극초단파침(極超短波鍼), 수침(水鍼), 자침(磁針), 광침(光鍼), 온침(溫鍼), 난침(暖鍼), 화침(火鍼), 기침(氣鍼), 공침(空鍼), 극침(棘鍼), 신원침(新圓鍼), 봉구침(鋒鉤鍼), 소침(小鍼), 냉침(冷鍼) 등 다양한 침술이 존재한다.

디스크 질환에 저자가 주로 쓰는 침술은 병의 발병 부위를 지나가는 경락선을 찾아 치료하는 정경침법과 음양의 원리를 소우주인 인체에 적용시켜 인체의 오장육부의 크고 작음을 분류하여 장부의 허와 실을 결정하여 치료하는 오행침을 같이 사용한다. 그리고 통증을 호소하는 부위에 직접 꿀벌을 지니고 있는 독액인 봉독을 이용한 벌침을 사용하기도 한다. 디스크 질환을 앓은 지 오래된 환자나 잘 낫지 않는 환자, 퇴행이 많이 된 디스크에는 순금으로 만든 금침이나 이에 열을 가하는 방법을 병용하기도 한다.

2. 구(灸)

인류가 불을 발견한 이후 본능적으로 아픈 부위를 쬐어주면 통증이 감소하는 것을 알았고 실수로 화상을 입고 그로 인해 질병이나 통증이 치료되는 경우가 생겼다. 이것이 구(灸)의 시작이다.

뜸의 재료로 쑥을 많이 이용하는데 쑥뜸을 애구(艾灸)라고 한다.

바닷바람을 맞은 강화도나 백령도 쑥을 음력 5월 중순경에 채취하여 3년 정도 건조한 후 절구에 빻고 체로 쳐서 잡질과 흙을 제거한다. 다시 건조·분쇄·체로 치는 작업을 수차례 반복하여 얻은 깨끗하면서 가늘고 부드러운 황백색의 쑥만 사용한다.

중국 수입 쑥은 뜸용으로 약효가 많이 떨어진다.

한의학에서 '득온적기행(得溫則氣行)'이라 하여 뜸도 침(鍼)과 마찬가지로 경락혈위(經絡穴位)를 자극함으로써 기혈운행(氣血運行)을 도와 질병을 치료한다.

뜸은 쑥을 이용하지 않는 방법도 있는데 햇빛을 이용한 일광구(日光灸), 전기를 이용한 전기구(電氣灸), 약물을 몸에 발포하는 천구(天灸)가 있다.

쑥을 이용하는 애구법(艾灸法)에는 쑥을 통에 넣어 쓰는 온통구법(溫筒灸法), 종이로 쑥을 담배처럼 말아 자극하는 애권구법(艾卷灸法), 쑥을 심지처럼 말아 쓰는 애주구법(艾炷灸法)이 있다.

애권구법(艾卷灸法)에는 쑥에 한약을 가미하는 방법에 따라 애조구(艾條灸), 태을신침(太乙神鍼), 뇌화구(雷火灸)로 나뉜다.

애주구법(艾炷灸法)에는 뜸이 직접 살에 닿는 직접구(直接灸)와 뜸과 피부 사이에 생강 조각이나 파 조각이나 소금 등을 놓아 피부가 소작되지 않게 하는 간접구(間接灸)가 있다. 직접구(直接灸)는 뜸 자국이 남아 유흔구(有痕灸)라고도 하고 간접구(間接灸)는 뜸 자국이 남지 않는다 하여 무흔구(無痕灸)로 불리기도 한다.

유흔구(有痕灸)는 뜸쑥의 크기에 따라 사상구(絲狀灸), 속립구(粟粒灸), 반미립구(半米粒灸), 미립구(米粒灸), 소두구(小豆灸), 대두구(大豆灸)로 나뉘고 피부 화농을 치료하는 초작구(焦灼灸)가 있고 피부의 화농을 유발하여 병을 치료하는 화농구(化膿灸) 등 뜸의 방법도 다양하다.

무흔구(無痕灸)는 뜸쑥과 피부 사이에 놓는 물체에 따라 이름이 달라지는데 격산구(隔蒜灸), 격강구(隔薑灸), 유황구(硫黃灸), 격염구(隔鹽灸), 황토구(黃土灸), 황납구(黃蠟灸), 격병구(隔餅灸) 등이 있고 피부와 뜸 사이에 간격을 띄워 온열자극만 하는 온열구법(溫熱灸法)이 있다.

디스크 질환에 저자가 주로 사용하는 뜸의 형태는 피부에 아주 작은 쑥을 직접 태우는 방식으로 몸의 자연치유력을 극도로 높이는 방식을 주로 사용한다. 횟수를 거듭할수록 아픈 부위가 뜨거우면서도 시원한 느낌을 받는다.

3. 약(藥)

한약(韓藥)은 음양오행학설(陰陽五行學說)과 본초(本草)의 기미론(氣味論)에 의거하여 사진(四診)을 통하여 환자의 상태를 변증(辨證)하여 처방한다. 환자가 10,000명이면 10,000가지 약이 나올 수 있는 이유가 여기에 있다.

정확한 한약(韓藥)이 처방되기 위해서는 환자의 상태를 정확하게 파악하는 것이 중요하다. 그래서 안색·행동·형태·이목구비·피부·혀나 설태(舌苔) 모양 등을 살피는 망진(望診), 목소리를 듣거나 냄새를 맡는 문진(聞診), 개인의 생활사나 불편한 점·현재의 증상 등을 의사가 물어보는 문진(問診), 환부를 만져보거나 맥을 짚는 절진(切診)을 하게 된다. 망진(望診), 문진(聞診), 문진(問診), 절진(切診) 이 네 가지 사진(四診)을 잘 조합해 환자의 상태가 어떤지 변증(辨證)하게 된다.

대표적 변증(辨證)은 음양한열허실표리(陰陽寒熱虛實表裏)로 구분하는 팔강변증(八綱辨證)이 있고 어느 장부(臟腑)에 병이 있는지 파악하는 장부변증(臟腑辨證) 그리고 어느 경락(經絡)에 병이 있는지 파악하는 경락변증(經絡辨證), 장부(臟腑)가 정상적으로 기혈진액(氣血津液)을 생산하는지 판단하는 기혈진액변증(氣血津液辨證), 병이 인체의 어느 부위까지 들어왔는지 판별하는 위기영혈변증(衛氣營血辨證), 기혈이 인체의 상중하 교통을 잘하는지 판단하는 삼초변증(三焦辨證), 외부에 침입한 병의 성질을 파악하는 육음변증(六淫辨證), 마지막으로 육경변증(六經辨證)이 있다.

환자의 상태를 파악하지 않고 먹는 지네나 너삼이나 오가피는 효과가 없거나 부작용이 생길 수밖에 없다.

또한 환자의 상태를 정확히 파악하는 변증 못지않게 '어떤 한약재를 사용하느냐'도 중요하다.

아무리 변증이 잘 되었어도 질 나쁜 한약재를 쓰면 효과가 잘 나지 않는다. 병이 중할수록 약재 선택에 각별히 주의해야 한다. 그래서 한의사가 엄격히 감별한 질 좋고 검증된 한약재를 사용해야 한다.

허리병(허리디스크)에 쓰이는 주요 한약재

1) 녹용(鹿茸) · 녹각(鹿角)

성질이 따뜻하고 맛은 달고 짜며 간신경락(肝腎經絡)을 보강하는 중요한 약재이다. 신장(腎臟)의 양기(陽氣)를 강장(强壯)시키고 정혈(精血)을 보익(補益)하며 근육과 골격을 강하게 한다. 독맥(督脈)을 보(補)하여 충임맥(衝任脈)을 견고하게 한다.

2) 두충(杜冲)

성질이 따뜻하고 맛은 달고 약간 매운맛이 나며 간신경락(肝腎經絡)을 보강하는 중요한 약재이다. 간(肝)은 근육을 주관하고 신(腎)은 뼈를 주관하므로 간(肝)이 튼튼해지면 근육이 강해지고 신장(腎臟)이 튼튼해지면 뼈가 강해진다. 간신(肝腎)이 약해 허리와 무릎이 새그럽거나 시큰거리면서 근육과 뼈가 약해 힘이 없는 것을 치료한다.

3) 속단(續斷)

성질은 따뜻하고 맛은 쓰며 간신(肝腎)을 보익(補益)하고 혈맥(血脈)을 통행시켜 골절로 인한 상처를 잘 치료한다. 보(補)하는 효능은 있으나 머물러 있지 않고 기(氣)를 흐르게 하지만 기(氣)를 빼내지 않는다.

4) 우슬(牛膝)

성질은 평이하고 맛은 쓰며 간신경락(肝腎經絡)으로 들어가 어혈(瘀血)을 없애고 혈(血)을 활동시켜 관절을 부드럽게 하고 근골(筋骨)을 강하게 한다.

5) 독활(獨活)

성질은 따뜻하며 무독(無毒)하고 맛은 맵고 쓰다. 향기가 강하고 습(濕)을 없애는 기운이 강해 몸의 무겁고 저린 증상을 없애는 데 탁월하다. 아래로 내려가는 성질이 강해 허리 아래쪽의 저리는 통증을 치료하는 데 효과가 좋다.

6) 오가피(五加皮)

성질은 따뜻하고 간신경락(肝腎經絡)으로 들어가 밖으로는 마비감과 뻐근함 등의 감각이상을 치료하고 안으로는 간신(肝腎)을 따뜻하게 보(補)하여 근육과 뼈를 강하게 하는 효능이 있다.

7) 오공(蜈蚣)

왕지네를 말하며 성질은 따뜻하고 맛은 매우며 독(毒)이 있다. 머리, 다리, 꼬리를 제거하고 사용하며 달리고 숨는 성질이 강하여 경락(經絡)을 소통시키고 통증을 멈추는 효능이 강하나 독(毒)이 있어 정기(正氣)를 손상시키고 유산시킬 수 있으므로 허약자나 임산부에게 사용 시 주의해야 한다.

한약치료는 약해진 근육과 인대 디스크를 강하게 하며 회복시키는 역할을 한다.

침구(鍼灸)치료와의 차이를 쉽게 설명하자면 침구(鍼灸)치료는 고속도로에서 교통사고가 났을 경우 사고 난 차량 치우는 역할에 가깝고 한약(韓藥)치료는 파손된 중앙분리대나 도로를 수리 보수하는 역할이 강하다고 보면 된다.

디스크 질환에서 가장 중요한 약재는 녹용으로 마록, 매화록, 적록, 엘크 등 그 종류가 다양하다. 저자가 직접 체험한 바로는 러시아산 마록이 가장 효과가 좋으며 이것을 원용이라 하여 최고로 친다. 환자들이 녹용을 구분하는 것은 불가능하고 자신의 몸에 맞게 처방된 한약과 같이 복용해야 효과가 극대화되므로 한의사의 처방을 받는 것이 좋다.

4. 부항(附缸)

부항(附缸)요법은 경락(經絡)상의 경혈(經穴)에 음압을 걸어 인체의 노폐물을 제거하여 신체의 기능을 회복시키는 한방요법이다.

한의학 이론에서 기행즉혈행 기지즉혈지(氣行則血行 氣止則血止)라 하여 기(氣)가 돌면 혈(血)이 돌고 기(氣)가 멈추면 혈(血)도 멈춘다. 그리고 개기자 혈지수야(皆氣者 血之帥也)라 하여 대개 기(氣)는 혈(血)의 통솔자라고 한다.

인체가 어떤 충격이나 스트레스를 받으면 기(氣)의 흐름에 장애가 생기고 그러면 혈(血)의 흐름에도 이상이 생겨 제 기능을 못 하는 나쁜 피인 어혈(瘀血)이 생기게 된다. 피부에 음압을 작용시켜 정상적이지 않은 체액을 제거하면 신진대사(新陳代謝)와 기혈순환(氣血循環)이 활발해진다.

배기방법에 따라 불을 이용하여 배기하는 화관(火罐)과 물을 끓여 배기하는 수관(水罐), 주사기 형태의 기계로 공기를 빼내는 배기관(排氣罐)이 있고 부항 시술방법에 따라 단관(單罐), 다관(多罐), 섬관(閃罐), 유관(留罐), 주관(走罐)이 있고 대나무로 만든 부항 컵을 약을 끓인 물에 넣어 쓰는 약관(藥罐)이 있고 혈(穴)자리에 침을 놓은 상태에서 부항을 흡착시키는 침관(鍼罐)이 있고 혈관을 찔러 피를 낸 후 부항(附缸)하는 자락부항(刺絡附缸) 등 다양한 시술방법이 있다.

부항 시술방법도 환자의 상태에 따라 달라지고 아무 곳이나 무조건 많은 피를 뺀다고 좋아지지 않는다. 노약자들에게는 오히려 건강을 해칠 수 있고 건강한 사람이라도 지나친 사혈은 좋지 않다. 감염은 심각한 후유증과 부작용을 불러올 수 있으므로 꼭 한의원에서 시술받아야 한다.

5. 척추교정(脊椎矯正)

척추교정에는 의사가 해주는 교정과 본인이 직접 하는 자가교정이 있다.

의사가 해주는 교정에는 부분교정과 전신교정이 있다. 부분교정은 목이나 허리, 골반 부위에 부정 정렬된 척추나 관절을 찾아내 그 부분만 맞춰 교정하는 방법이다. 시술에는 2~3분 정도 시간이 소요된다. 전신교정은 머리, 목, 등, 허리, 골반, 다리, 손, 팔, 발바닥 등 전신을 교정하는 방법이다. 시술자가 시행하는 데 20분 정도 시간이 소요된다.

그런데 이보다 더 좋은 교정은 환자 자신이 바른 자세를 유지하는, 즉 자신이 직접 하는 자가교정이다. 의사에게 교정을 받더라도 바른 자세를 취하는 자가교정이 뒷받침되지 않으면 아무 소용이 없다. 치료를 받아 잠시 나을지는 몰라도 다시 재발할 시한폭탄을 안고 사는 것이나 다름없다. 왜냐하면 자신을 위해 1시간만 투자하고 나머지 23시간은 미처 깨닫지 못하는 사이 잘못된 자세를 취한다면 아무 소용이 없기 때문이다. 올바르지 않은 사소한 자세가 수백만 번 반복되어 근육과 신경 그리고 골격에 지속적인 손상을 주게 되면 결국 엄청난 통증이 발생하는 것이다. 바르게 앉고, 바르게 눕고, 바르게 걷는 등 일상생활 속에서 바른 자세를 유지하는 것이 무엇보다 중요하다.

대표적인 자가교정은 사람들이 가장 많이 하는 육체활동인 걷기이다.

걷는 방식을 바르게 고치면 심한 신체 구조적 손상과 통증을 없애거나 예방할 수 있다. 비록 오래된 습관으로 이미 굳어져버린 잘못된 걸음걸이가 쉽게 고쳐지지는 않겠지만 꼭 노력해서 바르게 걷도록 해야 한다.

부분교정은 의사가 환자의 다리 길이나 골반의 뒤틀림, 척추의 부정렬 등 정확한 진단이 있은 후 시행한다.

전신교정은 오랜 디스크 질환으로 전신이 아플 때나 치료가 잘되어 가다 어느 순간부터 치료가 정체기를 맞아 돌파구가 보이지 않을 때 전신교정을 한번 해주고 치료하면 치료가 잘되는 경우가 많다. 예를 들면 컴퓨터의 reset 역할을 한다고 보면 된다.

허리디스크에 영향을 주는 요인들

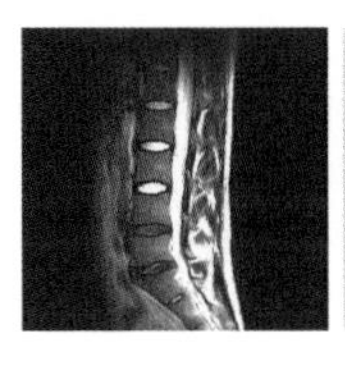

허리디스크에 영향을 주는 요인들

1. 급성 요통

급성 요통은 사소한 일상생활, 즉 잠자리에서 일어나다가, 머리 감다가, 앉았다 일어서다가, 물건 들다가 많이 발생한다. 사람들은 흔히 '허리가 삐끗했다', '허리가 뜨끔했다', '허리를 찌푹했다'고 말한다. 이런 경우 며칠 이내에 쉽게 통증이 사라지기도 하지만 초기 처치를 잘못하면 만성화가 되어 두고두고 고생하게 된다. 환자들 중 특별한 이유 없이 서서히 허리디스크로 진행되는 경우도 있지만 상당수가 허리를 삐끗한 후 증상이 호전과 악화를 반복하다가 디스크로 발전하게 된다. 아마 초기 요통만 잘 관리해도 디스크 환자 수가 반 이상으로 줄어들 것이다.

처음 허리를 다치면 대부분 근육과 인대에 먼저 손상이 간다. 그러면 몸에서 방어 시스템인 통증이 작동된다. 움직이지 말라는 신호인 것이다. 근육과 인대가 손상되어 정상적으로 작동하지 않게 되면 몸속 깊숙이 있는 디스크나 척추 관절이 일이나 체중의 부담을 고스란히 받게 된다. 통증을 무시하고 억지로 일을 한

다치거나 운동을 하게 되면 상처 부위가 심부에 있는 디스크나 척추 관절로 확대되는 것이다. 그래서 지금 움직이지 말고 쉬어야 한다고 몸에서 강한 통증으로 경고하는 것이다.

처음 허리를 다쳤을 때 가장 중요한 것은 2차 손상을 주지 않게 하는 것이다. 움직이면 삔 허리가 또 삐게 되고 심부에 있는 디스크나 척추 관절에까지 영향을 미치게 된다. 만약 집에서 삐끗했다면 제일 좋은 치료 방법은 누워 있는 것이다.('바르게 눕기' 참조) 허리를 자꾸 삐어 가면서 억지로 병원에 갈 필요는 없다. 가만히 누워 있는 상태에서 의사가 왕진 오는 것이 가장 좋은 방법이겠지만 현실적으로 어려운 얘기다. 그러면 가만히 누워만 있어도 된다. 왜냐하면 몸 안의 의사는 벌써 옆에 와 있기 때문이다. 몸 안의 자연치유력이 잘 치료할 수 있도록 가만히 누워 있으면 되는 것이다. 누워서 안정을 취할 때는 따뜻한 데 누워 있어야 하며 여름에도 찬 바닥에 눕지 말고 얇은 이불이라도 깔고 누워 있어야 한다.

억지로 병원 가서 치료 받는 것보다 2차적으로 더 안 삐도록 하는 것이 보다 중요하다. 더 삐게 되면 치료해야 할 부위가 더 늘어나게 된다. 24시간 동안 화장실 가는 일 외에는 바르게 누워 안정을 취한다. 그리고 24시간이 지나 어느 정도 거동이 가능하게 되면 그때 병원에 가서 치료 받도록 한다.

치료는 다치기 전과 같이 허리가 말짱해질 때까지 받는다. 그래야 재발을 막을 수 있다. 완벽히 치료가 안 되면 1년에도 몇 번씩 허리를 삐게 되는 '삐끗 허리'가 된다. 만성화로 접어들게 되는 것이다. 다시 말해 허리는 삐고 난 다음 24시간이 가장 중요하다. 얼마나 안정을 취해 주느냐가 앞으로의 예후에 상당한 영향을 미친다. 허리를 삐고 난 후 24시간 안에 움직이면 허리가 정말 빠르고도 완벽하게 망가진다.

밖에서 일하다 허리를 삐끗한 경우는 먼저 주위 사람에게 알려 도움을 받도록 한다. 집이 멀면 가까운 병원에서 치료를 받으며 어느 정도 안정을 취한 다음 집으로 가서 하루 정도 안정을 취한 후 치료를 받는다. 혹 통증을 참고 일 다 마친 뒤에 치료 받으러 가야지 하다가는 일하는 중간에 허리가 엄청 망가지게 되므로 신속히 안정을 취해야 한다.

허리는 처음 삐었을 때 완벽하게 낫지 않으면 정말 지루한 싸움을 계속해야 하는 경우가 비일비재하다. 혹 가족이나 친구, 직장동료가 허리를 삐게 되면 반드시 도움을 주기 바란다.

평소에는 괜찮았는데 어느 순간부터 머리 감고 나서 허리를 펴면 허리가 뭉근하다거나 앉았다 일어설 때 허리가 잘 펴지지 않으면 앞으로 가까운 미래에 허리가 탈날 것을 예고하는 것이다. 이럴 때는 스트레칭 레벨 2·3·4와 빠르게 걷기를 해주면 많은 도움이 된다.

그리고 통증도 없어지고 움직임도 전과 같이 되면 허리 강화 운동으로 강한 허리를 만들도록 노력해야 한다.

2. 흡연

담배를 피우면 피부가 빨리 늙는다는 것은 널리 알려진 사실이다. 이는 담배의 니코틴 성분이 피부를 보호해주는 엘라스틴을 감소시키기 때문이다. 피부이식수술을 받은 경우에도 흡연자의 회복 속도는 비흡연자에 비해 많이 느리다. 흡연자의 피부는 비흡연자보다 빨리 거칠어지고 주름도 빨리 늘어난다. 담배는 겉에 드러나는 피부만 주름지게 만드는 것이 아니라 몸속에 있는 장기 모두를 주름지게 만든다. 당연히 디스크도 빨리 늙고 쇠약하게 만든다.

흡연은 혈액순환에도 나쁜 영향을 미친다.

예를 들면 발가락을 썩게 만드는 버거병도 대표적인 원인은 흡연이다. 담배 속에 든 니코틴과 담배를 피울 때 발생하는 일산화탄소가 혈액으로 녹아들어 혈관조직을 괴사시키는 것이다. 니코틴 성분은 담배를 피우는 순간 혈관에 침투해 혈압을 오르게 하고 맥박을 빠르게 하며 말초혈관을 수축시키고 콜레스테롤을 증가시켜 동맥경화증을 악화시킨다. 또 일산화탄소는 혈액 속의 산소 공급책인 헤모글로빈으로부터 산소 공급 능력을 빼앗아 버려 만성저산소증을 일으킴으로써 신진대사에 장애를 주게 된다. 이런 현상이 반복되면 혈관에 필요한 산소와 영양분이 발끝에 있는 모세혈관 조직의 세포까지 전달되는 것 자체가 불가능해지고 영양분이 결핍된 모세혈관들은 생명력을 잃고 썩어 들어가게 된다.

디스크 내에는 혈관이 없기 때문에 척추뼈에서 스며드는 방식으로 영양분을 공급받기도 하고, 디스크 주위에 있는 체액이 확산을 통해 디스크 안으로 영양분을 주고 남은 노폐물을 갖고 나가는 방식으로 영양분을 공급받기도 한다. 즉 디스크는 혈관이 없다 하더라도 디스크를 둘러싼 척추뼈나 체액이 혈액의 영향하에 있으므로 디스크도 혈액과 밀접한 관련이 있다고 할 수 있다. 버거병만큼은 아니더라도 흡연은 당연히 디스크 내로 가는 영양 공급을 저하시켜 디스크의 퇴행(노화)을 촉진하게 된다.

담뱃진이라고 부르는 타르는 수천 종의 독성 화학물질이 들어 있으며 이 중에는 A급 독성물질도 20여 종이나 포함되어 있는 것으로 알려져 있다. 그러나 담배의 이런 해악을 다 알면서도 흡연자들이 금연에 성공하기란 만만치 않을 것이다.

아래 방법을 따라 해보면 금연하는 데 조금은 도움을 받을 수 있을 것이다.

담배를 끊으면 1주일 이내에 금단현상이 온다. 담배가 생각날 때마다 물을 1컵씩 마셔준다. 물을 많이 마실수록 몸속의 니코틴이 더욱 빨리 배설된다. 그래도 담배 생각이 나면 자리를 박차고 나가 심호흡을 하는 것도 도움이 된다. 심호흡을 하면 폐나 혈액 속에 충분한 산소가 공급되고 유독가스를 배출해 준다. 뇌에도 신선한 공기가 공급되어 정신도 맑아지고 의지력도 다시 생긴다. 술자리는 가급적 피하는 것이 좋다. 금연을 잘 하던 사람들도 술자리에서 많이 무너진다. 이유는 술이 중추신경인 뇌의 기능을 억제하여 자제력과 의지력을 약하게 만들기 때문이다. 커피, 콜라와 같이 카페인이 든 음료수도 피한다. 카페인은 신경을 흥분시켜 흡연 욕구를 일으킨다. 담배를 끊으면 일시적으로 몸이 나른해지면서 무력감을 호소하기도 하는데 이럴 때는 몸의 신진대사를 도와주는 신선한 채소와 과일을 많이 먹으면 도움이 된다.

금연 치료를 보조할 수 있는 것으로 금연침이나 니코틴 패치, 금연초 등이 있지만 금연에서 가장 중요한 것은 본인의 의지다. 6개월 이상 흡연하지 않으면 금연에 거의 성공했다고 볼 수 있다. 끝까지 의지를 가지고 성공할 수 있기를 바란다.

3. 술

술의 역사는 인간의 역사만큼이나 길고 오늘도 사람의 역사와 더불어 계속되고 있다.

그런데 우리가 술에 대해 크게 오해하고 있는 것 중의 하나가 술을 흥분제로 생각한다는 것이다. 그러나 우리가 알고 있는 것과는 반대로 술은 진정제이다. 술을 마시면 술 속의 알코올이 위장에서 흡수되고, 흡수된 알코올은 혈관을 확장시켜 혈액순환을 돕고, 알코올 자체의 열량이 높아 일시적으로 체온이 오른다. 혈액 속의 알코올은 간에서 분해가 되고 제대로 분해가 안 되면 아세트알데히드라는 숙취의 원인 물질이 생성되어 중추신경인 뇌와 척수가 제 기능을 못하게끔 진정시켜 버린다.

뇌의 기능을 진정시켜 버리니 평소에는 이성적으로 자신을 절제하던 모습은 사라지고 판단력의 저하로 말실수도 하게 되고 사고력의 저하로 어린아이 같은 행동을 한다든지 횡설수설하기도 하고 공간지각력도 떨어지게 되어 비틀거리기도 하고 척수의 기능을 억제하므로 움직임이 느리게 되고 굼뜨게 된다.

쉽게 설명하면 술을 먹게 되면 몸의 기능을 전반적으로 약하게 만든다고 생각하면 된다. 감각기능이 떨어져 맞거나 부딪혀도 아픈지 잘 모르고, 자제력이 약해져 술자리에서 평소 의지력으로 금연을 잘하던 사람도 담배의 유혹에 쉽게 넘어가게 되고, 면역력도 약해져 술 먹고 난 다음날 감기에 잘 걸리고, 소화력이 떨어져 소화 장애도 생기고 설사도 하게 된다. 또한 상처의 회복도 더디게 만든다.

디스크 환자나 허리병 환자의 경우도 감각의 기능을 떨어뜨려 통증을 잊게 만들기 때문에 무리한 동작을 하게 되어 허리의 손상을 더 가져오게 되기도 하고, 술자리 자체가 오래 앉아 있기를 강요할 뿐만 아니라 좌석도 대부분 허리에 좋지 않은 소파가 많아 허리에 부담이 많이 간다. 그러므로 음주는 디스크와 허리병에 전혀 도움이 되지 않는다.

어쩔 수 없이 술을 마셔야 하는 경우라면 술 마시기 전에 반드시 음식을 먹어서 공복을 피하는 것이 좋다. 술은 대부분 위에서 흡수되므로 위를 채워주면 그만큼 흡수가 느려진다. 또 알코올은 물에 매우 잘 녹기 때문에 음주 시 물을 많이 마시면 몸의 부담을 줄일 수 있다. 단 이온음료나 탄산음료와는 같이 마시지 않도록 한다. 그리고 한번 술을 마셨다면 최소 2~3일 이상 쉬어서 간이 회복될 시간을 주어야 한다. 개인차는 있겠지만 남자는 소주 4잔, 여자는 소주 2잔을 넘지 않는 것이 좋다.

그러나 무엇보다 중요한 것은 디스크 환자의 경우 통증과 움직임에 불편함이 없을 정도가 될 때까지는 술자리를 피하도록 노력해야 한다.

4. 비만

비만은 외관상 보기도 좋지 않고 고지혈증, 당뇨, 고혈압, 뇌졸중, 심장병, 지방간 등 각종 성인병의 원인이 되며 요통과도 밀접한 관계가 있다. 표준 체중보다 많이 나가는 사람일수록 요통에 시달릴 확률이 2배 이상 높고 실제 요통 환자

중 많은 수가 비만 환자이기도 하다.

표준 체중은 자신의 키에서 100을 뺀 다음 남자는 0.9, 여자는 0.85를 곱해서 나온 값의 −10%(골격이 작은 경우)~+10%(골격이 큰 경우)로 보면 된다.

예를 들어, 키가 170㎝인 남자라면 170−100 = 70에서 ×0.9 = 63이므로 57kg(골격이 작은 경우)~69kg(골격이 큰 경우)이 된다. 키가 160㎝인 여자라면 160−100 = 60에서 ×0.85 = 51이므로 46kg(골격이 작은 경우)~56kg(골격이 큰 경우)이 된다.

요통이 있으면서 체중이 표준 범위를 벗어난다면 체중 관리에도 신경을 써야 한다. 특히 성인병과 요통에서 문제가 되는 것은 복부비만이다.

남자는 잉여지방이 주로 복부에 자리 잡는 반면 여자는 폐경 이전에는 여성호르몬의 영향으로 잉여지방이 주로 둔부와 허벅지, 아랫배, 유방에 자리 잡다가 폐경 이후 여성호르몬의 분비가 약화되면 남자와 마찬가지로 잉여지방이 주로 복부에 위치하게 된다. 폐경 이후 팔다리는 가늘어지면서 배가 나오게 되는 것도 바로 이 때문이다.

복부비만이 있으면 중성지방과 콜레스테롤 수치가 높아져 고지혈증이 된다. 이 고지혈증은 협심증, 심근경색, 뇌졸중을 유발하기도 하고 인슐린의 기능을 약화시켜 당뇨병을 유발하기도 하며 지방이 간에 많이 축적되어 지방간이 되기도 한다. 뿐만 아니라 몸의 스타일도 망가뜨리고 허리에도 치명적이다. 배가 나오기 시작하면서 허리가 아프다는 사람들도 꽤 많다.

사람을 옆으로 봤을 때 척추는 S자 모양의 곡선을 유지해야 한다. 정상적인 모습은 옆으로 봤을 때 배가 나오면 안 되고 복부가 일직선이 되어야 하며 허리가 살짝 앞으로 들어간 듯한 모양이 되어야 한다. 그런데 복부에 지방이 쌓이게 되면 무게 중심이 앞으로 쏠려 배가 앞으로 나오게 되고 상체를 뒤로 젖히는 자세를 취하게 된다. 그래서 허리의 곡선도 과도하게 배 쪽으로 휘어지게 되어 허리 척추 관절에 무리가 증가하기 때문에 요통이 발생하기 쉽고 심한 경우 디스크로 발전할 수도 있다. 또한 배가 나온다는 것은 그만큼 운동을 소홀히 했다는 증거이기도 하다.

복부비만으로 오는 요통은 복근과 허리 근육이 약해져 허리 젖힘이 심해지는 데서 오는 경우가 많다. 그래서 비만인 사람은 단순히 체중감량과 자세교정만으로도 요통이 사라지는 것을 볼 수 있다.

복부비만을 해결하기 위해서는 규칙적인 운동과 식사요법, 행동요법으로 열량 섭취는 줄이고 소모는 늘려야 한다.

뱃살 뺀다고 복근운동에만 매달리는 사람이 있는데 이것은 복부에 있는 지방만 빠지는 것이 아니라, 전신의 지방이 골고루 빠지기 때문에 노력에 비해 효과는 미약하다. 그러므로 전신을 움직여서 전신의 지방을 줄여 뱃살을 조정하는 것이 가장 쉽다. 1주일에 4~5회 이상 1일 1~2시간씩 빠르게 걷는 운동이 가장 좋다. 자세도 교정되고 복근과 허리 근육도 강화되고 심혈관계도 튼튼해질 뿐 아니라 몸매도 예뻐지게 된다.

배를 주무르거나 가만히 누워서 기계나 벨트로 뱃살을 치료하려 하는 것은 효과가 미약하다. 지방을 물리적으로 움직인다고 분해되지 않는다. 몸에 필요한 에너지원으로 사용될 때 분해되는 것이다.

관장이나 장세척도 마찬가지이고 사우나로 땀을 빼는 것도 지방을 빼는 것이 아니라 수분을 빼는 것이기 때문에 체중은 어느 정도 줄어들지만 다시 물을 마시면 바로 원래의 체중으로 돌아가므로 복부비만을 해소하는 데는 도움이 되지 않는다. 또한 한 번에 1시간 이상 사우나를 하는 것은 피부 노화를 촉진하고 몸에 무리를 줄 수 있으므로 주의해야 한다.

식사요법은 평소 식사량보다는 줄이되 기초대사량보다는 더 먹어야 한다. 기초대사량이라고 하면 사람이 숨쉬고, 체온을 유지하고, 내장기관이 활동하고, 혈액이 순환하는 등 인체가 생명 활동을 유지하는 데 필요한 최소한의 에너지 양을 말한다. 평균적으로 여자는 1,300kcal, 남자는 1,500kcal 정도 된다. 성인 남녀의 하루 평균 섭취량이 여자는 2,000kcal, 남자는 2,500kcal로 다이어트 시에는 1,300~1,500kcal를 섭취하라고 권한다.

음식 종류에 따라 칼로리가 잘 나와 있지만 칼로리를 계산하여 먹는 것은 옆에서 누가 챙겨주면 모를까 본인이 일일이 계산하여 먹기란 현실적으로 어려운 일이다. 따라서 체중 감량을 원한다면 비슷한 키의 보통사람이 먹는 양의 60~70%만 섭취하면 된다. 세끼 식사는 규칙적으로 하되 고단백 저칼로리로 하면 된다.

고단백 음식으로는 두부, 두유, 콩자반, 된장 등 콩으로 만든 음식이 있고 저지방 우유, 치즈, 요구르트 등의 유제품과 계란, 닭 가슴살, 쇠고기 등의 육류와 참치, 고등어, 명태, 조기 등의 해산물이 있다.

저칼로리 음식으로는 오이, 당근, 가지, 우엉, 무, 배추, 양배추, 브로콜리, 도라지, 쑥, 미역, 다시마 등과 같은 야채와 해조류가 있다.

커피나 탄산음료는 몸에서 뼈를 구성하는 칼슘이나 칼륨 등의 무기질을 빠져나가게 하여 디스크의 퇴행성을 촉진하므로 피하는 것이 좋다.

과일주스는 과일보다 당분이 훨씬 높기 때문에 살찌기 쉽다. 수분 섭취는 물로 하고 과일은 따로 섭취하는 것이 좋다. 과일도 하루에 너무 많이 먹으면 살로 가기 때문에 요일마다 먹을 과일과 양을 정하여 식사와 함께 하도록 한다. 특히 점심식사와 같이 하면서 정한 양을 넘지 않도록 해야 한다. 섭취량은 평균적으로 바나나 작은 것 1개 정도의 양을 기준으로 삼으면 된다. 예를 들면 월요일은 바나나 작은 것 1개, 화요일은 방울토마토 7개, 수요일은 사과 작은 것 1개, 목요일은 배 반쪽, 금요일은 파인애플 ⅛개, 토요일은 귤 작은 것 2개, 일요일은 참외 작은 것 1개, 이런 식으로 정하여 먹도록 한다.

식사는 하루 세끼 규칙적으로 하고 천천히 먹는다. 빨리 먹으면 포만감이 천천히 오기 때문에 과식하게 된다.

군것질은 절대 하지 말고 식간에 허기가 지면 물을 마신다. 그래도 참을 수 없으면 저지방우유나 두유를 먹는다.

빵, 라면, 햄버거, 피자, 튀김 등 인스턴트 · 고칼로리 음식을 피하고 쌀밥보다는 잡곡밥을 먹도록 하며 두부를 밥 대용으로 먹는 것도 좋다. 먹는 순서는 채소→고기→밥 순으로 채소를 먼저 먹어 포만감을 키운 후 고기, 밥 순으로 먹는다.

5. 임신

임신을 하게 되면 4개월부터 입덧은 사라지고 식욕이 증가하며 배가 불러 오르기 시작한다. 태아가 자라면서 복부 근육은 약해지고 자궁 무게가 골반이나 척추에 부담을 주게 된다. 또 임신 기간 중에는 출산 시 골반의 관절을 이완시켜 태아의 통과를 용이하게 하기 위해 릴랙신이라는 호르몬이 분비된다. 릴랙신 호르몬은 뼈를 꽉 잡고 있는 섬유성 조직인 인대를 부드럽게 하는 것으로 이로 인해 허리를 지탱해 주던 인대가 약해져 허리와 천장관절을 쉽게 다치게 된다.

천장관절이란 엉치뼈와 엉덩이뼈 사이 관절을 말한다. 천골(엉치뼈)과 양측 장골(엉덩이뼈)이 좌우 대칭으로 만나 이루어지는 관절로 골반을 이루는 대표적인 관절이다. 이 관절은 가동 범위가 2~4㎜로 크지 않으나 보행 시나 허리를 앞으로 굽힐 때, 서 있을 때 미세한 움직임으로 척추에 전달되는 충격을 흡수하는 역할을 한다.

임신 중 허리 통증은 허리만 아픈 경우도 있고 등 부위만 아픈 경우도 있으며 밤에 누워 있을 때 특히 심해지는 경우와 천장관절(엉덩이뼈 사이 관절) 통증이 있다. 임신과 출산 시 골반이 릴랙신 호르몬에 의해 이완되어 요통과 엉덩이 통증과 좌골신경통이 생기기도 한다.

임신으로 인한 요통은 분만 후에 허리 조직이 다시 단단해지고 허리 부담이 줄어들면서 대부분 사라지지만 10% 정도는 출산 후에도 요통으로 고생하는 경우를 볼 수 있다. 산모들은 이 점을 명심하여 우선 체중 조절에 신경을 써야 한다.

옛말에 아이는 작게 낳아 크게 키우라는 말이 있다. 임신 중 체중 변화는 임산부의 체중에 따라 권장 증가량이 다르다. 체질량 지수가 20~24로 정상인 산모는 11~16kg 정도, 체질량 지수가 20미만인 저체중 산모는 12~18kg 정도, 체질량 지수가 25~30인 비만 산모는 7~11kg 정도, 체질량 지수가 30 이상인 고도 비만 산모는 7~9kg 정도 체중이 증가되는 것을 권장한다. 산모나 태아를 위해서도 약간 모자란 듯 증가되는 것이 좋다. 예를 들면 체질량 지수가 20~24로 정상인 산모의 경우 권장 체중 증가량은 11~16㎏이지만 11~13㎏ 정도가 좋다고 할 수 있다. 체질량 지수는 몸무게를 키의 제곱으로 나눈 값이다. 키가 160㎝이고 몸무게가 55㎏인 사람의 체질량 지수는 55÷(1.6×1.6) = 21.5가 된다.

태아 몫까지 먹는다고 영양을 과잉 섭취하고 활동도 극도로 줄여 체중이 20㎏ 이상 많이 늘어난 사람들은 출산 후에도 원래의 체중으로 회복되지 못하는 경우가 많고 임신 중이나 출산 후에도 요통에 시달리게 되는 경우가 많이 있다. 음식은 고단백 저칼로리로 먹도록 하며 당분이 많이 포함된 음료수나 군것질은 피하고 가벼운 활동과 걷기·체조 등으로 기초체력 유지와 체중조절을 적극적으로 해야 한다. 체중 증가가 클수록 배가 많이 나오게 되어 허리가 자꾸 뒤로 젖혀지고 엉덩이 부위에 통증이 생기며 걸음걸이도 이상하게 된다.

임신 기간 동안 배를 앞으로 내밀려 하지 말고 허리를 바로 세우려고 노력하기 바란다. 발의 앞쪽으로 서려고 하면 쉽게 허리를 바로 세울 수 있을 것이다('바르게 서기' 참조).

배를 한껏 내밀고 허리나 엉덩이를 손으로 받쳐 걷는 산모들을 흔히 보는데 이것은 허리에 좋지 않다. 임신이 되면 인대는 출산을 대비하여 느슨해지는데 이 기간 동안 몸을 뒤로 젖히면서 걸으면 이미 부드러워진 인대들은 두 배나 더 약해지고 이로 인해 척추가 이중으로 타격을 받는다. 걸을 때도 몸을 곧게 지탱하여 걷도록 해야 한다. 신발도 배를 앞으로 나오게 하는 하이힐은 피하도록 한다.

평소에도 걷기나 가벼운 운동을 하여 체중이 급격히 늘어나는 것을 막아야 하며 태아로 인하여 허리에 가중되는 스트레스로부터 척추를 보호하기 위해 '바른 생활자세'를 배우고 지키도록 노력해야 한다. 그러면 임신 중 요통에서 많이 자유로워질 수 있을 것이다.

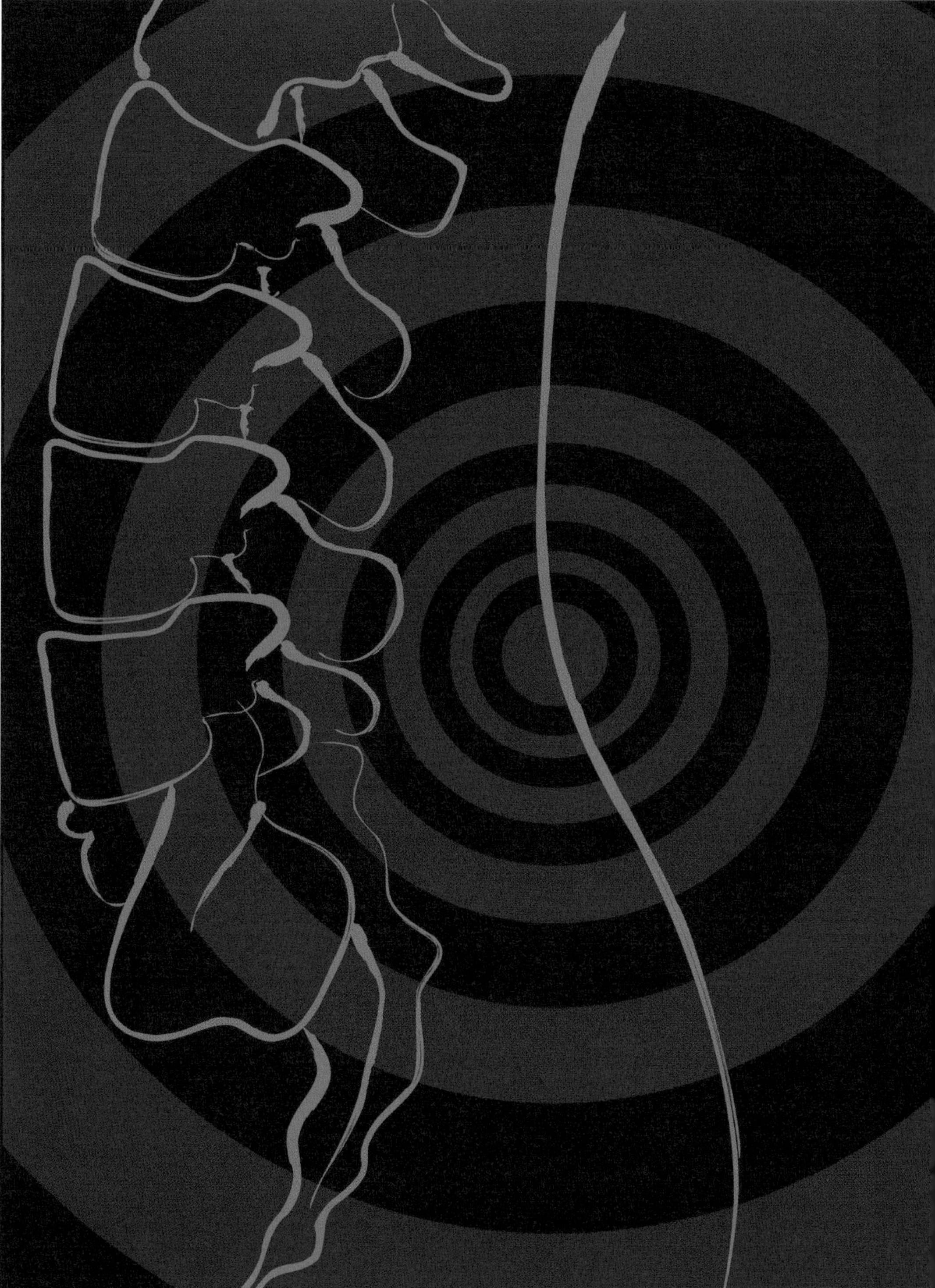

질문과 대답

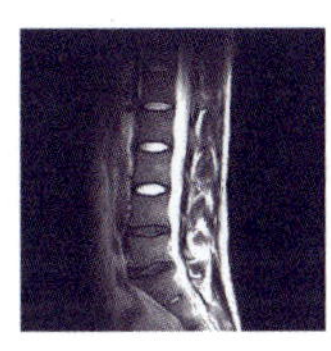

질문과 대답

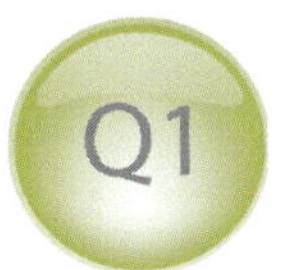

Q1 척추교정으로 탈출된 디스크를 넣는다던데 이건 어떻게 받아들여야 합니까?

척추교정으로 증상이 좋아지는 분들도 많이 계십니다. 그렇다고 해서 탈출된 디스크가 들어가지는 않습니다. 다시 MRI를 찍어 보면 디스크가 탈출된 그대로 인 경우가 대부분일 것입니다.

의학적 지식이 모자라 증상이 좋아지니 아마 탈출된 디스크가 들어가서 좋아 진 것이라 지레 짐작해서 그렇게 말한 것입니다. 해부학적 지식이 조금만 있어도 손으로 디스크를 넣는다는 것이 얼마나 비현실적인 이야기인지 알 수 있습니다.

디스크 구조를 보면 디스크를 척추 궁이나 극돌기인 뼈 그리고 인대, 근육들이 단단히 지지하고 있을 뿐 아니라 디스크 내 수십 겹의 섬유륜을 뚫고 나온 수핵 을 물리적 자극으로 다시 집어넣는다는 것은 불가능합니다.

척추교정으로 좋아지는 경우도 경직된 근육을 풀거나 신체의 좌우 밸런스를 일시적으로 맞춰 몸의 자연치유력을 높여 증상을 좋아지게 만드는 것이지 탈출된 디스크를 원상태로 넣는 치료는 아닙니다.

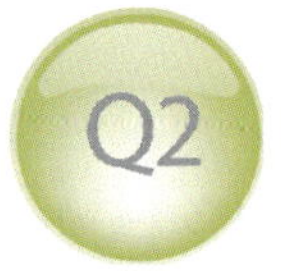

내 몸 안의 의사인 자연치유력을 극대화시키는 방법은 무엇입니까?

우선 통증의 신호를 무시해서는 안 됩니다. 이것이 가장 중요한 키포인트입니다.

통증은 몸의 진단이며 우리에게 위험을 알리는 신호입니다. 통증을 일으키지 않게 하면서 점차적으로 몸을 좋게 만들어야 합니다. 통증만큼 매 순간 몸의 위험을 알려주는 진단기기도 없을 것입니다. 통증을 통한 몸의 경고를 무시하고 과격하게 몸을 움직이면 더 몸이 상하게 됩니다.

디스크 환자들을 보다 보면 가장 보편적인 실수가 통증을 무시하고 운동만 열심히 하는 분들이 많은데 계속해서 디스크에 악영향을 주게 됩니다.

어떻게 몸에 무리를 주지 않으면서 몸을 좋게 만드느냐가 관건이며 구체적인 방법은 '환자 스스로 하는 자가 치료 방법'을 참고하시기 바랍니다.

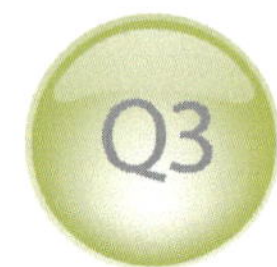

치료가 되어가고 있다는 것은 어떻게 알 수 있나요?

우선 통증이 몸의 위험을 알려주듯 몸의 상쾌한 느낌으로 호전을 알 수 있습니다.

예전에는 아파서 할 수 없던 동작을 무리 없이 할 수 있다든지 전보다 통증 없이 더 오래 앉아 있을 수 있다든지 다리가 땅긴다거나 허리가 무겁다 하는 불편한 증상들이 없어지는 것 등으로 좋아지고 있음을 알 수 있습니다.

디스크 질환은 하루에도 몇 번씩 증상이 변하기 때문에 좋아진 것 같다가도 다시 악화된 것 같을 때가 있습니다. 어느 정도 좋아지고 있는지를 쉽게 비교할 수 있는 방법을 하나 말씀드린다면, 먼저 이 책에 있는 내용을 따라 하기 전에 불편했던 점이나 통증을 잘 기억해 놓았다가 책을 따라 하면서 책을 따라 하기 전과 현재가 어떻게 다른지 비교해보면 얼마나 좋아졌는지 쉽게 비교가 될 것입니다.

예를 들면 어제와 오늘을 비교하는 게 아니라 책의 내용을 따라 한 지 1주일이 되었다면 1주일이 된 현재의 몸 상태와 따라 하기 전의 몸 상태를 비교하는 것이고, 만약 책을 따라 한 지 한 달이 지났다면 책을 따라 하기 전의 상태와 현재의 몸 상태를 비교합니다. 그러면 몸이 좋아지고 있는지, 변화가 없는지, 아니면 더 나빠지고 있는지 확실히 비교가 됩니다.

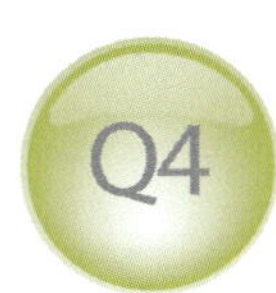

Q4 정상인처럼 일상생활에 불편함이 없고 영화관에서 편하게 영화를 볼 수 있게 되려면 시간이 얼마나 걸리나요?

치료 잘 받으면서 이 책에 나온 대로 생활하면 보통 3~6개월 정도 걸립니다.

물론 발병한 지 얼마나 됐는지, 증상이 어떤지, 나이가 많은지 젊은지에 따라 시간이 짧아질 수도 있고 좀 더 걸릴 수도 있습니다.

디스크 치료는 정말 많은 인내를 필요로 합니다. 치료는 치료대로 잘 받아야 하고 집에서도 이 책에 나온 대로 허리 관리를 잘해야 합니다. 시간도 꽤 걸리지만 어쩔 수 없습니다.

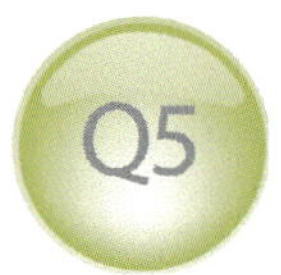

Q5 정상인처럼 일상생활에 불편함이 없고 영화관에서 편하게 영화를 볼 수 있게 될 정도면 치료가 끝났다고 할 수 있습니까?

아닙니다. 본격적인 치료가 남아 있습니다. 이제부터 의사보다는 환자의 노력이 더욱 필요한 시기이지 치료의 종결은 아닙니다. 본인의 노력이 더욱 중요해지는 시기입니다. 평생 허리만 생각하고 조심조심해서 살 수만은 없지 않습니까!

통증 없이 일상생활을 할 수 있을 때까지가 소극적 치료라면 이제부터는 적극적 치료가 필요합니다. 힘든 일을 해도 허리가 아프지 않고 웬만큼 무리한 일에도 재발하지 않도록 허리를 강하게 만들어야 합니다. 의사와 잘 상의해서 몸에 무리가 가지 않게 점진적으로 허리를 강화시켜 나가야 하며 이 책에 나와 있는 허리 강화 운동을 잘 따라 하시기 바랍니다.

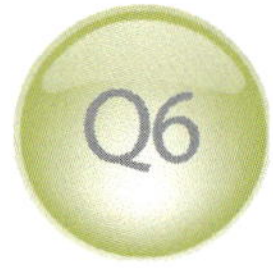

Q6 디스크 수술에 실패한 환자나 수술 후 재발한 환자는 어떻게 해야 합니까?

디스크 수술 후 증상이 개선되지 않았거나 오히려 없었던 증상들이 나타난 경우나 수술로 증상이 좋아졌다가 다시 불편한 증상이 생기는 경우로 방법은 마찬가지입니다. 어쩔 수 없습니다. 처음부터 다시 시작한다는 마음가짐으로 새롭게 시작해야 합니다. 바르게 앉고, 바르게 걷고, 바르게 눕고, 바르게 일상생활을 하면서 우선 비수술적 방법으로 치료 받아 보시기 바랍니다. 수술로 치료 받았던 환자라고 해서 반드시 수술로 치료 받아야 하는 것은 아닙니다.

디스크 수술 후 재발한 경우나 실패한 경우에도 비수술적 방법으로 좋아지는 경우가 많이 있습니다. 하지만 수술 받지 않은 환자들보다 허리 상태가 더 안 좋은 경우가 많아서 호전되는 속도나 회복은 늦어질 수 있습니다.

수술은 거듭하면 할수록 성공률이 많이 떨어집니다. 급할수록 돌아가라는 말이 있습니다. 너무 조급하게 서두르지 말고 의사에게만 모든 것을 의지하려고도 하지 마십시오. 자신의 몸을 믿고 바르게 생활하면서 비수술적 방법으로 치료 받아 보시길 권합니다.

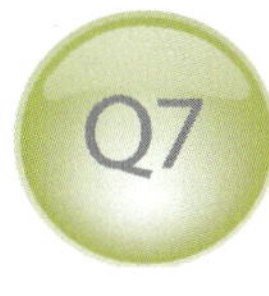

Q7 MRI 사진만으로, 아니면 증상만 듣고 수술적 방법으로 치료해야 할지, 비수술적 방법으로 치료가 가능한지를 치료에 앞서 확답해 주실 수는 없나요? 확답을 해주시면 치료 받으러 가겠습니다.

환자의 입장에서는 가장 현명하고 경제적인 질문일 것입니다. 완치시켜 준다는 확답이 있으면 치료 받겠지만 의사가 확신도 못하는 상황에서는 굳이 시간과 돈을 낭비하며 고생할 필요가 있겠느냐는 의미일 것입니다.

그러나 질문과 같이 대답은 쉽지가 않습니다. 만약 확답하는 대로 결과를 만들어 낼 수 있는 곳이 있다면 아마 국내뿐만 아니라 세계적으로도 유명해지게 될 것입니다. 분명 결과가 좋았던 수많은 환자 케이스와 증상과 MRI 사진이 비슷하다 하더라도 디스크 질환에는 변수가 많아 그 결과에 대해 미리 확답하기는 힘듭니다.

비수술적 치료는 2~4주 정도 치료해보면서 환자의 경과와 치료 반응을 보면 결과를 어느 정도 가늠할 수 있습니다. 제어할 수 있는 디스크 환자인지 안 될 환자인지 치료하는 의사도 감이 오고 치료 받는 환자도 느낌이 올 것입니다. 그러나 치료하기도 전에 결과가 어떻게 될지 100% 장담할 수는 없습니다. '진인사대천명(盡人事待天命)'이라는 말이 있듯이 '의사는 환자에 대해 할 수 있는 최선을 다하고 하늘의 뜻을 기다립니다.'가 그나마 제가 드릴 수 있는 답입니다. 즉 치료할 자신이 있다는 것과 반드시 낫게 해주겠다는 것은 상당한 차이가 있다는 것입니다. 자신만만하게 낫게 해줄 자신은 있었지만 결과는 그리 호락호락하지 않은 경우도 있습니다. 결과가 반드시 예측한 대로 나오지는 않습니다. 그래서 의사에게 그런 대답을 요구하는 것도 무리이고 의사가 바로 그 자리에서 환자에게 디스크 질환에 대해 이해시키지 않고 귀찮다고, 혹은 영리를 위해 결과에 대해 미리 장담하는 것도 환자에 대한 도리가 아닌 듯합니다.

그런데 환자들의 불안한 심리를 이용한 악덕 상술이 심심찮게 목격되는 것도 사실입니다.

확답해주는 곳은 의료기관이 아닌 경우가 대다수이고 환자와의 첫 상담에서 100% 완치를 장담하고 대신 선불을 요구하거나 터무니없이 고가의 치료비를 요구하는 곳이 대부분입니다. 이런 곳은 기대가 큰 만큼 결과가 만족스럽지 않은 경우가 많습니다. 증세의 호전이 없을 경우 책임을 모면하기 위해 대부분 다른 사람들은 다 좋아졌는데 왜 당신만 결과가 이런지 모르겠다며 환자가 이상하다는 식으로 윽박지르며 몰아붙이거나 당신만은 매우 특수한 케이스이니 좀 더 장기간 치료 받아야 한다며 처음 조건보다 더 따르기 힘든 조건을 제시하여 환자가 스스로 지쳐 떨어질 때까지 끌고 가는 경우가 대부분입니다.

제가 분명히 말씀드릴 수 있는 것은 수술은 최후의 방법이지 최선의 방법은 아니라는 점입니다. 응급으로 수술해야 될 경우(다리가 마비되거나 대소변 장애가 오거나 통증이 너무 극렬하여 도저히 참을 수 없는 경우 등)가 아니면 디스크 탈출 정도가 심해도 지레 포기하고 바로 수술하기보다는 우선 몸에 손상이 적은 비수술적 방법을 시도해 보기를 권합니다.

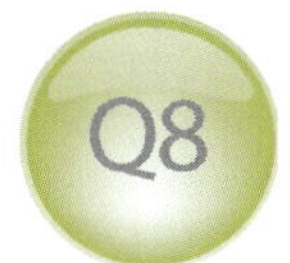# 디스크로 유명한 병원보다 거주지와 가까운 의료기관을 먼저 방문하기를 권하는 이유는 무엇입니까?

가장 쉽게 생각해보면 확실히 치료할 수 있는 곳에서 치료 받으면 되는데 디스크 질환에 대해 모든 환자를 100% 낫게 해줄 수 있는 곳은 없습니다. 그리고 책임지고 확실히 낫게 해준다고 장담하는 곳이라도 치료 결과는 참담한 경우가 비일비재합니다. 디스크로 유명한 곳은 디스크 환자가 많다는 이야기이지 디스크 환자가 그곳에서 치료 받기만 하면 모두 낫는다는 말은 아닙니다.

디스크 진단을 받자마자 무조건 유명한 병원에서 치료 받아야겠다고 몇 시간씩 차를 타고 가서 한참을 기다려 치료를 받는다는 것이 여간 힘든 일이 아닙니다. 몸도 성치 않은 데다 좋은 치료를 받았다 하더라도 오고 가고 하면서 더 다치는 경우도 생깁니다. 한두 번 치료로 낫는 것도 아니고 그곳의 치료 방법이 본인과 맞는다는 보장도 없고 만약 호전되었다 하더라도 재발되었을 경우 또다시 그먼 곳을 힘들게 다녀야 하는 문제도 있습니다.

그래서 만약 디스크로 유명한 곳이 거주지와 가깝다면 처음부터 그곳을 방문하는 것이 좋지만 그렇지 않다면 우선 집 가까운 곳에서 본인에게 맞는 의료기관을 찾아보는 것이 가장 좋습니다. 집 근처에서 치료 받아보면 효과가 없으면 없는 대로 유용한 정보가 됩니다. 다른 의료기관에서는 전에 치료 받았던 방법은 배제하고 새로운 치료법을 강구할 것이고 만약 효과가 있으면 괜히 먼 곳까지 다니며 고생할 필요가 없을 듯합니다.

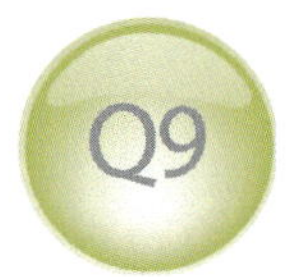

많이 호전되었습니다. 치료의 마무리는 어떻게 하는 것이 좋은가요?

불편한 증상이 많이 개선되어 걷거나 앉거나 서거나 하는 일상생활에 전혀 무리가 없고 극장에 가서 영화도 즐겁게 볼 수 있을 정도이고 여자라면 10kg, 남자라면 20kg 정도의 쌀 포대를 쉽게 들 수 있을 정도로 회복이 되면 치료의 마무리 시점에 왔다고 할 수 있습니다. 이 정도로 환자의 증세를 호전시켜드리면 의사의 역할은 거의 다 한 것이나 다름없습니다. 이제부터는 허리 강화 운동을 통한 환자의 노력이 빛을 발하는 시기입니다.

증상이 많이 호전되었다고 갑자기 치료를 중단하기보다는 불편함이 없어도 1주일에 한 번씩 한 달 정도 더 치료 받고, 그 다음은 2주일에 한 번씩 4회 정도, 그 다음은 한 달에 한 번 정도로 꾸준히 의료기관에서 치료를 받는 것이 좋습니다. 왜냐하면 허리 강화 운동이나 일상생활을 할 때 회복된 지 얼마 안 된 허리는 정상인들 허리와 같이 피로회복이 빠르지 않아 쉽게 잔손상이 누적될 수 있기 때문입니다.

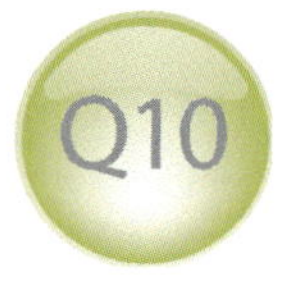

절대 재발하지 않나요?

환자나 보호자들이 답을 알면서도 꼭 물어보는 내용입니다.

언제든지 재발할 수 있습니다. 그리고 정상인들도 얼마든지 디스크 질환에 걸릴 수 있습니다.

디스크를 예방하고 또 재발을 막는 방법은 얼마나 생활 습관을 바르게 하느냐

에 달려 있습니다. 바르게 서고, 바르게 걷고, 바르게 앉고, 바르게 눕고…… 바른
생활 습관을 몸에 익혀야 합니다.

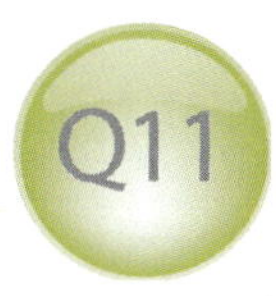

Q11 MRI의 폐해는 없나요?

　MRI는 방사선이 아닌 자장을 이용하는 비교적 안전한 검사법입니다.

　허리 질환의 경우 원인이 다양하므로 장기간 요통으로 고생하고 있거나 지속
적으로 다리가 땅기거나 저리는 신경증상이 있으면 정확한 원인 확인을 위해 촬
영해 보는 것도 좋습니다. 그러나 발병한 지 얼마 안 된 경미한 급성 요통이나 일
시적인 다리 저림일 경우 촬영할 필요는 없습니다. 비용도 만만치 않고, 심리적
으로 완벽주의자인 분들은 아는 게 병이라고 촬영 전까지는 크게 불편하지 않았
는데 디스크라는 진단을 받은 후 정신적 충격을 받아 경미하던 디스크 증상이 더
심해져 고생하게 되는 분들도 간혹 있습니다. 성격이 예민한 분들은 MRI 촬영을
신중히 결정하기 바랍니다. 모르는 게 약이고 아는 게 병일 수도 있습니다.

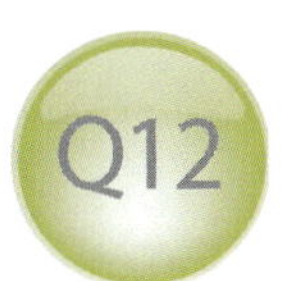

Q12 전 어떠한 비용과 시간을 지불하고서라도 디스크를 반드시 원상태로 복원시키고 싶습니다. 정말 방법이 없나요?

　터져 나온 디스크의 크기는 시간이 지나면서 줄어드는 경우도 많습니다. 그러
나 탈출된 디스크의 크기가 줄어든 경우도 나온 디스크가 원래 있던 곳으로 들어
간다기보다는 주변 조직으로 흡수되어 줄어드는 경우가 대부분입니다.

디스크 진단을 받고 증상이 갈수록 심해져 디스크가 처음보다 얼마나 더 나빠졌는지 확인하려고 MRI를 재촬영한 환자 중에 탈출된 디스크의 크기가 많이 줄어들었다는 소리를 듣는 환자들도 종종 있습니다. 증상은 심해졌는데 탈출된 디스크는 많이 줄었다니 웃어야 할지 울어야 할지 어이없어하는 환자들도 있습니다. 증상이 호전되어도 탈출된 디스크의 크기가 전과 별 차이 없는 경우도 있고 호전된 증상과 같이 탈출된 디스크의 크기가 줄어드는 경우도 있습니다.

디스크로 진단받고 증상이 호전되어 일상생활에 지장이 없게 된 분들은 그냥 생활하면 됩니다. 굳이 디스크도 원상태로 되지 않았나 싶어 MRI를 재촬영할 필요는 없습니다. 괜히 찍어보고 탈출된 디스크의 크기가 줄어 있으면 그나마 다행이지만 변화 없는 디스크를 보게 되면 기분만 상하게 됩니다. 확인해 봐서 환자에게 도움 되는 게 별로 없습니다.

치료가 잘되어 호전이 빨리 된 경우 재촬영까지 기간이 짧아 별 차이 없는 경우가 대부분이고 간혹 장기간 치료를 받아 재촬영 기간이 좀 긴 경우 크기가 줄어든 경우도 있지만 이 경우도 시간이 지나면서 주변 조직으로 흡수된 경우가 대부분이고 원래의 디스크로 복원되지는 않습니다.

수술을 하더라도 디스크는 원래의 형태로 복원되지 않습니다.

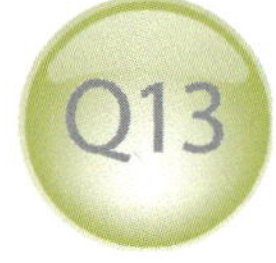 **사이비 치료에 속지 않으려면 어떻게 하면 되나요?**

가장 쉬운 방법은 우선 국가에서 허가 받은 의료기관을 이용하는 것입니다. 그리고 치료에 대해 너무 확신하는 경우나 터무니없는 고가의 비용을 선불로 요구하는 경우는 피하는 것이 좋습니다.

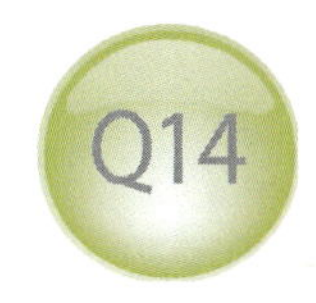

척추교정과 골반교정은 반드시 해야 하나요?

환자를 치료하다 보면 흔히 듣는 얘기가 있습니다.

허리와 척추와 골반이 바르게 되어 있는지, 혹은 틀어지지 않았는지, 전에 척추와 골반이 틀어졌다는 이야기를 들은 적이 있는데 어떻게 해야 하는지, 거울을 보면 허리가 옆으로 좀 틀어진 듯한데 바르게 맞추지 않아도 되는지…….

이런 얘기들을 들으면 정말 난처합니다. 바로 해결될 것 같으면 해드리고 싶은데 이게 말처럼 쉬운 게 아닙니다. 사람 몸이 찰흙도 아니고 일시적으로 잠시 만들 수 있을지 몰라도 외부적 힘을 한번 받았다고 해서 인체가 그 상태로 유지되기는 힘듭니다. 예를 들면 인체 중에 뼈가 몸 밖에 나와 있는 게 그나마 치아입니다. 치아 같은 경우도 3~5mm 정도 위치 이동을 하는 데 강한 철사와 밴드로 치아를 압박합니다. 당연히 하루 종일 몇 년 동안은 교정기를 하고 있어야 하고 몇 개월에 한 번씩은 더 조이기 위해 치아 교정기를 교체해야 합니다. 이렇게 2~3년을 고생해야 겨우 치아가 몇 mm 움직입니다.

몸 밖으로 드러난 조그마한 치아가 이 정도일진대 몸속 깊숙이 있고 크기도 치아보다 몇 십 배나 큰 척추뼈의 배열을 외부의 일시적 자극 한 번으로 어떻게 한다는 것은 있을 수 없는 일입니다.

다시 말해 척추교정은 척추뼈 자체를 이동시키는 게 아니고 주변에 있는 관절과 인대, 근육의 밸런스를 조절하는 것입니다. 그것도 일시적으로……. 예를 들면 눈꺼풀 위를 손끝으로 잘 누르면 일시적으로 쌍꺼풀을 만들 수 있는 것과 같은 이치입니다. 몸의 좌우 균형이 맞춰지면 몸의 자연치유력인 자생력이 증대되어 통증이 사라지게 되고 통증으로 허리가 휘어졌던 경우라면 통증이 사라지면서 허리가 어느 정도 바르게 되는 원리인 것입니다.

우선 척추가 바른지 골반이 틀어졌는지에 대한 개념이 잡혀야 합니다.

경미한 차이는 누구다 다 가지고 있는 것입니다. 주먹 크기만 비교해 봐도 좌우 차이가 나는 것을 쉽게 알 수 있습니다. 눈 모양도 좌우가 똑같지는 않고, 콧구멍 모양도 완전히 똑같은 경우는 드물 것입니다. 얼굴 측면 사진도 좌측과 우측을 찍어보면 조금씩 차이가 납니다. 즉 인체는 좌우가 완벽히 똑같지는 않습니다. 단지 매우 비슷할 뿐입니다. 척추도 10도 이내로 휘어지는 경우는 정상으로 간주합니다.

교정이라 함은 '틀어지거나 잘못된 것을 바로잡음' 이라는 뜻인데 인간 자체가 불완전한 존재로 원래 좌우가 미세하게 틀어지고 좌우가 경미하게 같지 않은 것을 잘못된 것이라 하여 교정해야 된다는 말은 좀 적절치 않다고 생각합니다. 그러나 관용적으로 교정이라고 말하고 있으니 저도 그렇게 쓰고 있습니다.

환자를 엎드리게 해 오금을 접어 발뒤꿈치 바닥 높이를 비교하여 몇 밀리미터 차이로 다리가 길다 짧다, 골반이 위로 올라갔다 내려갔다 하여 좌우를 맞추는 치료법이 있습니다. 물론 환자만 그런 차이가 있는 것이 아니라 일반인도 조금씩 차이가 나는 경우가 대부분입니다. 즉 대부분의 사람이 좌우가 경미하게 차이가 있다는 겁니다.

그러면 왜 교정치료를 할까요?

교정하면 척추 주위의 관절과 근육 인대의 균형을 일시적으로 맞출 수는 있습니다. 그러면 몸의 자연치유력이 더 강하게 작동하는 듯합니다. 그래서 허리병 치료에 도움이 됩니다. 그렇다고 척추교정이나 골반교정이 탈출된 디스크를 원래의 위치로 집어넣는 치료법은 아닙니다. 좋은 치료법이기는 하지만 너무 지나친 기대나 환상은 금물입니다. 그냥 효과 좋은 비수술적 치료 방법들 중의 한 가지 정도로만 생각하면 될 것입니다. 교정치료도 결국 손상된 허리 주변의 연부조직들을 잘 회복시킬 수 있도록 몸의 자연회복력을 도와주는 치료입니다.

사람들 중에 오른손잡이가 있고 왼손잡이가 있듯 좌우 중에 기능이 좋은 부분이 있습니다. 전화를 받는 귀도 기능이 우수한 귀만을 이용하려는 경향이 있습니다. 오른손과 오른팔이 왼쪽에 비해 더 크고 굵은 이유는 많이 사용했기 때문입니다. 이런 편향된 사용이 많으면 많을수록 차이는 더 크게 나는 것입니다. 평소

생활에서 좌우를 같은 비율로 사용하도록 노력하면 됩니다.

그리고 같은 자세로 장시간 앉아 있으면 자세가 안 좋아집니다. 최소 1시간에 한 번 정도는 일어나서 사무실이나 복도를 잠시 걷거나 의자 등받이를 잡고 앉았다 일어섰다를 4~5회 하고 다시 앉아 일하도록 합니다.

이렇게 몸의 좌우를 같은 비율로 사용하거나 부동자세로 장시간 있지 않는 생활 습관이 몸의 좌우 균형을 잡는 데 더 중요한 역할을 합니다.

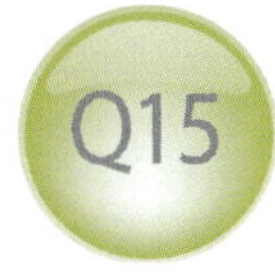 **Q15** **잠자리에서 일어나는 아침에 통증이 특히 심한 이유는 무엇입니까?**

서 있을 때 허리가 받는 부담이 100이라면 다리를 펴고 누워 있으면 30 정도, 무릎을 세우고 있으면 15 정도, 옆으로(모로) 누워 있는 것은 50 정도 부담이 됩니다. 즉 누워 있다고 해서 허리에 부담이 전혀 없는 것은 아닙니다. 아침에 일어날 때 특히 통증이 심한 이유는 자는 동안 가랑비에 옷 젖듯 허리에 누적된 부담이 아침에 일어날 때 나타나는 것입니다.

아침에는 몸이 많이 굳어 있으므로 일어나자마자 바로 이부자리를 정리하거나 머리를 감지 말고 5분 정도 거실을 걷거나 가슴 정도 높이의 창틀이나 책꽂이를 잡고 앉았다 일어섰다를 반복해 몸을 워밍업한 후 일상생활을 시작하는 것이 좋습니다. 앉았다 일어섰다 할 때 주의할 점은 아침이라 몸이 많이 굳어 있어 허리나 다리 힘만으로 일어서려면 부담스러울 수 있으므로 창틀이나 책꽂이를 잡아당기면서 일어서는 방식으로 팔의 도움을 받는 것이 좋습니다.

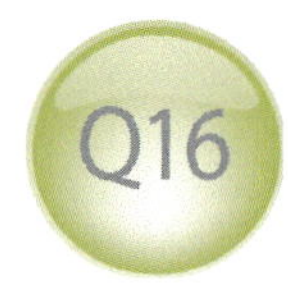 **관절에서 소리가 많이 나는데 치료를 해야 하나요?**

허리가 아프고 나서 갑자기 허리나 무릎 관절에서 소리가 나기 시작한다고 걱정하는 분들이 많습니다. 혹시 척추나 골반이 휘는 게 아닌가 걱정하는 분들도 있습니다. 사실은 예전부터 소리가 났었던 것인데 아프기 전에는 신경도 쓰지 않다가 아프고 나니 몸의 징후 하나하나에도 민감하게 반응한 결과입니다. 평소 건강할 땐 대수롭지 않게 여기던 것들도 아프고 나면 자꾸 몸의 변화에 민감해지기 때문입니다.

관절에는 나이트로겐이라는 액체 물질이 있습니다. 이것이 관절 공간이 넓어지면 기체로 변하면서 소리가 나는 것입니다. 맥주나 콜라 병을 딸 때 소리 나는 것과 같은 이치입니다.

관절의 공간이 커질 때 소리가 나므로 당연히 허리를 뒤틀 때나 앉았다 일어설 때 소리가 납니다. 척추교정할 때 환자의 허리를 옆으로 비트는 동작이 있는데 이때 척추 관절 공간이 넓어지므로 허리에서 우두둑 소리가 나는 경우가 흔합니다. 환자들은 이 소리가 척추뼈가 제 위치에 들어가면서 나는 소리라고 생각하는데 그건 아닙니다. 쉽게 말하면 손가락 관절을 꺾으면 우두둑 소리가 난다고 해서 이것이 손가락이 제자리를 찾아가는 소리라고 생각하는 사람은 없을 것입니다. 즉 소리가 나고 안 나고는 중요하지 않습니다.

간혹 아프고 나서 유달리 소리가 많이 나는 분들이 있습니다. 하지만 정상인 중에서도 관절에 특별한 이상이 있는 것도 아닌데 어느 날 갑자기 관절에서 소리가 나기 시작하는 분들도 많이 있습니다. 즉 관절에서 소리가 난다고 상태가 더 나빠지는 것은 아니니 걱정하지 않아도 됩니다.

관절에서 소리 나는 것은 굳이 치료의 대상으로 삼지는 않습니다.

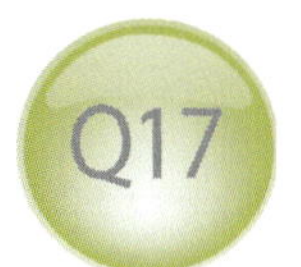

Q17 재채기를 하면 허리가 울려서 너무 괴로워요. 재채기하는 요령은 없나요?

재채기의 속도는 음속에 비견된다고 합니다. 일반적인 호흡은 횡격막 운동이지만 기침과 재채기는 복벽 주위의 근육을 사용하게 됩니다. 심한 기침 후 배가 땅기게 되는 경우가 이 때문입니다.

재채기할 때 자연스럽게 눈을 감게 되는데 혹 인체 내부의 압력에 의해 눈이 탈출할 수도 있으므로 인체의 방어 시스템이 작용하는 것입니다.

재채기하다가 허리를 다쳤다든지 갈비뼈가 금이 갔다든지 하는 말이 과장은 아닙니다.

허리디스크의 증상이 심해 기침하면 허리가 울리거나 허리에 통증이 오는 사람들은 갑자기 나오는 재채기로 복압이 순간적으로 올라가게 되면 허리를 더 다칠 수도 있습니다.

기침이나 재채기도 요령이 필요합니다.

기침이나 재채기를 할 때 가장 좋은 자세는 의자에 앉아 등받이에 허리를 밀착시키고 하는 것이 가장 편합니다.

그러나 서 있는 경우라면 무릎을 살짝 굽히고 손으로 무릎을 짚으면서 상체를 살짝 앞으로 숙여 입을 크게 벌리고 합니다. 입을 다물고 한다든지 입을 작게 하면 재채기의 큰 복부 압력이 그대로 허리로 전달되어 좋지 않습니다. 기침이나 재채기를 할 때는 입을 크게 벌리고 해야 허리로 가는 충격을 최소화할 수 있습니다.

누워서 기침이나 재채기를 할 때는 옆으로(모로) 누워서 하는 것이 좋습니다. 만약 천장을 보고 바로 누워서 하게 될 경우는 다리를 펴고 하지 말고 무릎을 세우고 하는 것이 좋습니다.

기침감기를 앓고 있다면 적극적으로 기침을 치료해서 허리에 충격이 가는 것을 막아야 합니다.

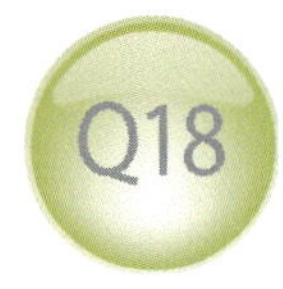

다 나았다는 것은 어떻게 알 수 있나요?

　탈출된 디스크가 들어가고 나오는 것이 의미 없다는 것은 여러 차례 언급했습니다. 그러니 탈출된 디스크가 다시 들어갔는지 MRI를 찍어 보는 것은 의미가 없습니다. 일반인들이 오해하는 경우가 많아서 다시 한 번 말씀드리면 MRI가 보편화되면서 정상인도 디스크가 탈출된 경우가 많이 발견되었습니다. 디스크 탈출이 원인이라면 통증이 있어야 하는데 일상생활과 운동에 전혀 불편함이 없는 경우입니다. 튀어나온 디스크가 통증을 유발하는 원인이 아니라 디스크 탈출로 인한 신경의 손상이 원인임이 밝혀지고 있습니다. 그러니 디스크가 탈출되어도 신경의 손상이 없는 사람은 통증과 운동장애 없이 정상적인 생활이 가능하므로 정상으로 봅니다(단, 탈출한 디스크로 인해 통증이 발생하게 되면 상당히 고생하게 될 가능성을 내포하고 있으므로 디스크 증상이 발현되지 않도록 허리 강화 운동과 스트레칭, 바른 생활 습관을 익히는 등 허리에 대한 주의와 관심을 가질 필요가 있습니다.).

　디스크 환자의 90% 이상이 수술 없이 비수술적 치료 방법으로 호전된다는 사실은 오래전부터 알려져 있습니다. 여기서 호전된 환자는 탈출된 디스크가 들어가서 호전된 게 아니라 몸의 자연치유력이 탈출된 디스크로 인한 신경손상을 몸에서 회복시켜 괜찮아지는 것입니다. 그러니 다시 MRI를 찍어도 탈출된 디스크가 그대로 탈출되어 있는 경우가 대부분입니다(간혹 터져나온 디스크의 크기가 시간이 지나면서 줄어드는 경우가 있는데 이것은 나온 디스크가 원래 있던 곳으로 들어간다기보다는 주변 조직으로 흡수되어 줄어드는 경우가 대부분입니다.).

　다 나았다는 것은 척추신경에 손상이 없어진 상태로 활동하는 데 통증이 없어야 합니다. 걷고, 뛰고(가볍게), 허리 굽히고, 1~2시간 앉아 있어도 통증이나 불편함이 없어야 됩니다. 어느 정도 가벼운 물건(여자는 쌀 10kg, 남자는 쌀 20kg 정도)은 쉽게 들 수 있어야 합니다. 거기에 더해서 1~2시간 앉아서 일하는 데 전혀 불편함이 없거나 영화관에서 2시간짜리 영화 한 편을 아무 불편함 없이 볼 정도면 탈출된 디스크로 인한 척추신경의 손상은 거의 없어졌다고 보면 됩니다. 정상인들에게는 극장 가는 것이 별것 아니지만 디스크로 고통받고 있는 대다수 환자들은 영화 한 편 보려면 허리가 아프다거나 엉덩이가 결린다거나 빠질 것 같다거나 다리가 저리고 땅긴다거나 하는 불편함을 상당히 감수해야 합니다. 그래서 영화관을 잘 안 가게 됩니다. 2시간 동안 정상인과 같이 통증 없이 영화를 볼 수 있을 정도면 거의 회복되었다고 말할 수 있습니다. 이렇게 탈출된 디스크로 인한 신경손상의 회복 여부는 일상생활로 쉽게 알 수 있습니다.

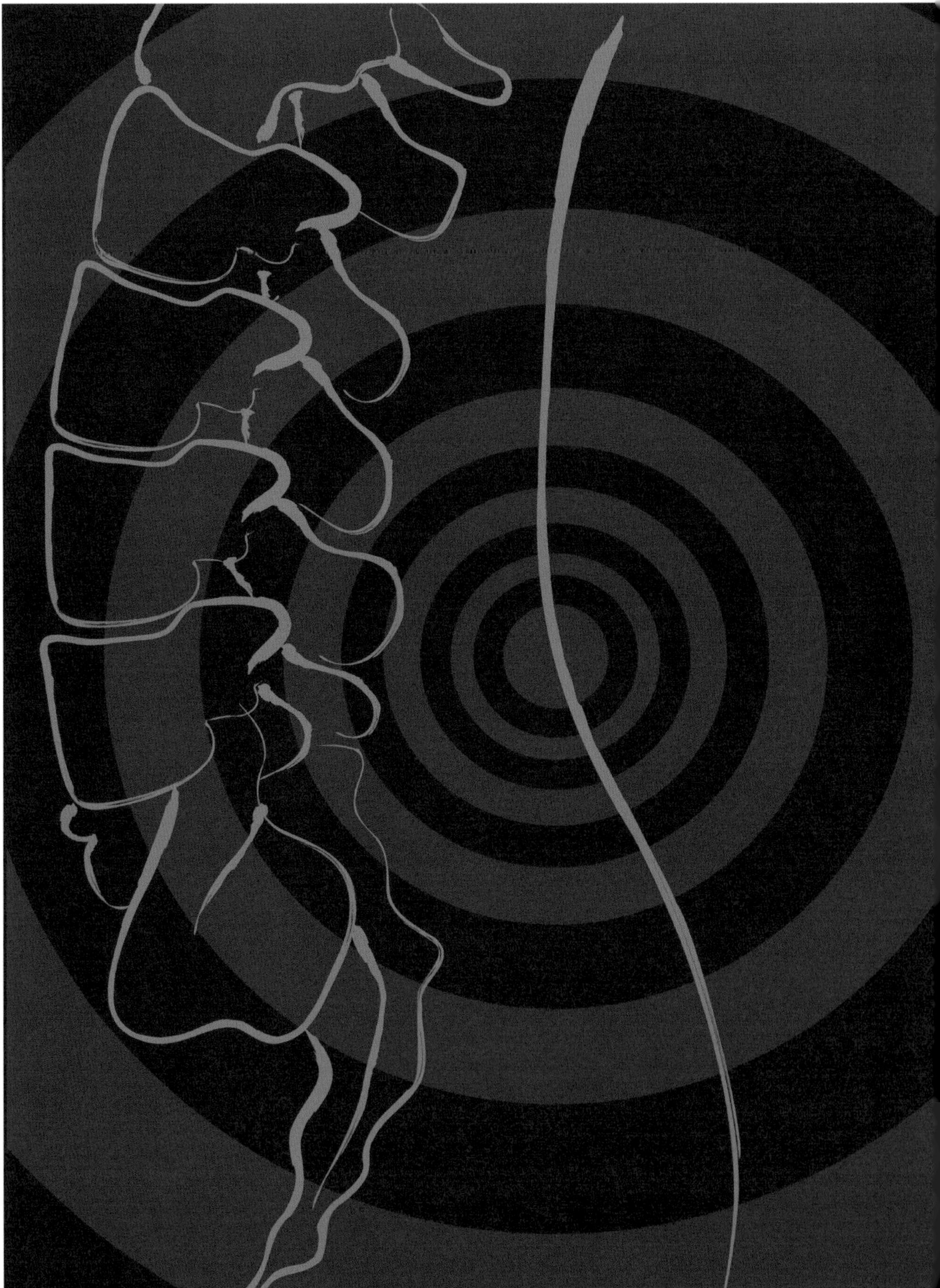

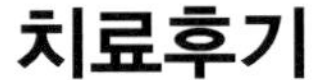

치료후기

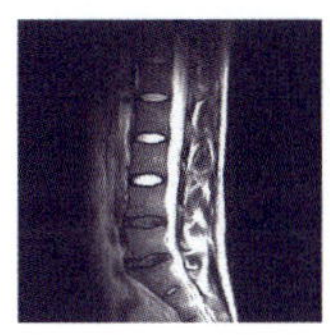

치료후기

치료받은 환자분들이 http://cafe.daum.net/huridisk에 치료후기를 올려주신 내용입니다.

1. 차○○   810○○○-189○○○○

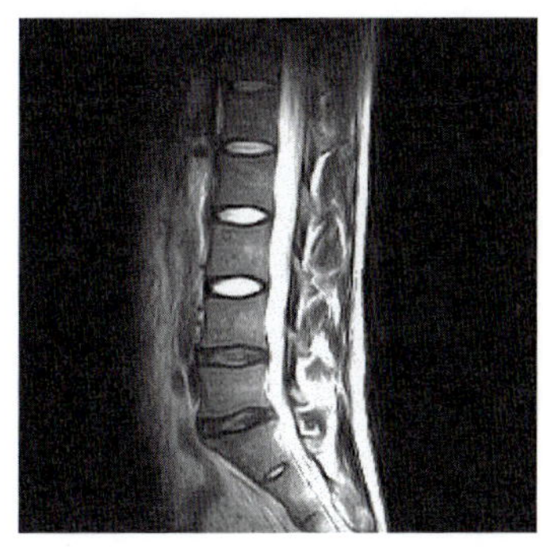

경남 밀양시 가곡동

2005년 4월 29일 내원

2003년 10월 무거운 것 들다 삐끗

2004년 5월 MRI 촬영 L4-L5/L5-S1 퇴행성 디스크

· 1시간 이상 앉아 있기 곤란 – 다리 땅김/허벅지 옆
· 뒤쪽(비 오면 심해짐)
· 엉덩이 통증(좌>우)
· 목 근육 경직
· 허리 앞으로 숙임 정상

2005년 4월 29일 인곡한의원 다녀왔습니다

우선 정확히(?) 점심시간에 찾아가서 죄송했습니다^^;;

서두른다고 했는데 그만....

다른 회원님들 말씀처럼 친절히 대해 주시고 자세히 가르쳐주셨습니다.

○○ 시술받았는데 찌릿찌릿해서 걷는 데 조금 힘들었습니다.

아직까지는 뭐라 말씀드릴 단계가 아니라 여기까지만 적겠습니다.

평소와 같이 운동도 병행하여 좋은 효과 얻었으면 하네요.

후기는 다음에 올리겠습니다.

원장 선생님께 감사드립니다.

2005년 5월 17, 20, 27일 재차 인곡한의원 다녀왔습니다

처음 다녀온 지 거의 한 달이 되어 가네요.

지금은 웬만한 일상생활은 통증 없이 생활할 수 있을 정도로 나았습니다(운동으로).

근데 문제는 앉아 있기인데... 한 시간 이상을 넘길 수가 없었습니다.

우선 처음 ○○ 치료 후 한 10일 동안은 앉아 있질 못했습니다. 더 심하게 아팠습니다.

다시 다리가 저렸습니다(물론 갑자기 오래 앉아 있어서일 것입니다.).

참! 한의원 가기 전에는 서서 일만 했고 한의원 처음 다니기 시작한 날부터 학생 신분으로 돌아와 하루 약 7시간 이상 앉아 있었습니다. 물론 50분마다 쉬구요^^

그렇게 한 10일 지난 후부터는 통증의 강도가 전에는 100이었다면 한 40 정도로 줄어든 느낌이었습니다.

2, 3, 4차 다녀왔는데 조금씩 진전이 보이는 것 같습니다.

물론 아직 다 나았다 할 정도는 아니며 앉아 있을 시 통증도 있습니다.

통증의 강도가 조금씩 줄어드는 걸 느끼며 희망을 걸고 매진하려구요.

이왕 시작했으니 대구에서 공부하는 거 잠시 미루더라도 허리부터 완쾌할 생각입니다.

그동안 많은 회원님들이 다녀가신 거 같은데 회원님들의 몸 상태도 궁금하네요.

친절히 대해주시는 원장님과 조무사님께 감사드립니다^^

흠... 우선 저도 4-5-1이 안 좋은 지 1년 6개월 정도 되었구요... 저에게 ○○치료가 맞았는 지 한 번의치료로 통증이 반절 이상 줄었네요. 효과는 보고 있습니다.

2005년 8월 25일 인곡한의원 4개월 치료후기

대구에 머물며 더 치료받고 싶지만 이러저러한 사정 때문에 그만 고향으로 돌아가야 하네요.

결론부터 말씀드리면 허리 통증이 없어졌네요.

일주일에 두 번 다녔고 ○○치료는 4회 받았고 나머지는

○치료와 ○ ○○치료 받았습니다.

마지막 4회차 ○○치료 후 8월 2주째부터 통증이 사라졌네요.

참 1년 10개월. 한숨만 나고 눈물만 흘렸는데

사람이 참 간사한 게 언제 아팠냐는 듯이 생활하고 있으니….

물질적으로나 심적으로 너무 많은 걸 주셨는데

고맙다는 인사도 못하고 왔네요. 다음에 갈 때 인사 꼭 드려야지.

아마 인술 덕에 더 빨리 낫지 않았나 생각해 봅니다.

모든 분들이 다 가서 치료받으라고 글 남기는 건 아니구요.

혹 회원님들 중에서도 저처럼 치료 효과 보시는 분들이 있지 않을까 해서 글을 남기고 또 이렇게 해야지만 원장 선생님께 조금이라도 보답하는 길이라서 그런 것이니 너무 비판은 말아주십시오.

에고!! 집 컴퓨터에 장문의 운동 수기 적어 놨는데 시간 나면

한 번 그동안 써 놨던 운동수기 올리겠습니다.

허리는 2003년 10월 무거운 걸 들다 다쳤구요. 그 느낌 아실 것입니다. 심한 하지 방사통과 무릎밑으로 한 뼘 정도까지만 내려갔습니다. MRI상 4-5-1 퇴행성을 동반했지만 그다지 탈출은 심하지 않았습니다. 근데 통증만큼은... 아! 일자허리로 변했구요.

P.S.) 책임감이 강하고 성실한 분들이 남보다 더 열심히 자신의 업무에 충실히 하다 디

스크 질환에 많이 노출됩니다. 치료하는 의사의 입장에서도 안타까울 때가 많습니다. 디스크 내장증으로 고생 많으셨는데 내장증은 수술하면 상당히 큰 수술을 하게 됩니다. 추체 유합술이나 디스크 치환술을 권유받게 되는데 이것은 디스크 수술 중에서도 가장 마지막 단계에 하는 수술입니다. 웬만하면 수술 없이 이렇게 낫는 것이 가장 좋습니다.

2. 김○○ 680○○○-168○○○○

대구 북구 읍내동
2005년 7월 1일 내원
1998년 요부 염좌 요통>다리통증
2004년 MRI L4 퇴행성 디스크

· 앉아 있기 2~3시간 가능
· 서 있기 20~30분만 가능
· 근육 이완제 복용하면 1시간까지 가능
· 걷기 20~30분만 가능
· 근육 이완제 복용하면 1시간까지 가능
· 근육 이완제 2년 가까이 복용 중(1일 1~2회)
· 복숭아 알레르기

[2005년 8월 12일 체험] 퇴행성 디스크 환자랍니다

늘 이 카페에 들러 정보만 도둑질해간다는 생각이 들어 몇 자 올립니다.

벌써 허리통증이 시작된 지 8년째네요. 지금까지 치료받은 것들을 올려봅니다. 허리통증이 있으신 분들 참고가 되었으면 좋겠습니다. 처음 허리통증으로 오른쪽 무릎 아래쪽과 엉덩이가 뻐근하기 시작한 것은 98년 봄부터였습니다. 당시는 부산에서 근무하던 시절이라 사무실에서 가까운 ○○ 병원을 방문하여 X_레이를 찍고 물리치료를 조금 받으면 된다는 의사의 소견에 따라 2~3개월간 치료를 했지만 별다른 치료가 된 것 같지는 않습니다. 조금 통증이 덜하다가 더하다가 반복했습니다.

과거 학창시절에는 운동을 많이 해서 윗몸일으키기를 1분에 80회 이상 했다는 자만심도 있었고 좀지나면 괜찮겠지 하고 치료를 중단하고 몇 개월을 보냈습니다.

그 이후 바쁜 직장생활로 제대로 치료도 못하고 지내다가 점점 통증이 심해져서 좋다고 소문난 병원은 전부 다녀보고, 허리에 좋다고 하는 약은 다 먹어봤습니다.

세○병원 – 약 3개월 물리치료
부산 ○○○병원 – 2개월 물리치료
부산○○병원 재활의학과 – 3개월
양○한의원 – 봉침치료 – 4개월
화○○ 정형외과 – 2개월
금○○ 한의원 – 2개월
사상의 ○○병원 – 3개월
중국○ 한의원 – 1개월
서울 자○한의원 – 8개월
대구 ○○병원 – 2년

병원 다니면 조금 좋아졌다 싶다가 다시 통증이 심해지고, 이렇게 반복하면서 결국 8년 전 서울○○한방병원장의 진단은 퇴행성디스크였습니다. 중간 중간 MRI도 찍고 각종 검사(대장검사까지) 다 받았습니다. 마지막으로 대구○○병원에서도 퇴행성디스크 수술은 가능하나 여러 가지 어려움이 많으므로 진통제와 운동으로 극복해보라는 의사의 권유에 따라 8년째 소염진통제 치료와 운동을 했습니다. 그러나 8년 동안 별다른 차도를 보이지 않아 이 카페에 자주 들르곤 합니다.

우연히 대구 인교한의원에 관한 글을 읽고 어차피 망가진 몸 한 번 더 치료를 받아보자 싶어 8주 전에 방문하여 ○○술을 받고 일주일에 2~3번 정도 ○○치료를 받고 있습니다. 크지도 않은 조그만 한의원에 노력해 보이지도 않는 수수한 한의사… 환자에게는 더없이 친절하십니다. 성심껏 치료하신다고 할까? 8주 동안 통증이 절반 정도로 감소되어 통증은 있지만 진통제 먹지 않고 하루를 보냅니다. 이러다가 다시 통증이 오지 않을까 하는 우려도 있지만 현재로는 참 좋습니다. 차후에 변화가 있으면 다시 글을 올리기로 하고 본론으로 들어가겠습니다.

처음 허리통증이 오신 분들은 저처럼 이러다가 낫겠지 생각하지 마시고 꾸준한 치료와 운동을 하십시오. 그리고 제가 치료받아 본 주관적 소견은 큰 병원들은 환자가 너무 넘쳐나서 환자가 환자가 아닙니다. 성심껏 치료해줄 의사를 찾는 것도 중요합니다. 그리고 안마, 추나, 카프로라틱인가 그런 것은 보조치료법으로 생각하는 것이 좋을 것입니다.

엄마들이 추천하는 지네+닭을 곤 물도 많이 먹었지만 저처럼 심한 사람한테는 별 효과가 없었습니다. 봉침(벌침)은 맞을 당시에는 치료가 되는 듯하다가 봉침을 안 맞으면 통증이 다시 오는 걸 봐서 강한 진통효과만 있는 것 같습니다.

○○한방병원은 약값만 한 달에 50여 만 원에 서울내원 경비까지 하면 수백만 원이 들었으나 별 효과를 보지 못했습니다.

중국의 용하다는 병원을 찾아서, 회사를 그만두고 치료를 받아봤지만 별 효과를 보지 못했습니다.

만성통증이 지속되다 보니 우울증도 생기는 것 같고 삶의 의욕도 떨어지고 여러 합병증(?)이 많습니다. 결국 허리통증 치료는 약, 수술, 운동 어느 것 하나 뾰족한 방법은 없고 자기와의 싸움인 것 같습니다. 한 번 시작된 통증은 꾸준한 자기관리로 극복해야 할 것 같네요.

2005년 11월 1일

요통은 아파보지 않은 사람은 그 힘든 상황을 이해하기 힘들죠.

사소한 요통으로 시작하여 몇 년 전부터 퇴행성디스크 진단받고 뚜렷한 대안 없이 한 달분의 병원의 진통제 처방으로 통증만 잊고 살다가 이 카페를 통해 대구 인곡한의원에 대한 정보를 접하게 되었습니다. 같은 대구에 있으니 다시 한 번 고쳐보자는 의욕에 내원하여 치료받은 지 정확하지는 않지만 4개월 정도 된 것 같습니다.

위에 언급한 것처럼 매일 아침저녁으로 진통제를 복용하며 요통과 다리 쪽 방사 통을 참을 수 있었습니다. 인곡한의원의 ○○과 ○으로 지금은 진통제 없이 생활합니다.

그렇다고 퍼펙트한 완쾌는 아니지만 진통제 없이 생활할 수 있는 것이 너무 기쁘고 좋습니다. 지금은 ○○은 중단하고 매일 ○치료만 합니다.

○이 쪼매 괴롭죠(?) 이제는 어느 정도 급한 상황이 아니라 시간이 걸리더라도 ○으로 자연치유력을 키워 치료하신답니다(믿거나 말거나). 퇴행성이라는 불치에 가까운 병으로 이 한의원과 8년여를

함께했지만 전국 어느 유명병원의 의사보다 친절하고 완쾌의 희망을 주신 분도 없는 것 같아요. 퇴행성 디스크를 앓으시는 분은 한 번쯤 방문하셔서 ○○시술을 한 번 받아보세요. ○○이 개인별로 맞는 분과 안 맞는 분이계시다고 하니… 저의 지금까지 치료과정은 "병상일기"에 아이디로 검색하시면 자세히 나오구요. 그리고 저는 인곡한의원 원장님이 저보다 나이가 어린데 친구도 아니고, 동생도 아닙니다…ㅎㅎㅎㅎ그냥 퇴행성으로 고생하시는 분들을 위해 도움이 되었으면 합니다.

P.S.) 이분은 무역업을 하시는 분으로 해외에 자주 나가셔야 해서 연속적으로 치료하지 못한 아쉬움이 많이 남습니다. 2~3개월은 더 치료받아야 했었는데 제가 완전히 마무리 못 짓고 갑자기 서울로 오게 되어 지금도 한편으로 미안한 마음 금하지 못하고 있습니다. 가기 전에 어느 정도 집에서 치료할 수 있는 방법은 알려 드리고 왔는데 이 글을 빌려 정말 죄송하다는 말씀을 드립니다.

치료후기
3. 김○○ 710○○○-269○○○○

대전 대덕구 법동
2005년 7월 1일 자택에 왕진
2004년 7월 L4-L5 수핵 탈출 L5-S1 팽윤
2005년 5월 재발 L4-L5/L5-S1 모두 수핵 탈출

· 누워 있음
· 요통 우 엉덩이 근육이 터질 듯 저림
· 찌르는 통증
· 환도혈 무지근
· 우 발목 쪽 깨질 듯 시림
· 누워서 다리 들기 SLR(R) 25도
· 허리 앞으로 못 숙임

열흘 전 대구에 계신 인곡한의원 원장님께 진료를 받았습니다. 저의 딱한(?) 사정을 들으시고 직접 대전 저의 집에 오셨었지요. 진료를 마친 후 밤늦게 이 먼 곳까지 왕진을 오셨답니다. 저의 증상을 낱낱이 들으시곤 ○ ○ 시술을 해주셨는데 시술한 지 1주일째에는 허리와 다리가 더 아프기도 했고찌릿 찌릿하고 별 호전이 없는 거 같아서 성급함에 수술상담을 예약했지요.

근데 1주일째 되는 날부터 몸이 가벼워지고 ○○을 시술한 부위에 통증이 멈추었답니다. 아주 조심히 수영을 다니고 있는데 많이 호전되고 있는 것 같아 감사의 말씀 전합니다. ○맞아도 효과가 없으신 분들은 ○○ 시술을 한 번 받아 보세요. 저의 경우는 ○○을 넣은 부위는 통증이 사라진 상태예요. 허리가 뻐근하고 다리가 경미하게 저린 정도로 매우 호전되었어요. 저는 이제 ○먹으며 꾸준히 근력강화 운동을 하는 일만 남은 것 같습니다.

핸드폰으로 컴을 찍어 올리니 좀 선명치가 않지만…

아직 직장에 계속 병가 중이구. 애는 외할머니께 맡기구… ㅠㅠ

쉬고 있어요. 7주 전에 재발해서 앉지도 못하고 서지도 못하고. 왜 있잖아요?

밥도 강아지처럼 네 발로 남편이 떠먹여줘야 먹을 수 있고 물도 빨대로 마시고….

첨엔 진통주사도 소용없더군요. 한마디로 악몽… 아님 저주받았나 싶고 ㅠㅠ

그렇게 열흘 정도 지내다가 그담에 신경외과에서 디클로페낙이란 주사제로 일주일 버텼고요.

이를 악물었어요. 무슨 일이 있어도 난 낫고 말 거다. 수술을 생각 안 한 건 아니고요. 작년에 좋아졌던 경험을 되살려. 자다가도 통증이 넘 심해 뜨거운 물로 찜질을 해 살갗이 아릴 정도죠. 님들 이 정도 됨 수술받아야겠죠? 그래도 사촌언니가 저와 같은 경우였는데 수술 후 6개월 만에 재발돼서 한방병원 다닌다 하더이다. 형부도 두 대 터진 디스크 10년째 운동으로 잘살고 있고요.

부모님과 남편이 말렸어요. 조금만 더 참아보자고. 수술하기 아직 아까운(?) 나이라고…. 침을 맞으러 다녔어요. 대구의 오○ 한의원이라고 디스크 전문이지요.

○동 ○원장님… 그분의 침술도 굉장하지요. 딱 두세 군데만 침을 놓는데 통증이 잡히거든요. 맞고 나서 1분 정도 안에(그분 말씀으로는 원인을 찾아 그 혈자리을 뚫어준다고 하시더라고요).

나처럼 너무 심한 환자는 침 효과가 3, 4시간 정도밖에 유지가 안 돼서 그렇다고 계속 그 먼 거리를 다닐 수도 없고 침 맞고 오다 보면 또 아프고 해서 휠체어 타고 다니는 것도 힘들고…. 그래서 집에

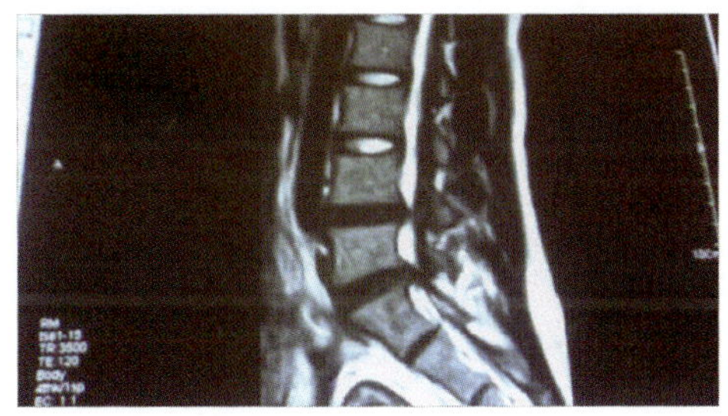 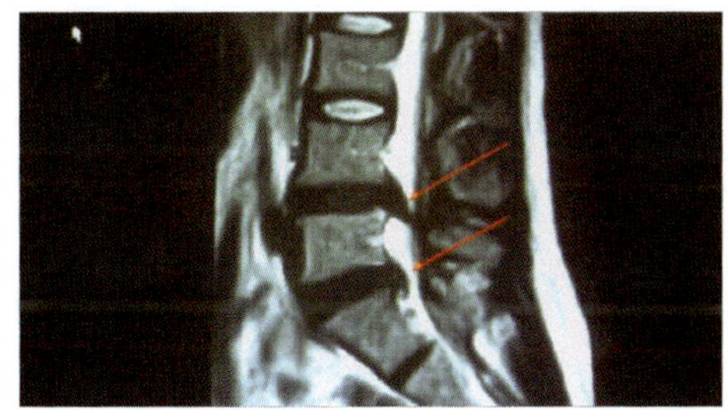

서 다시 침상안정 했어요. 진통제 맞으며 통증의학과에서 주는 벌침주사, 꼬리뼈주사 별 효과 못 봤고요. 거기서 주시는 스테로이드제 제약을 일주일 정도 먹었어요. 통증에는 이 약이 단기적으로 최고였답니다.

그렇게 한 달이 지날 무렵 찍은 MRI가 위의 사진입니다. 5－1번도 또 터졌더군요. 작년에는 5-1번은 심하지 않았는데….

인곡한의원 원장님께 구구절절 메일을 보냈어요. 누워서 ㅠㅠ

지금도 누워서 자판 두드리고 있지만….

왕진 오셔서 ○○을 시술하여 주셨어요.

원래 통증이 좋아지고 있긴 했지만 여전히 많이 불편했었는데 엉덩이가 멍멍한 거 없어졌고 종아리 바깥쪽이 찔리는 게 없어졌고. 지금은 좀 저리는 수준이고 다리통증이 좋아져서 그런지 이제 허리에 통증이 몰립니다. 20분을 걸을 수 있게 되었고 100m 수영을 천천히 할 수 있게 되었습니다.

점점 좋아지고 있고요. 누가 그러던데 ○○시술을 하면 효과가 오래 가서 ○ 맞는 환자들이 줄어들어 버린다 그러대요^^ 농담이고요.

혹 그럴지도 모르죠. 암튼 ○○요법과 운동, ○○, 식이요법 모두 실천 중이구요.

식이요법. 참… 그거 빼먹었네.

염증을 일으키는 게 제 생각인데요…

고기류나, 인스턴트, 밀가루, 화학조미료 등도 왠지 안 좋을 거 같아서리….

14곡 잡곡밥과 천연조미료의 미역국, 된장, 사골국, 간식으로 감자, 토마토, 자두, 국산 검정콩 볶은 것

반 컵씩, 목마를 때 엄마가 직접 담근 매실 주스 마시기를 실천하고 있어요.

1주일 전 넘 먹고 싶어 라면과 햄버거를 먹은 그날 밤에 또 기분 나쁜 통증이 오더라고요(내가 넘 예민한가???). 상식을 뛰어넘는 디스크란 책을 읽었어요. 도움이 되었고요. 누워서 단시간에 쓰다 보니 앞뒤가 좀…. 이해해주시고 '이참에 모난 성격도 온화하게 겸손한 사람으로 바로나자', '사람을 사랑하자' 등등 맘공부도 하려고 합니다. 잘 안 되죠, 물론. 그래도 날 기다리는 새카만 눈동자의 아기와 나를 염려하는 모든 분을 위해서, 남은 내 인생을 위해서 꼭 낫고 말 것입니다. ^^ 즐투병 합시다, 우리.

P.S.) 2006년 4월쯤 저의 휴대전화로 전화가 왔더군요. 집에 녹용 선물 받은 게 있는데 어떻게 먹으면 되냐고……. 허리와 다리가 건강해져서 고맙다고. 지금은 원래의 자리인 선생님으로 돌아와 학교에 나가 학생들 지도 잘하고 계신다고……. 이분이 '이 책의 본문 중 나의 허리 상태'의 1단계(급성기)에 해당되는 분인데 제가 말씀드렸듯이 초기만 잘 넘기면서 치료를 잘 받으면 예후는 상당히 좋습니다.

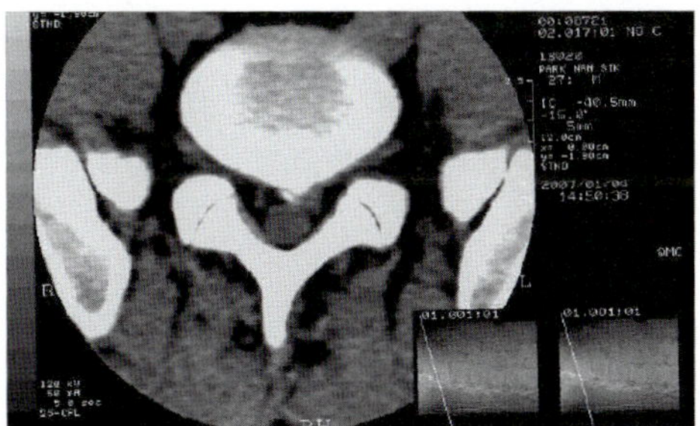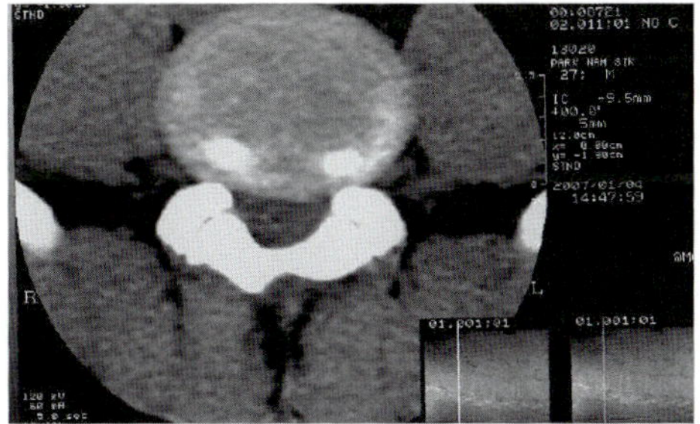

2007년 1월 10일 내원

1997년 L3-L4 디스크 수술

1998년 L4-L5 디스크 + 협착증 수술

2007년 재발 L4-L5 /L5-S1 디스크 탈출

· 3~4개월 전부터 공부로 활동이 부족하여 체중이 5-6kg
  증가하고 좌측 다리가 땅기기 시작
· 10분 정도 앉아 있으면 요통과 엉덩이 쪽 통증이 발생
· 고개 숙이면 허리 쪽으로 통증이 증가

2007년 5월 18일

P.S.)며칠 전 글을 올린 후 몇 분께서 병원 홍보를 하는 것 아니냐는 지적에 오해
     의 소지를 없애고 다시 올립니다. 디스크 치료에 있어서 치료와 더불어 스스
     로 긍정적인 생각과 자신의 상태에 맞는 운동과 스트레칭이 필요하다는 의
     도로 글을 쓴 것입니다. 저 또한 이 카페에서 많은 정보를 알게 됐고 지금 증
     상이 많이 호전되었습니다. 꼭 통증에서 벗어나시길 기원합니다.

안녕하세요. 저는 허리 때문에 10년 넘게 고생을 했던 29세 학생입니다. 10년간의 제 허리
치료 과정에서 많은 분들이 힘이 되고 또 건강해졌으면 좋겠습니다.

저는 10년 전, 97년 고등학교 2학년에 재학 중 갑자기 특별한 이유 없이 허리가 아프고 다리가 심하게 땅겼지만 워낙에 운동을 좋아해서 조금 삐끗했나 싶었습니다. 저희 외삼촌이 서울에서 정형외과를 하고 계셔서 치료를 받아보았지만 크게 효과가 없었습니다. 물리치료, 침, 신경주사 등 치료를 해도 전혀 차도가 없고 왼쪽 다리를 쩔뚝거릴 정도로 증상이 심해져서 결국 대전 O병원에서 MRI를 찍었는데 3번~4번 디스크라 그러더군요.

병원에서 수술을 권유해서 여름방학 시작하는 날 수술을 하게 되었습니다. 그때는 지금과 달리 레이저나 뭐 이런 수술 없이 전신마취 후 허리에 직접 칼을 댄 거라 수술 후에도 한동안 움직이지도 못하고 누워만 있어야 했습니다. 2달 정도 입원 후 약 2개월 정도 통근치료하면서 재활치료를 했습니다. 학교 출석일수도 있고 어느 정도 나았다 싶어 학교에 다시 다니던 중 제대로 재활을 하지 못해선지, 아님 고등학생의 생활습관상 오래 앉아 있어선지 다시 허리가 아프기 시작했습니다. ㅜㅜ

수술 후 1년도 채 안 된 고3 때 3월이었는데 너무 허리가 아프고 왼쪽 다리도 땅기고 또한 의자에 잠시도 못 앉아 있을 정도로 증상이 나빠지더군요. 결국 다시 병원을 다니며 MRI를 찍었는데 이번엔 4~5번 디스크라고 그러더군요. ㅜ.ㅜ 그때 고3이었는데 너무나 큰 시련이었습니다. 덩칫값도 못하고 한쪽 다리를 절고 허리를 제대로 펴지도 못하니 정말 미칠 것 같았습니다. 겉으로 보기에는 멀쩡한 놈이 아프다고 하니 저희 부모님 속도 말이 아니셨죠. 어느 병원에서 침 잘 놓는다더라, 주사 맞고 나았다더라 등등 그때 이 병원 저 병원 다 다녀보며 치료했지만 소용이 없었습니다. 결국에는 대전 00병원에서 다시 수술을 했습니다. 물론 재활을 위해 학교는 휴학을 하게 되었습니다. 약 6개월의 재활 끝에 이제는 허리통증이 없더라구요. 재활은 통근 치료를 하면서 수영을 했습니다. 1년 후 고3을 마치고 군대는 면제라 대학을 빨리 졸업하고 직장을 다니는 작년까지 큰 문제 없이 지냈습니다. 물론 가끔씩 허리가 좀 뻐근한 적은 있었는데 그때마다 삼촌 병원에 가서 물리치료를 받으면 괜찮아지고 해서 몇 년 동안은 허리 걱정 없이 살았죠.

그러나 작년에 다니던 직장을 그만두고 공무원 시험 준비를 하게 되었는데 12월에 갑자기 허리가 아프기 시작하더니 예전처럼 왼쪽다리가 당기기 시작했습니다. 두 번의 수술경력이 있는 저로서는 겁이 나기도 했지만 치료 좀 받으면 괜찮아지겠지 하고는 약 한 달 정도 물리치료 및 재활을 했는데 역시나 차도가 없었습니다. 결국 예전에 00병원에서 수술하셨던 선생님께서 대전에서 0000병원을 하신다는 소식을 듣고 진료를 하러 갔습니다. ㅜ.ㅜ 어찌 된 허리인지 예전 수술한 곳도 좀 안 좋다고 하시면서 이번에는 5번~1번 디스크라 하시더군요. 바로 수술하자고. ㅜ.ㅜ 눈앞이 깜깜했습니다. 아직 서른도 되지 않았는데 허리수술 세 번이라니요. 정말 이때는 가능만 하다면 허리를 통째로 바꾸고 싶은 심정이었습니다. 수술을 해야 하나 고민하던 중 이 카페를 알게 되었습니다. 더 이상 수술을 하게 되면 제 허리는 어찌 될지 자신도 없었고 예전만큼 수술을 할 정도로 걷지도 못하는 정도는 아니어서 비수술을 하는 병원을 우선 알아보기 시작했습니다. 카페에서 다른 분의 후기를 보던 중 『디스크 걸린 한의사가 쓴 수술 없이 허리병, 허리디스크 치료하는 방법』 이란 책을 보고 저자분이 예전 대구에서 OO한의원을 하셨는데 서울에 OOOO한의원을 개업하셨더라구요. 반신반의하면서 처음 병원에 갔습니다. 병원 규모가 다른 유명한 병원과는 달리 작아서 처음엔 망설였지만 '이왕 온 거니 진료나 받고 가자.' 하고는 진료를 했습니다. 처음에 약 한 시간 정도 선생님과 상담을 했는데 선생님께서 디스크로 고생하셨던 경험이 있으셔서 어떤 고통인지도 알고 환자를 배려하는 말씀이 귀에 쏙쏙 들어오더군요. 다른 유명한 병원에 가게 되면 진찰을 받으려면 1~2시간 정도 의자에 앉아 대기해야 하고 수술 전문 병원은 MRI나 CT사진 몇 분 보고 수술하자고 하고 환자는 썩은 줄이라도 잡고 싶은 심정인데 환자를 환자 취급을 안 해주는 그런 병원들 있잖아요. 진료상담을 하면서 장기간 아팠고 또한 수술을 두 번이나 해서 다른 분들보다 좀 시간이 걸리지만 환자와 병원의 궁합에 대해서 말씀하시면서 꾸준히 치료해보자고 하시더군요.

침술과 더불어 스트레칭이나 바르게 걷기, 제대로 눕는 법, 바르게 앉는 법 등을 배우면서 매일 치료를 했습니다. 처음 3~4일 정도 진료 후 상태가 많이 호전되었지만 한두 해 아팠던 허리가 아니라 증상이 쉽사리 좋아지진 않더군요. 그래도 하루하루 정성스런 치료와 아침저녁으로 서서히 시간을 늘려가며 걷기운동을 했습니다. 그렇게 통증의 강도가 반복됐지만 조금씩 좋아지더니 약 3개월 후 통증이 거의 없어져서 지금은 재발방지를 위해 복근과 허리 근육 강화 운동을 같이 하고 있습니다. 올해 1월 10일에 치료하기 시작했으니 지금 딱 4개월 정도 되었는데 지금은 일상생활을 하고, 공무원 공부하느라 장시간 의자에 앉아 있어도 지장이 없을 정도로 많이 호전되었습니다. ^^

저는 제가 처음 이 카페에 들어와서 밤새 다른 분들의 글을 읽어보고 나름대로 희망을 찾았습니다. 저보다 증상이 꽤 심한 분들의 글을 보면서 '나는 아직 행복하구나. 치료를 하면 나을 수 있다' 하는 자신감을 갖게 되었습니다. 아침저녁 천천히 걷기 운동을 하면서 스스로 최면을 걸었습니다. '그래~ 좋아지고 있다. 나을 수 있다. 어제보다 오늘 통증이 많이 없어졌네' 속으로 몇 번이고 되뇌면서 무리하기보단 바른 자세로 꾸준히 운동을 하였습니다. 지금도 허리 때문에 밤낮 고생하시는 분들 계실 텐데요. 제 치료담을 보시고 희망과 자신감을 가지셨으면 좋겠습니다. 스스로 약해지면 어떤 치료방법도 병을 고칠 수 없다고 생각합니다. 꼭 나아야지 하는 굳은 의지를 가지고 치료에 임하세요. 그리고 자신이 앓고 있는 디스크라는 병에 대해서 꼭 공부하시고 자신의 나쁜 습관이나 자세 등을 우선 고치도록 해보세요. 그럼 디스크라는 고통스런 통증에서 꼭 탈출하시길 기원합니다.

치료후기
5. 손OO 760000-1710000

2006년 12월 15일 내원
책만 구입
2007년 3월 26일 재 내원
2006년 9월 이삿짐 옮기고 나서 좌우측 다리에 극렬한 방사통

· 다리 저림이 너무 심해서 걷지를 못함.
· 앉아 있으면 허리가 뻐근.
· 2006년 9월 4일 MRI 촬영→디스크 상태가 너무 안 좋다고 바로 수술 받기를 권유받음.
· 우선 수술은 보류하고 디스크에 대한 정보 수집을 통한 비수술적 방법으로 치료하기로 결정.
· 한방병원에서 4개월 치료받으며 1시간 정도의 보행이 가능할 정도로 돌아오기 시작함.
· 체중도 81Kg에서 65Kg으로 감량.
· 현재 90~95% 정도로 호전되었지만 제가 쓴 책을 자주 봐서 너덜너덜해져서 두 권째 구입할 정도로 지금도 열심히 하고 계신다고 함.(증상이 좋아진다고 모두 탈출한 디스크가 들어가는 것은 아니지만 이분의 경우는 2006년 9월 MRI와 2007년 1월 MRI를 비교해 보면 탈출된 디스크의 크기도 현저히 줄어들고 있음.)
· 현재도 허리 100% 완치를 위해 꾸준히 허리 강화 운동과 걷기 그리고 치료를 병행하고 있음.

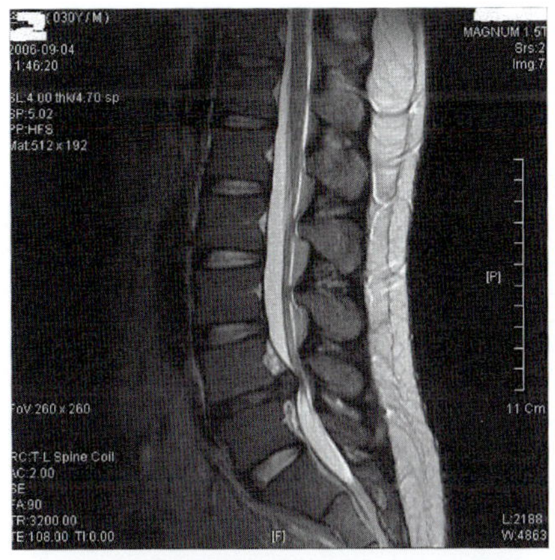

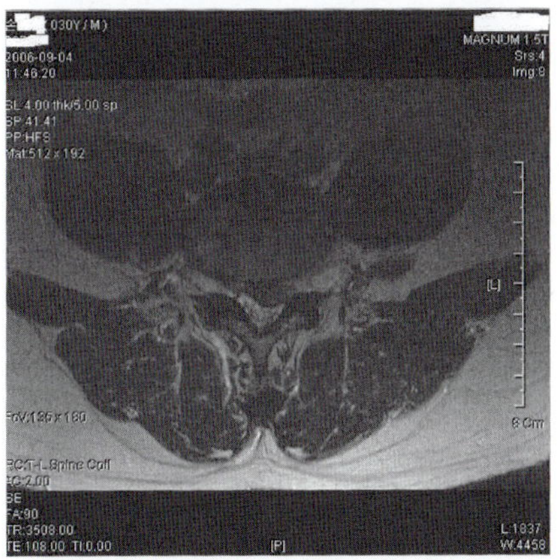

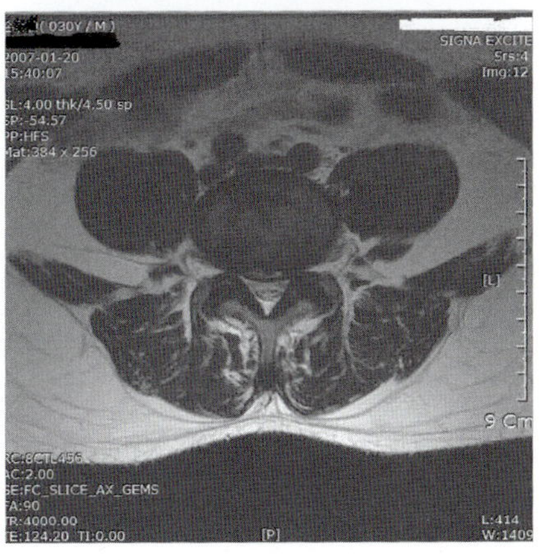

아픔제로 한의원 적극 추천합니다. 저는 90퍼센트 정도 회복된 후 이 한의원을 찾았습니다. 현재 꾸준히 치료를 받고 있는데 95퍼센트 정도 나아진 것 같습니다. 아시죠? 90점 이상 되면 1점 올라가는 게 얼마나 힘든지. -.- 이 한의원에서 지은 녹용을 먹고 있습니다. 요새 뉴스에서 북미산 엘크를 원용으로 둔갑시켜서 하는 데가 있다고 하지만 러시아 녹용 수입필증을 보면 정말로 믿을 수 있습니다. 다른 한의원에 비해서 가격도 그렇게 비싸지 않습니다. 침, 뜸, 그리고 물리치료를 꾸준히 받고 있습니다. 그리고 봉침도 맞았는데, 음, 사실 제가 디스크 치료하면서 어떤 게 확실한 효과가 있다는 말씀은 드린 적이 없습니다. 한데 이 봉침 같은 경우는 꼭 한번 맞아 보시길 권해 드리고 싶군요. 제가 받은 치료 중에서 효과가 아주 좋은 듯합니다. 이제 95점인데 언제 100점을 만들 수 있을 것인지. 아마 조만간 ㅋㅋㅋ

아참, 그리고 아픔제로 한의원 원장님이 쓰시고 한국학술정보에서 나온 『디스크 걸린 한의사가 쓴 수술 없이 허리병, 허리디스크 치료하는 방법』이란 책을 꼭 한번 사 보시길 강추합니다. 다른 책에서는 이론 측면을 많이 다루고 있지만, 이 책에서는 디스크를 앓고 있는 사람이 평소 생활에 있어서 취해야 할 동작법이라든지, 아니면 집에서 혼자 할 수 있는 스트레칭, 허리강화운동을 많이 다루었네요. 여타 책과는 좀 다릅니다. 비수술로 낫고자 하는 강한 의지를 가지신 분은 이 책을 꼭 사셔서 한번 따라 해 보십시오. 에구 저는 이 책을 처음 사서 보다가 책 보고 스트레칭 하다가 보니 책이 다 너덜너덜해져서 OK캐쉬백과 YES포인트를 다 끌어 모아서 다시 사서 보고 있습니다. 특히나 원장님이 허리병으로 오래 고생을 하셨던 분이라 같은 환우의 처지에서 말씀을 잘 해 주십니다. 아마 꼭 도움이 되리라 생각이 듭니다. 고대역 1번 출구 나오셔서 바로 오른쪽 골목으로 들어가셔서 한 100미터쯤 진행하시다 보면 8층에 있습니다. ^^ 디스크란 병이 워낙 원인도 많고 치료법도 현재 많이 나와 있는 상태이지만, 완치로 이를 수 있는 확실한 치료 방법 또한 없는 것도 사실입니다. 왜냐면 어디까지나 잘못된 자세와 잘못된 생활습관 등 조그마한 것이 오랫동안 쌓여서 터지는 것이고 또한 제가 느끼기에 척추란 것이 정말로 복잡하면서 튼튼한 구조물인데 한번 발병하면 정말로 낫기가 힘든 것 같습니다만 꼭 나을 수 없는 것도 아니죠. (에구~~~) 나을 수 있다는 의지와 실천, 훌륭한 치료가 밑거름이 되어야 한다고 생각됩니다. 아픔제로 한의원! 꼭 한번 강추해 드리고 싶습니다. ^^ 모두들 화이팅하시고 건강합시다. ~~~~

P.S.)이분은 통증이 갑자기 극심하게 온 급성기 디스크(저자가 구분한 디스크 진행단계/책 143쪽 참조)에 해당되었던 분이신데 보통의 사람이라면 디스크가 아주 심하게 탈출한 MRI 사진과 의사의 권유 그리고 자신이 겪고 있는 극심한 통증 때문에 이 정도면 다 수술 받았을 겁니다. 제 책에서 언급되었듯 극심한 통증일수록 예후는 더 좋은 경우가 많습니다. 우선 디스크는 다리 쪽에 마비가 오거나 대소변이 본인의 의지와 관계없이 나오지 않는 이상 2~3개월은 기다려 봐야 합니다. 통증이 아무리 심해도 비수술적인 방법으로 경과를 지켜볼 필요가 있습니다.

급할수록 돌아가라는 말이 이런 경우에 해당됩니다. 디스크는 응급수술을 요하는 경우는 극히 드뭅니다.

6. 송OO 730000-104000

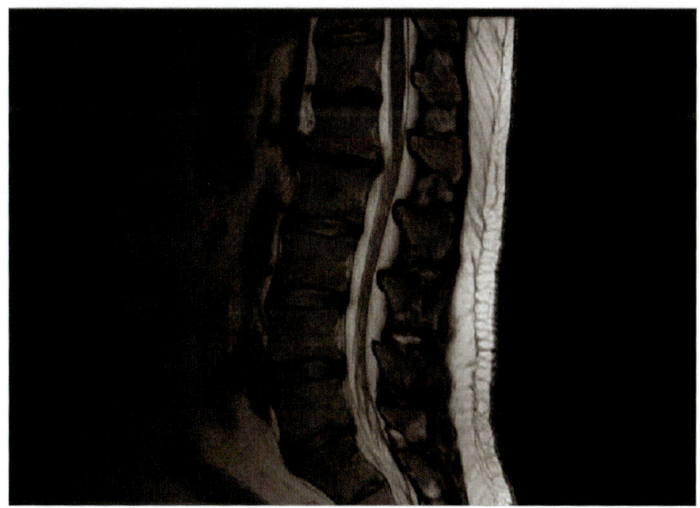

2007년 10월 2일 내원

· 허리에서 우측 다리 종아리 쪽으로 내려오는 통증
· 우측 발등 찌르는 통증 심함
· 가운데 발가락이 찌르면서 땅기는 통증
· 눕거나 앉아 있으면 심해져 잠을 자기 힘듦

2007년 11월 22일

올해 서른여섯 살 된 남성입니다. 저도 이 카페를 통해 많은 분들의 경험담과 병원 소개를 통하여 많은 도움을 받았습니다. 잠깐 그동안 저의 체험담을 같이 나눌까 합니다. 2007년 8월 18일로 기억됩니다. 잠을 자려고 누웠는데 허리에 갑자기 통증이 오더니 새벽이 되니까 엉덩이, 허벅지, 종아리까지 통증이 심해졌습니다. 한숨도 못 자고 아침 일찍 동네 정형외과를 찾았습니다. 엑스레이만 찍고 진찰을 받는데 의사의 소견으로 디스크 증상인 것 같다고 정밀 검사를 받아 보자고 하였습니다. MRI 비용도 만만치 않아 물리치료와 주사, 약 처방을 받았습니다. 시간이 갈수록 통증이 너무 심하여 5분 이상 걷지를 못하고 10분 이상 서 있기도 벅찼습니다. 지하철을 타더라도 앉지 못하면 다섯 정거장 이상 서 있을 수가 없어서 내려서 쉬었다가 갈 정도로 힘든 하루하루였습니다.

동네 정형외과나 회사 인근 한의원에서 치료를 받던 중 상태가 호전되지 않아 큰 맘 먹고 O한방병원을 찾았습니다. 첫날 MRI며 약값 해서 100만 원 정도 나왔습니다. 검사결과 요추 4,5번 요추 5번, 천추 1번 퇴행성디스크 판정을 받았습니다. 통증이 발등까지 내려와 다른 곳은 아픈 줄 몰랐는데 오른쪽 발등과 발가락의 통증 때문에 밤에 3시간 이상 잘 수가 없더군요. 일주일에 한 번 침 치료를 받고 매일 한약을 먹었지만 차도가 없었습니다. 3~5개월 정도 치료기간을 잡았는데 하루하루가 고통의 나날들이었습니다.

그러던 중 우연히 이 카페를 통해 '아픔제로 한의원'을 알게 되었습니다. 많은 분들의 소개처럼 작고 아담했지만 의사선생님과 간호사 분들의 인간적이고 친절함에 큰 위안이 되더군요. 선생님께 그동안의 증상을 말하니 일단 봉침 치료를 받자고 하셨습니다. 다른 병원이나 한의원에서는 허리 부위에 치료를 하였으나 이곳에서는 아픈 부위인 발등에 봉침, 화침(정확한 명칭은 모름, 불로 살을 지지는 치료)을 맞았습니다. 침을 맞을 때는 바늘로 찌르는 듯한 고통이 있었지만 받고 나서는 한결 좋아짐을 느꼈습니다. 처음 치료 받았을 때는 발등이 심하게 부어 신발이 안 들어갈 정도였습니다. 일주일에 한두 번 한 달 정도 꾸준히 치료를 받고 나서는 미세한 통증은 있어도 더 이상 밤에 잠을 설치는 일은 없었습니다. 그리고 한 달이 더 지나서는 제가 그렇게 좋아하는 야구(사회인 야구)를 할 수 있었습니다.

허리디스크 때문에 투병을 하면서 제대로 걷기만 해도, 잠만 잘 자도 소원이 없을 줄 알았는데 두 달 만에 야구를 하다니 이건 기적과도 같았습니다. 선생님께서는 절대로 운동을 하지 말라고 만류하셨지만 건강했을 때와 구별이 안 갈 정도로 정상적인 몸 상태였습니다. 제가 드리고자 하는 말씀은 분명 자기한테 맞는 치료법이 있다고 생각이 됩니다. 특히 이 카페에는 좋은 병원들에 대한 정보며 게시판이 너무 잘 되어 있습니다. 앞으로 바른 자세와 운동으로 몸 관리를 잘해서 다시는 허리 때문에 고통받는 일이 없도록 노력하려고 합니다.

L4-5 요부 추간판 탈출
L5-S1 퇴행성 디스크

· 목이 뻐근
· 우측 무명지 새끼손가락 감각 이상
· 10일 전 세수하다가 목을 삐끗 우측 팔 힘이 빠짐
· 1년 전 아기를 안다가 허리 삐끗
· 우측 다리 저림이 앉아 있을 때나 서 있을 때나 보행할 때 항상 있음
· 허리를 앞으로 숙일 때 허리가 찌익 하는 느낌
· 누워서 우측 다리 45도 들면 정강이 쪽 저림이 심해짐

2007년 9월 27일

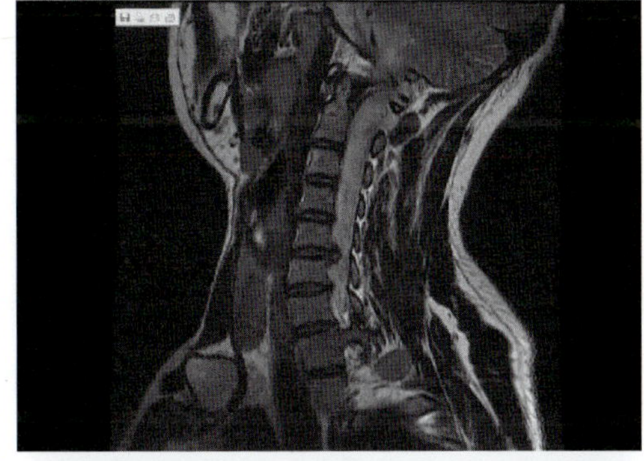

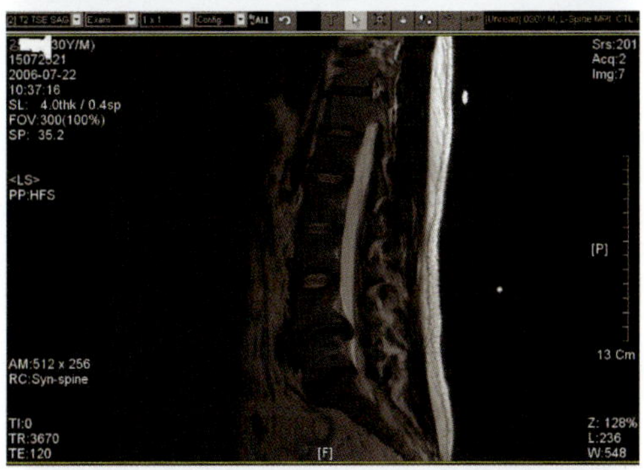

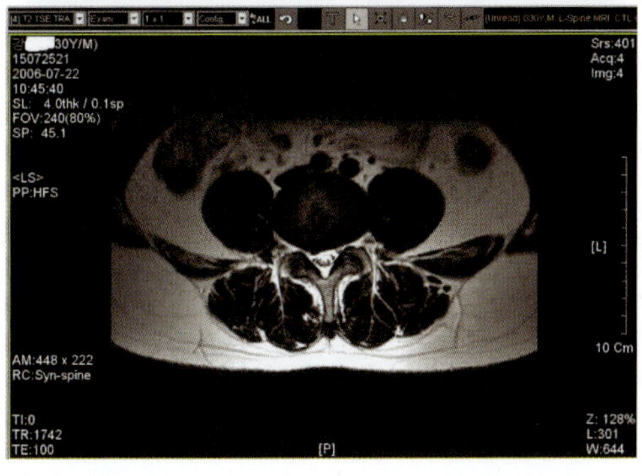

카페 접속을 안 한 지 상당한 시간이 흘렀네요. 디스크로 고생이 심했을 땐 어떤 좋은 정보가 있을까 싶어 거의 매일 접속을 하곤 했는데 몸이 어느 정도 나아지고 나니까 카페에 들어오질 못했습니다. ^^ 글을 쓰기에 앞서 아픔 제로한의원 원장님께 고맙다는 말씀 먼저 전하고 싶네요. 정말 1년여 넘게 여러 군데 전전하다 어떤 호전도 보지 못했었는데 원장님의 치료를 받고 많이 나았기에 감사의 표시는 당연한 것이라 여겨집니다. 아직 완전히 나았다고 볼 순 없지만 이전 상태를 생각한다면 지금은 제 스스로도 놀랄 정도로 많이 나았거든요.

그럼 제가 겪었던 상황과 치료경과를 적어보도록 하겠습니다. 작년 4월경으로 기억하네요. 우리 아

기를 안고 있는데 허리에 미세한 통증이 오더라구요. 대수롭지 않게 여기며 아내에게 허리가 아프다 얘기하니 병원에 가 봐야지 않겠냐 했습니다. 집 근처 재활의학과에 갔습니다. 그곳에서 X-ray를 찍었고 척추 마디가 좁아져 있다고, 디스크 가능성을 얘기하더군요. 신경증상(다리 저림 등)도 없고 해서 물리치료를 우선 받아보기로 했습니다.

그런데 시일이 경과할수록 허리는 더욱 묵직해지고 조금씩 다리가 저리기 시작했습니다. 물리치료를 받았지만 크게 효과는 없었구요. 그러기를 한 달여 이상 했던 것 같습니다. 물론 증세는 더욱 안 좋아졌구요.

이래선 안 되겠다 싶어 허리디스크 관련 대형 병원을 찾게 되었고 청담역 OOO병원을 알게 됐습니다. 처음으로 MRI를 찍었는데 4번, 5번 디스크가 많이 튀어나와 있다고 수술해야 한다 하더라구요. 당장 결정하기 어렵다면 3일 시간을 줄 터이니 결정되는 대로 연락 주라고 하더군요. 하지만 허리디스크 수술은 함부로 하는 게 아니라는 얘기를 들었기에 수술 결정을 내리지는 못했습니다.

MRI 결과를 가지고 이전에 다니던 재활의학과 원장님께 보여드렸습니다. 선생님은 수술과 비수술 요법의 장단점을 설명해주셨고 개인적인 소견으론 수술까지 아닌 것 같다고 얘기하셨습니다. 이후 일주일에 일요일 하루 제외하고 주 6회씩 물리치료를 받았습니다. 다리 저림 등의 통증이 심하기에 당분간은 운동하지 말라 해서 치료 후 집에 와선 병원에서 알려준 자세대로 누워 있었구요. 재활의학과 치료를 한 3개월여 이상 받았던 것 같습니다. 중간에 근처 한의과에서 약물치료와 뜸 치료, 부항 치료, 침 치료, 물리치료도 병행했었구요. 여전히 호전은 없었고 오히려 증세는 더 안 좋아졌습니다. 다리 저림이 너무 심해서 허리 통증은 상대적으로 가볍게 느껴지기까지 했습니다. 다리 저림이 늘 따라다녔습니다. 한 번이라도 다리 저림 없이 전처럼 편하게 걷고 생활했으면 하는 바람뿐이었습니다. 무슨 일을 하더라도 이 통증 때문에 쉽게 지치고 짜증만 늘어갔습니다. 그래도 완전히 움직일 수 없을 정도는 아니었기에 통증을 참아가면서 일상생활을 해 나갔습니다.

치료를 해도 별 호전이 없고 그렇다고 수술을 결정할 수도 없고, 또 움직이지 못할 정도의 수준은 아니기에, 또 개인적인 사정 등으로 치료를 중단하고 약 5개월여를 그냥 그렇게 살았습니다. 열심히는 아니지만. 중간중간 통증을 참아가며 걷기운동을 했구요.

올해 4월경이었던 것 같습니다. 허리디스크 상태는 여전히 안 좋았습니다. 그러던 어느 날, 아침에 일어나 머리를 감으려고 고개를 숙이는데 뒷목에서 찌릿하는 느낌과 함께 순간적이었지만 엄청난 통증이 왔습니다. 좋아지겠거니 했지만 며칠이 지나도 좋아질 기미가 안 보였습니다. 근처 한의원에 가서 치료를 받았지만 차도가 없었습니다. 그러다 동네 정형외과에 가서 X-Ray를 찍어보았습니다. 디스크가 튀어나왔지만 그 정도가 경미해 물리치료 좀 받으면 나을 거라 얘기했습니다. 하지만 치료를 받아도 효과가 없었습니다. 오히려 손가락 끝이 저리고 찌릿찌릿한 느낌이 왔으며 손에 힘이 빠졌습니다. 인터넷에서 목디스크를 살펴봤고 소개된 증상들이 제 증상과 유사한 부분이 많았습니다. 특히 목디스크는 허리디스크보다도 위험하다는 말에 겁이 덜컥 났습니다.

좀 더 큰 병원을 알아보았고 독립문 근처 00병원에도 가 보았습니다. 그곳 역시 목디스크 증상이 경미하기에 물리치료를 해보며 경과를 지켜보자 했습니다. 그리고 어느 곳에서 들었는지 확실히 기억지 못하지만 허리디스크 증상이 심하고 장기화되면 척추 불균형으로 목디스크도 올 수 있다는 사실을 알게 됐습니다. 허리디스크도 힘들어 죽겠는데 목디스크까지 왔다 하니 기분이 너무 참담했습니다. 목디스크 증상은 상대적으로 경미하니(그리고 허리디스크로 인해 목디스크가 왔다고 판단되어) 이참에 허리디스크 먼저 완전히 치료해야겠다는 결심을 하게 되었습니다. 이전 고려하지 않았던 수술도 필요하다면 할 생각이었습니다. 그때 이 카페도 알게 되었고 여러 정보를 얻게 됐습니다. 유명한 병원을 찾아보았고 여러 전문 병원을 알았습니다. 응암동의 00병원과 삼성역 근처 00병원을 선택했습니다. 00병원에서는 이전 000병원에서 찍은 MRI 결과를 본 후에 수술 외에는 대안이 없다 했습니다. 다른 00병원 역시 수술밖에는 없다 했구요. 선택한 2군데 모두 수술을 제안했기에 수술을 결심했고 00병원 김00 원장님께 수술받기로 결정했습니다.

수술일자를 잡고 기다리던 가운데 익산에 있는 사촌형님과 우연히 통화를 하게 됐습니다. 통화 중에 허리디스크 얘기가 나왔고 수술을 받기로 했다 하자 허리디스크 가지고 왜 수술하느냐, 여기에서 허리디스크 잘 치료하는 사람 있다고, 수술 받기에 앞서 검사나 받아보라고, 자기가 고칠 수 있는 사람만 고친다 했습니다.

나쁘지 않겠다 싶어 수술일자를 연기하고 시간을 내어 익산에 내려갔습니다. 지압원이었는데 선생님은 시각장애우였습니다. 진맥을 하고 제 허리며, 목, 척추 부위를 점검하시더니 척추 부위가 근본적으로 안 좋다고 얘기했습니다. 그리고 3개월(일주일 6회 치료) 시간을 주면 치료할 수 있다 했습니다. 다만, 수술을 하게 되면 본인의 치료방법이 통할 수 없기에 결정을 하라고 말씀하시더군요. 나을 수 있다는 말에 한결 마음이 좋아졌지만 서울에서 직장생활을 하는 내게 3개월 치료는 현실적으로 불가능한 것이었습니다.

고민을 하다 그곳에서 제시한 치료방법이 교정치료와 침 치료라는 것을 알았고 이전 00한방병원이

이와 같은 방법으로 치료한단 얘길 듣고는 OO한방병원에 가게 됐습니다. 간 김에 목 부위 MRI도 찍었습니다. 선생님 이름이 정확하게 기억나질 않는데 제 허리 부위와 목 부위 MRI를 보신 후에 목 부위 디스크 튀어 나온 정도도 상당하다 했으며 허리디스크 관련해서는 4개월 정도 치료를 해보는데 상태가 너무 안 좋아 수술도 고려를 해야 한다 했습니다. 그리고 4개월 치료비도 약 500여 만 원 가까이 되어 그곳에서 치료하는 것은 보류하기로 했습니다.

OO한방병원 진료를 마치고 나오는데 기분이 어찌나 처참하던지 힘이 쑥 빠졌습니다. 그리고 같은 날 카페사이트 좋은 병원 코너에 실렸던 서초동 아픔제로한의원을 찾아가게 됐습니다. 젊은 선생님이셨고 여느 병원과 다르게 제 아픈 부위에 대해서 차근차근 짚어보셨습니다. 그 시간만 하더라도 한 20여 분 정도는 족히 됐던 것 같습니다. 그 모습 자체가 신뢰가 가더군요. 환자 중심으로 진료하신다는 인상을 받았습니다. 허리디스크는 상태가 안 좋긴 하지만 한 번 해보자 하셨습니다. 한두 달 정도 치료해 보고 경과가 좋지 않다면 다른 병원에서 치료하는 것도(다른 방법으로 치료하는 것도) 고려는 해야 할 것 같다 했습니다. 그리고 목디스크 관련해선 뭐 이 정도 튀어나온 거 가지고 그러냐며 목 부위는 한 2~3주 정도 치료하면 나을 수 있을 거라고 했습니다. (한의원 원장입니다: 환자분의 증상이 돌출된 디스크에 비해 경미하다는 의미로 한 말이 "뭐, 이 정도 튀어나온 거 가지고"라는 뉘앙스로 들린 듯합니다.)

그 후로 일주일에 3번씩 치료를 했습니다. 찜질 후 OO침 치료(원장님 저서에 OO침으로 나와 있어서 이렇게 표현했네요. ^^), 봉침치료, 물리치료를 했습니다. 그리고 내원 당일 원장님이 저술하신 『디스크 걸린 한의사가 쓴 허리병, 허리디스크 치료하는 방법』도 사서 한 두어 번 정도 완독을 했습니다. 책 내용을 통해서, 그리고 원장님 설명을 통해서 허리디스크에 대한 새로운 지식도 알게 됐습니다. 이전까지 허리디스크가 낫는다는 것은 디스크가 다시 들어가는 걸로 생각했는데 그게 아니라 디스크 파열 부위에서 나오는 물질(전문용어라 정확하게 기억나질 않네요)로 인해 다리 저림과 같은 통증이 발생하는 것임을 알게 됐습니다. 그 물질이 나오지 않게끔 하면 다리 저림이 없어진다는 것. 그 후로 원장님의 치료와 본인의 운동 등의 노력을 통해 완치될 수 있다는 것을 알았습니다.

치료하는 데 있어 의사의 50% 노력과 환자 본인의 50% 노력이 필요하다는 것을 많이 강조하셨습니다. 치료를 꾸준히 하고 스트레칭과 걷기 운동을 병행했습니다. 그리고 체질적인 변화를 위해 음식도 가려가며 먹으려 노력했구요. 자세교정도 의식적으로 하려 했고 한 시간 정도 앉아 있으면 꼭 5~10여 분 정도는 일어나서 움직이는 것을 신경 썼습니다. 목 부위는 원장님 말씀대로 한 2~3주 정도 지나니 많이 좋아지게 됐습니다. 신경 증상도 없어졌고 뻣뻣했던 느낌도 많이 사라졌습니다. 그리고 허리디스크도 한 3주 정도 됐을 때 다리 저림 증상이 조금씩 개선되고 있음을 느낄 수 있었습니다. 치료를 해 갈수록 다리 저림이 점차 사라지더니 지금은 거의 느끼질 못합니다. 다리 저림이 거의 해결되니 본격적으로 허리 부위를 치료하는 중이구요.

이 글을 통해 원장님께 진심으로 감사하다는 말씀 전합니다. 연배로 치면 형님뻘 되는 정말 젊으신 분이지만 허리디스크 관련해서 정말 용한(?^^) 한의사라는 표현이 적절할 듯싶습니다. 상태가 많이 좋아져서 요즘은 무거운 물건도 제법 들고 아이 안는 것도 지장이 없습니다. 가장 크게는 다리 저림이 없어지니 정말 살맛나는 것 같구요. 아직까지 제가 좋아했던 구기운동은 하지 못하지만(시합 등을 하게 되면 상당히 격렬한 운동이기에 다칠 위험이 크잖아요.) 앞으로도 허리가 더욱 좋아지지 않는 이상 상당 기간 하지 못할 테지요. 하지만 지금 상태로도 정말 크게 만족합니다. 걷는 데 지장 없을뿐더러 격렬한 운동 외의 다른 여러 운동은 다 가능하거든요. 지금은 많이 좋아져서 일주일에 두 번 치료하고 있습니다. 허리 부분만 치료하고 있구요. 처음에 비해 자기관리가 많이 부족해지긴 했지만^^ 그래도 틈틈이 의식하며 노력하고 있습니다. 사람에 따라 허리디스크 증상이 다 달라 선생님의 방법이 만병통치 정도의 절대의술이라고 말씀드리기 어렵겠지만 분명 선생님의 치료방법이 디스크 환자들에게 나을 수 있다는 희망을 주기에 충분한 의술이라는 것을 전하고 싶네요. 기회가 된다면, 그리고 저처럼 큰 고통을 겪고 있는 분들이라면 선생님의 치료방법도 분명 도움이 될 것입니다. 끝으로 글을 읽어주신 데 감사드리며 환우 여러분들 모두 좋은 치료결과가 있기를 진심으로 바랍니다.

8. ㅇ정ㅇ 720000 - 1650000

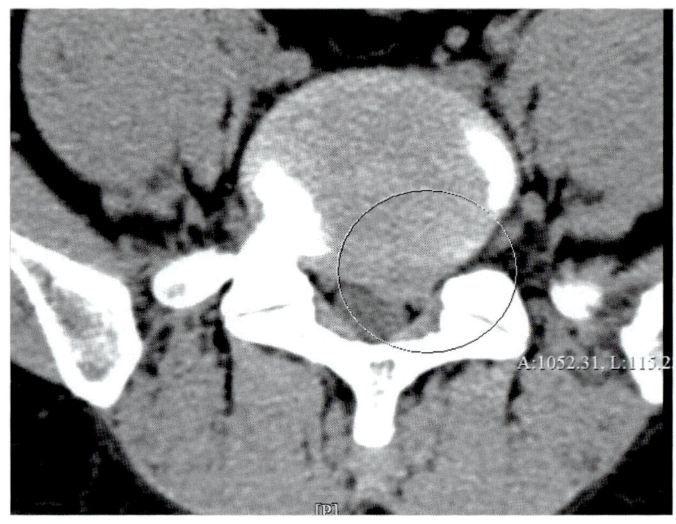

2006년 12월 15 내원

요추부 L4-L5 디스크 벌징(부어 있음)

요추부 L5-S1 디스크 탈출

· 앉았다 일어서기 불편

· 엉덩이 허리 부위 뻐근함

· 통증 없이 허리 굽힐 수 있는 각도 130도

· 누워서 좌측 다리 들기 30도

· 좌측 다리 저림

2007년 1월 1일

참 뜻하지 않게….

주위에선 그러더군요. 너같이 운동 좋아하는 애가 무슨 디스크….

하지만 현실은… 정말 한 번도 상상조차 하지 않았던 디스크 환자가 됐습니다. ㅜ.ㅜ

현실은 인정해야 하고….

이 카페가 서로 힘을 북돋아 이번 기회로 자기 몸을 다시 추스르는 발판이 되기를….

제 CT 촬영을 올려 봅니다. OOO 병원에서 촬영했는데….

첨에 의사가 외견 증상으로 보건대 디스크가 아닐 가능성이 많다고 하여 MRI는 아까우니 '싼 CT' 나 찍어 보자고 해서 찍은 사진입니다.

그리고 하는 말이 "생각보다 심각하네."였습니다.

이 사진의 정도가 어느 정도인지 감이 안 갑니다.

저는 허리가 아주 약간 불편하고 다리가 조금 저리는 정도의 증상을 보이고 있습니다.

그것도 좋은 의사 만나 치료 열심히 하고 있고…. ^^

비슷한 연령대에—30대 중반, MRI나 CT가 비슷한 정도를 보이시는 분들의 이야기를 듣고 싶습니다. 이 정도면 증상이 보통 어떻고 어떻게 진행되는지…. 참고로 OOO병원 의사 왈, 수술하기에는 약간 시간이 남은 추간판 탈출(5—6번 사이)이랍니다.

2007년 1월 5일

스스로 지속적인 관리를 위해 최소한 다리에 가느다란 전기 흐르는 느낌이 없어질 때까지 치료기를 간간이 써 보렵니다.

작년 10월 말인가 11월 초인가 북한산 산행을 혼자 다녀왔습니다. 물론 옛날 생각만 하고…. 운동 안 한 지 오랜 것은 생각도 안 하고 쉼 없이 올랐다가 쉼 없이 내려왔습니다. '역시 난 한 체력 해.' 이리 뿌듯해했는데…. 다리가 조금 땅기더라고요. 운동 부족이려니 여기고 며칠 지나면 없어지겠지 했습니다. 그런데 웬걸. 없어지기는커녕 한 달쯤 지나 이제 허리가 조금 아파 오고 잠자리에서 일어나는 것이 쉽지 않게 되었습니다.

주위에 증상을 이야기했더니 옆에 있던 직장 동료가 자신이 디스크 수술하기 전 증세와 비슷하다며 디스크가 의심된다는 겁니다. 청천벽력이었습니다. 건강하다고 자신해 왔고 다만 요즘 운동 부족이니 잠시 그런 거라고 믿고 싶었습니다. '디스크는 아닐 거야.'라고 자위했지요. 그리고 열심히 인터넷 서핑을 하며 디스크 관련 정보를 읽어 보았습니다. 읽어 볼수록 디스크 증상과 비슷하더군요. 그래도 설마 하며 믿고 싶지 않았습니다.

하여튼 병원에는 가 봐야겠기에 주위에 물어보고 의사 친구에게 조언을 구해 디스크 전문 병원이라는 OOO 병원에 12월 13일 처음 가 보게 되었지요. 의사는 외부 증상으로만 봐서는 가벼운 디스크 초기거나 아님 근육통에 불과할 수 있다고 하더군요. 그래도 정 못 미더우면 MRI는 아까우니 CT라도 찍어 보자고 했고요. '역시 그렇지! 다행이다' 속으로 좋아했는데…. CT 촬영 결과 의사 소견이 생각보다 심각한데 5-6번 사이 추간판 탈출증과 4-5번 팽윤—아직 수술하려면 조금 더—2~3개월?—진행되어야 한다고 진단했습니다. 그리고 통증이 더 심해지면 당장은 주사라도 놔 주겠다고 하더군요.

병원을 나오면서 의아했습니다. 수술이 그리 필요치 않은 그 중간 단계 증상에는 치료가 필요 없다는 건지… 어떤 물리 치료나 약 처방, 증상 관리법도 듣지 못하고 현재의 증상만을 확인하고 병원을 나와야 했으니까요. 나는 그럼 저절로 증상이 호전될 때까지 기다리거나 이렇게 아픈 상태로 살아야 하는 건지… 조금 참담했습니다.

나중에 주위 사람들의 이야기를 듣고 가만히 생각해 보니 큰 병원의 속성상 그럴 수밖에 없겠구나 하는 생각도 들었습니다. 저같이 돈이 안 되는 환자들은—호전시키기도 어렵고 수술을 하지 않으니 돈벌이도 안 되는—'OOO 병원' 같은 곳에서는 찬밥일 수밖에 없다는….

그리고 지하철역에서 디스크를 앓았던 한의사가 쓴 디스크 치료기 책 광고—카페 어딘가에 소개되어 있는데 얼른 못 찾겠네요. ^^—를 우연히 보게 됐습니다. 일단 광고에 나와 있는 홈페이지(아픔제로한의원: www.painzero.co.kr)를 보았더니 이제까지 찾아본 디스크 관련 자료 중에서 가장 마음에 와 닿는 말들이 많더라고요.

긴가민가하는 심정으로 한의원에 갔는데 한의원은 생각보다 규모가 작아 처음에는 정말 잘 왔는지 확신이 안 갔습니다. 하지만 한의사 선생님과 상담을 하고 선생님이 쓴 책을 보고 그분하고 제 증상에 대해 자세히 이야기를 나눈 뒤 저의 질병 디스크에 대해 정확하게 이해하게 되었습니다. 뭣보다 자신이 모델로 디스크 각 단계에 맞는 운동법—근육강화법—을 제시한 것이 맘에 들었습니다.

치료를 시작한 것이 연말이라 술자리도 종종 있었고 자제하려고 했지만 잘 안 돼서… 스트레칭도 가끔 빼먹기는 했지만 의사의 역할이 절반이고 환자의 역할이 절반이라 생각하고 꾸준히 3주째 치료하고 있습니다.

침에 갔을 때 한의사 선생님이 통증이 열 개라고 생각하라고 하시더군요. 그래서 0개가 되면 치료가 끝나는 것이라고. 한 일주 지나니 8개쯤이었고 3주가 지난 지금은 2-3개 정도 남은 것 같습니다. 내 절반의 노력이 부족한 탓도 있겠고 시간이 좀 더 필요한 이유도 있겠지만 다리 저린 거랑 허리 아픈 것은 많이 나았습니다.

어떤 분이 제 CT를 보고 3개월은 경과를 지켜봐야 한다고 의견 주셨던데 그럼 아직도 2개월가량은 남았다 생각하고 3단계 스트레칭이 힘들지 않으면 4단계로 엄해서 2개월가량 꾸준히 해 볼 생각입니다. 물론 술자리도 줄이고 무리하지 않으면서….

한 두어 주일 후에는 10개 중 몇 개 남았다고 쓸 수 있을지 저도 궁금합니다. 이번 기회에 살도 빼고 허리근육, 복근도 강화하고 있습니다.

2007년 1월 15일

3주차 치료기 쓴 지 2주가 지나 치료 5주가 되었습니다.

지금 상태는 치료 시작 열 개 중 0.5개 미만의 통증이 남아 있습니다. 외견상 통증은 없고 발등에 전기가 오는 듯한 느낌이 간간이 이어집니다. 다 나았다고 생각하지는 않습니다. 무거운 것 들 엄두는 전혀 안 나고 간혹 조금 무게가 있는 것이라도 왼손에 들리면 왠지 허리에 부담이 가는 것 같으니까요. 하지만 일상생활에는 전혀 문제가 없어졌습니다. 치료 시작하기 전 한 두어 달을 30분만 앉아 있어도 일어날 때 쩔쩔매고 아침에 침대에서 쉬이 일어나지 못하고 버둥거리던 것이 언제였던가 싶으니까요.

엊그제는 보드 타고 싶어 하는 와이프에게 너무 미안해서 작년에 올해 일본 스키장 데려간다고 약속을 한지라 만용을 부려 스키장 가서 아주 슬슬 낙엽으로만 같이 타 줬습니다. 치료 시작할 때만 해도 올해는 그 근처에 가까이 가지도 못할 것 같았는데…. 오늘 한의사 선생님이 이제부터가 중요하다고 하시더군요. 의사 친구와도 통화했는데 이제부터 관리를 잘해야 한다고 강조하구요. 그래서 녹용을 한 달분 지었습니다. 정작 치료를 받을 때 안 먹고—한의사 선생님이 강권을 못 하세요. ㅋㅋ ^^— 제가 필요성을 느껴 거꾸로 부탁드려 먹기로 했습니다. 또 한 달 술과 고기, 좋아하는 무로 만든 반찬들을 멀리해야 합니다. ㅜ.ㅜ

지난 4주간 치료를 정리해 보면 그렇습니다. 일주일에 세 번 이상 꾸준히 한의원에 다녔습니다. 갈 때마다 침, 뜸, 고주파, 부항 치료를 약 한 시간에 걸쳐 받았습니다. 한의사 선생님이 쓰신 책(제목 역시 기억 못 합니다. 길어서…. ㅜ.ㅜ 여하튼 아픔제로한의원 원장님이 쓰신 책)에 나온 스트레칭을 최소 하루에 한 번 자기 전에 하려고 했습니다. 와이프 따라 요가를 간 날은 생략했고요(물론 저는 허리 때문에 동작의 반은 못 하고 또 반은 시늉만 합니다. 와이프 때문에 따라 가서 놀고 온다고 보면 맞겠죠. ^^ 나으면 조금씩 할 수 있는 동작이 많아지겠거니 하면서…). 4주 동안 제일 힘들었던 건 한약을 먹었던 고로(녹용 아님, 한의사 선생님이 경제적 부담을 생각해 지어 준 약) 연말연시에 술자리에서 술 안 먹기, 무 반찬 안 먹기, 고기 보고 제사 지내기였습니다. 결국은 8주분 한약을 거의 한 달에 걸쳐 먹었지만 결과적으로 고등학생 이후로 내가 이리 규칙적으로 뭔가를 열심히 한 것은 참 오랜만인 것 같습니다.

여전히 치료는 예전과 같이 할 것입니다. 또 8주 후, 어찌 경과가 진행될지 저도 궁금하네요. 아직 환자라는 사실을 머리에 되새기며 꾸준히 허리 강화 훈련을 하렵니다. 한의원 치료도 계속할 거구요.

9. O연O 770000 - 2640000

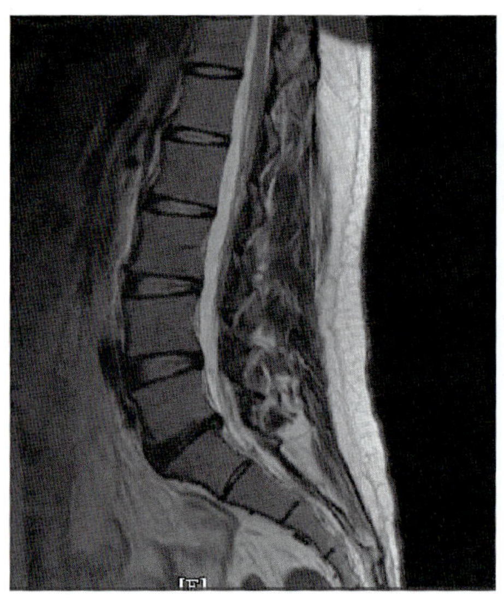

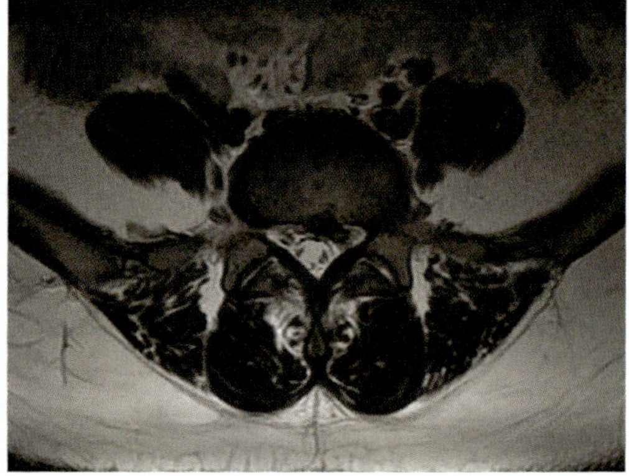

2007년 1월 5일 내원
L5-S1 퇴행성디스크 디스크 내장증 추간판 탈출증

· 앉아 있으면 불안 → 허리 가운데 통증 엉덩이 좌우측(우측>좌측)으로 통증
· 지하철에서 앉기가 불안 → 앉았다 일어서는 게 너무 힘듦
· 아침에 허리 굴신이 잘 안 됨
· 발목이 아픔(우측>좌측)
· 바닥에 누워 있으면 통증이 발생
· 짜증이 많이 남

2007년 1월 15일

요통이 심해진 지는 1년 됐고요.

작년 봄에는 한 번 누웠다 일어나려면 정말 크나큰(!) 고통을 겪어야 했지요.

활동을 하다 보면 괜찮아지니 좀만 참아 보면 괜찮을까 싶어서 그냥 무식하게 견뎠습니다.

지하철에서는 젊은 사람이니 경로석에 앉지도 못하고 계속 서서 가다 내릴 때가 되면 쓰러질까 싶어 바짝 긴장하고 허리가 완전 끊어질까 두렵기까지 했지요.

그래서 회사 근처 한의원에서 침 맞고 다닌 지 한 달···. 돈은 돈대로 날린 기분에 그냥 그만두었습니다. 그때는 디스크인 줄도 몰랐고요.

그것도 소용없고 해서 참고 있다가 어머님이 아시는 한약방에서 뜸 뜨고는 괜찮아지는가 싶었습니다.

아침에 뼈가 꺾이는 듯한 통증이 없어졌기 때문에 괜찮아지나 싶었죠. ㅜㅜ

디스크라고는 생각도 못 했어요. 사실 안 했습니다. 아니길 바란 거죠.

그러고 살다 두세 달 전부터 또 시작하더라고요. 고통이···. ㅜㅜㅜㅜㅜ

인터넷 검색 후 온라인 상담을 한 번 받고 디스크 내부 장애증이 의심된다는 말에 마침 3주 전 여윳돈이 생겨 맘먹고 MRI 찍어 보려고 강남 ○○○에 갔었답니다.

작년에 정형외과에서 X_RAY 찍었을 때는 디스크라는 조짐이 없었거든요.

(아··· 그리고 보니 정형외과도 가 봤네요. ㅎㅎ)

찍은 거 보고 OOO 원장이 다른 설명도 없이 "이거는 수술만 하면 100% 완치야!" 이러는 겁니다.

"아… 그래요? 이게 무슨 병인데요?" 물었더니 뭐라고 딱 얘기를 안 해 줍니다.

저는 그때 디스크라는 판정에 순간 공황상태에 빠졌다고나 할까…. ㅡ,ㅡ

"그럼 수술비는 얼만데요?"

"그게 좀 비싸지…. 750~800 정도."

"컥…." 전 정말 제가 수술을 해야 되는 건 줄만 알았습.

그러고는 수술할 경우 대략의 스케줄을 설명받고 나서 나왔습니다.

나오면서 눈물이 막 나는 거예요. 아픈 것도 서러워 죽겠는데 수술비가 천만 원 돈이라니….

젠장….

집으로 돌아와서는 차분히 앉아서 인터넷 검색했습니다.

그래서 이 카페에도 가입한 거구요. ^ ^

좀 검색해 보니 대략 나오더군요.

OOO OO 한방병원, 영동 OOOO병원, 그 외 OOO OOO 신경외과.

우선 회사 눈치 보이는 건 제쳐놓고 다 가 보기로 했습.

OOO 먼저 가 봤죠.

사람들 장난 아니던데요. 헐… 늦게 간다고 회사에 말했지만 어떻게 또 기다리고 앉아 있나 싶었죠. ㅎㅎ

어찌됐건 특진으로 접수해 놓고 한 시간 반을 기다렸습니다. OO 선생님으로 잡아 주더라고요.

들어가서 그것도 제가 이것저것 물어봐서 5분이었습니다.

퇴행성 디스크는 답이 없다고 그러더라고요.

되도록이면 수술을 안 하고 싶어서 왔다고 그랬더니 치료방법은 지금은 해 볼 거 다 해 보고 있는 단계라면서 딱히 치료방법이 없다고 하더라고요. 6개월 뒤에 보고 그때 심하면 수술하라고….

OOO에서 권한 인공디스크 치환술은 OOO에서는 천만 원 말하고요.

OO 선생님은 자기는 그 방법이 얼마 되지 않아서 그 방법 말고 20~30년 수술로 입증된 방법으로 수술한다고 하더라고요. 수술비는 500~600만 원 정도구요.

우선 운동을 먼저 해 보고 6개월 뒤에 가서 다시 보자고 하더군요.

결국엔 제 선택이었습니다.

운동치료는 1주일에 2회, 한 달 치료비가 30만 원.... 그래서 그냥 나와 버렸습니다.

검색하다 읽은 글 중에 디스크는 천천히 알아볼 거 다 알아보고 결정해야 한다고 써 놓은 걸 봤거든요.

그래서 결정하는 거에는 성질 급한 제가 ㅎㅎ 꾹 참고 나왔습니다.

이거 해서 나을 수 있다면 아픈 사람 어디 있겠나 싶어서 다른 데 또 가 봐야겠다 해서....

회사로 돌아와 업무도 제쳐두고 카페 글 뒤적였습니다.

00한방도 많기 한데 시일도 너무 오래 걸리고 돈도 너무 많이 든다는 말에 가 보고 싶지가 않더라고요.

침 맞고 낫지도 않았으니 한의원은 생각하기도 싫었고요.

그래서 00이나 가 보자고 생각하고 있다가 한의원 글이 있더라고요.

저도 처음 윗분처럼 광고글로 판단하고 처음엔 안 읽었습니다.

근데 댓글에 그분한테 인사하시는 분이 있더라고요.

그래서 단순광고는 아닌가 보다 싶어서 그날 퇴근하고 바로 갔죠.

일주일 내내 꼬박꼬박 맞았습니다.

사실 지금 기분엔 이만큼이어도 살맛나요. ㅡ.ㅡ

그만큼 허리 아파서 제약이 되었고 움직이려고 할 때의 그 통증의 두려움은 어느 정도 가신 듯합니다.

흠.... 좀 더 표현을 하자면 굳은살을 꼬집을 때 덜 아프잖아요.

제 기분에 한 10%만 낫는다면 이제 100% 제 몫으로 돌아가 운동만 열심히 하면 됩니다.

아파 본 사람이 아픈 사람을 안다고 정말 그런 것 같아요.

책에 있는 글도 정말 공감이 가는 글이고요.

선생님께서 이 정도 호전 속도면 한 달이면 되겠다고 하셨는데 저도 그럴 것 같다고 말씀드렸습니다.

우선 제 자신에게 그 정도의 확신이 들 만큼 호전이 되었습니다.

작년 봄에 다른 한의원에 침 맞으러 다닐 때는 괜찮아졌냐고 물어보면 여전히 똑같아서 할 말이 없었거든요.

여하튼 저는 지금 호전이 되고 있어 너무 좋고요.

나머지 요통만 없어지면 운동도 꾸준히 할 마음가짐도 차곡차곡 다지고 있고요. ㅎㅎ

이곳저곳 들춰 봐도 디스크에는 운동만 한 게 없더라고요.

문제는 지금의 요통이 우선 급선무잖아요. 그래서 요통 없애는 거 열심히 하고 이제 운동으로 유지해야

죠. 지금 제 생각엔 그게 제일인 것 같아요.

2007년 5월 11일

워낙 바쁜지라 이제야 올리네요. 그동안 몇몇 분께서 쪽지로 문의를 주셨는데 차라리 그때 올릴 걸

그랬네요.

처음 글 올린 게 아픔제로에서 1주 치료받고 올린 거네요. ㅎㅎ 그때만큼 열심히 받았더라면 2, 3

월에나 완벽한 후기를 올렸을 텐데…. ㅎㅎ 달력 체크한 거 보니 딱 30회 치료받았네요. 한두 번

더 될지도 모르고요. ^^ 일수로 따지자면 딱 한 달이죠.

처음 2주 제대로 다닌 거 빼고는 일주에 2번 다니다 요즘엔 2주에 한 번…. 저번 주에 조금 남아

있던 통증을 없애고자 금침 맞은 게 치료 마지막이고 웬만하면 요즘엔 스트레칭으로 해결하고 있습니

다. 야근 때문에 바빠서도 못 가기도 하고 운동도 따로 못 하니 시시때때로 허리 펴 주며 스트레칭에만

매달리고 있죠. 거의 한 달이 넘는 야근인데도 허리엔 그다지 큰 부담이 없습니다.

치료받기 전엔 근무시간에 좀 앉아 있었다 싶어 일어날 때면 힘들었거든요. 꼬리뼈 쪽도 아프기도

했고요. 치료받는 중간에 양쪽 발목과 무릎 통증도 생겼었는데 그것도 다 치료돼서 지금은 가뿐합니다.

아팠단 생각도 안 날 만큼…. 뜸 자국만 좀 남아 있지요. ㅎㅎ

요즘 제가 하고 있는 건 시간이 전혀 없어서 출퇴근 때 지하철 한 정거장 전에 내려서 배에 힘

주고 걷기를 하고 있고요. 사무실 화장실에서 앉았다 일어나기, 회사 동네 한 바퀴 걷다 들어오기(5분

정도), 화장실 갈 때마다 허리 펴는 스트레칭해 주기…. 요 정도입니다.

자기 전에 고양이처럼 등 구부렸다가 늘리기…. 아주 시원합니다. ㅡ.ㅡ 지금 남아 있는 통증은 제

가 아침에 지하철에서 한 시간을 서서 오거든요. 그때 기대고 못 서 있을 때 약간 아픈 거 말고는 없

는 것 같아요. 근육을 튼튼하게 해 주는 뭔가를 해야 하는데 아… 정말 안 되네요. ㅎㅎ 게으른 거겠

죠. 좀 나았다 싶으니까 감사해지나 싶습니다. ㅎㅎ

저는 금침 효험을 본 것 같아요. 처음 금침 맞았을 때 효과가 없는 것 같아서 괜히 맞았나 싶었는데

선생님 믿고(처음 금침이 효과가 없는 것 같다고 했더니 장침으로 준비해 두셨다 해서…. ^^) 두 번

째 금침 맞고는 오른쪽 엉덩이 쪽 통증이 정말 신기하게 없어졌습니다. 출근길엔 그 부위가 정말 너무 아파서 이거 다시 아파지는 거 아닌가 싶었거든요.

치료하다 보니 아팠던 곳이 나으려고 하면 다른 부위가 새롭게 아파 오고 해서 불안해지더라고요. 여하튼 바쁘기도 하고 해서 맞은 게 효과 제대로 봤어요.

3번째 금침 맞은 이유도 역시 바쁘다는 거⋯. —— 본래 치료받는 중에 밤에 잘 때는 아픈 걸 몰랐는데 오른쪽 엉덩이 쪽이 낫고 나니까 허리 정중앙으로 아픈 게 이동하더니 또 사람 지치게 만들더라고요. 시간도 없고 해서 맞았습니다. 저번 주 금요일 날 맞고 4일 정도 지나니까 밤에 잘 때 통증이 많이 수월해졌어요. 특히 졸림에도 불구하고 다리 들기랑 엎드려서 허리 들기 정말 조금만 해 줬는데도 아침에 일어났을 때 몸이 한결 가벼웠습니다. 그제도 어제도 잘 때 안 아팠어요. 이제 더 이상 새로운 곳에 통증이 안 생긴다면 저는 완쾌(?) 정도는 아니지만 허리근육 만들 일만 남았습니다. ^^

바빠서 두서없이 쓴 것 같네요. 여러분들도 얼른얼른 나으시길 바랄게요.

아! 그리고 수술하시려는 분들 지금 당장 아프다고 해서, 수술 권유를 받았다고 해서 바로 결정 내리지 마시라고 당부드리고 싶네요. 저도 처음에 권유받고 수술했더라면 지금 어땠을지⋯.

상상만 해도 끔찍합니다. 수술해도 관리 못 하면 안 하느니만 못 하다는 거! 후기에서도 많이 보지만 가족 중에서도 보니까 정말 다행이다 싶습니다. 요통 없는 세상이 얼른 오길 바라며⋯. ^_^

10. 임○○ 740000 – 1040000

2006년 9월 1일 MRI

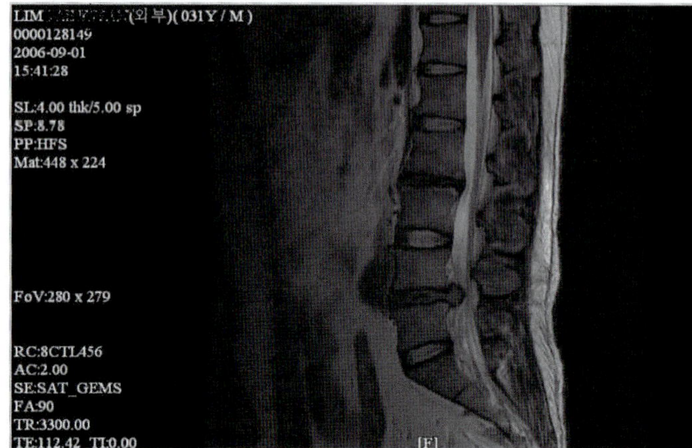

2007년 7월 6일 MRI

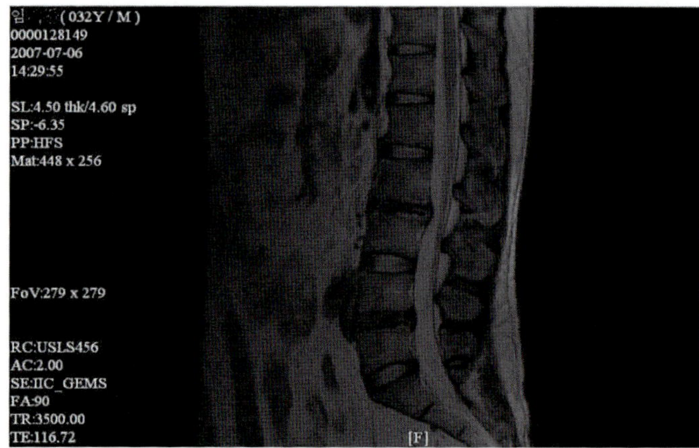

2007년 9월 17일 내원

· 무거운 것 들고 난 후 앉자마자 허리에 통증
· 걸으면 우측 다리 땅김 현상
· 일하기 힘들어 휴직 상태

하루 종일 컴퓨터 앞에서 일을 하다 보니 3개월 전 어느 날 갑자기 허리와 양 허벅지부터 종아리까지 아프기 시작하더군요.

기침을 하면 눈물이 찔끔찔끔 나올 정도였습니다(하필이면 감기까지 걸려서…). 심상치가 않아서 병원에 가 본 결과 4번, 5번 요추 디스크더군요.

의자에 30분 앉아 있기도 힘든 정도였습니다. 한 일주일간은 신경외과를 다니면서 누워만 있었습니다. 이때는 가만히 일주일 정도 누워 있는 게 좋다고 하더라고요.

신경외과를 한 달간 다녔는데 견인치료로 전 오히려 더 아파지더군요. 견인치료를 해서 아픈 사람도 있다고 그러더라고요.

통증이 더 심해져서 신경외과 대신 한의원에 갔습니다.

한의원 선택은 시중에 나와 있는 책을 사서 보던 중 책 저자가 직접 하는 한의원이 있다기에 그쪽으로 택해서 갔고요. 한 15분 정도 면밀히 면담하고 이것저것 체크하고 치료를 받기 시작했습니다.

의외로 효과가 좋더군요. 허벅지 통증이 심했는데 허벅지 통증이 치료받기 시작할 때가 100이라면 지금은 약 30선 정도까지 호전되었습니다.

저는 허벅지뿐만이 아니라 앉아 있을 때 허리도 꽤나 아픈 경우라 지금은 허리 쪽을 집중적으로 치료하고 있습니다.

일주일에 3번 정도 나가는데 갈 때마다 상태를 물어보시고 아픈 곳을 물어보셔서 좋더군요.

알다시피 허리디스크에 걸리면 허리 주변 근육이 많이 긴장하게 되면서 근육통도 오게 되는데 그쪽 부분까지 치료해 주셔서 허리가 한결 편안해졌습니다.

이렇게 한의원에서 치료를 받고 집에서 저 나름대로 허리디스크와 전쟁을 시작했습니다. ㅋㅋ

우선 어쩔 수 없이 의자에 앉아야 하기 때문에 의자부터 바꾸었습니다. 첨엔 인터넷으로 듀X백을 사려고 했지만 역시 직접 앉아 보고 사려고 가구거리로 나가서 의자를 골랐습니다.

듀X백은 앉아 본 결과 저랑은 맞지가 않더군요. 오히려 허리가 부담을 더 받는 거 같았습니다.

그래서 사기 전에 찾아본 자료를 생각하면서 의자를 골랐죠.

의자등받이가 딱딱해서 지지가 되면서 약간 S자 곡선을 이루고 등받이 기울기가 약 105도 정도이며 팔걸이가 높이 조정되고 허벅지와 무릎 그리고 종아리가 90도 각도가 되는 것을 샀습니다.

사고 난 후 지금 3개월 동안 사용 중인데 매우 만족하고 있어요.

허리가 불편하니까 목도 아프더라고요. 그래서 베개도 바꾸었습니다.

메밀베개가 좋다고 책에 나와 있기에 시중에서 약 만 원 정도 주고 구입했습니다. 알맞은 베개 높이는 자신의 체중을 다해 손바닥으로 눌렀을 때 새끼손가락 약 2마디에서 2~3마디 중간 정도가 좋다고 하더군요.

의자와 베개 바꾼 후 전기 찜질기와 냉찜질 팩, 저주파 치료기를 사서 자고 일어난 직후 15분씩, 그리고 운동 후 15분, 잠들기 전에 15분씩 해 주기 시작했습니다. 허리디스크에 냉온찜질을 번갈아서 하면 좋다고 하더군요. 근데 목욕탕에 매일 갈 수가 있어야지 말이죠. ㅡ_ㅡ 냉찜질 팩은 겉이 비닐보다 면으로 된 것이 느낌이 좋더군요. 그리고 저주파 치료기는 저는 유닉스 거 쓰는데 가격 대비 만족합니다. 사용도 편하고 자극 정도도 맘에 들고 해서요.

P.S.)냉온욕을 권한 것은 탕에 오래 있기 위한 방편이죠. 온탕에만 있으면 오래 탕 목욕하기가 힘들어집니다. 그래서 냉온욕을 권한 거고 냉탕에서 가벼운 운동도 같이 할 수 있고 해서 더 좋고 찬물에 근육이 수축하더라도 바로 온탕에 들어가 풀 수 있으므로 대중목욕탕 안에서의 냉온욕은 좋습니다. 그런 의미에서 냉온욕을 권한 거지 디스크에 냉온찜질이 더 좋다는 말은 아닙니다. 만성인 허리디스크에는 냉온찜질보다는 온찜질이 좋습니다. 환자분에게 정확한 정보 알려드리겠습니다.

그리고 전 허리강화 운동은 아직 시작하지 않았습니다.

허리에 아직 통증이 있을 때 강화 운동을 하는 건 약한 허리에 부담을 줘서 안 좋다고 하기에 스트레칭 위주로 한 달씩 단계를 늘려서 꾸준히 해 주고 있습니다. 아침, 점심, 저녁으로 약 15분씩 해 주니 효과가 꽤 좋더라고요.

그 담에 나름 먹는 것에 신경을 쓰기 시작했는데 허리마스터님 글을 보고 홍초를 먹기 시작했습니다.

홍초카페에 들어가 보니 하루에 3잔 정도가 좋다고 하기에 소주잔으로 홍초 1, 물 2 비율로 식사 후 1시간(식사 후 한 시간 후에 물을 섭취하는 것이 가장 좋다고 합니다.) 아침, 점심, 저녁으로 먹었고요.

우유는 아침 걷기운동 30분 후와 저녁 걷기운동 직후에 마셨습니다(운동 후 바로 먹는 우유가 흡수가 잘된다고 합니다).

이것저것 찾아보니 마늘우유가 허리디스크에 효과적이라고 하기에 먹어 본 결과 저랑은 맞지 않더군요. 비위가 약해서…. 가능하신 분은 한 번 아침저녁으로 먹어 보시길…. 통증 완화에 도움이 된다고 합니다.

마늘 두 쪽을 갈아서 우유에 타 먹는 건데 시중에 파는 다진 마늘을 쓰시면 편하게 타 먹으실 수 있습니다. 전 도저히…. 마늘과 우유의 조합을 당해 낼 수가 없어서 중도하차했습니다.

허리디스크엔 또 부추와 검은콩도 좋다고 하기에 먹을 수 없는 마늘 대신 마늘장아찌와 부추김치, 검은콩 자반을 먹고 있어요. 허리디스크는 먹는 것도 중요하다고 하기에 나름 이것저것 먹고는 있습니다. 더 이상 챙겨 먹는 건 귀찮아서….

그리고 허리가 아픈 직후 회사는 그만두었지만 그렇다고 앉아 있는 걸 안 할 수 없기 때문에 허리보호대를 구입했습니다. 많은 분들이 허리보호대가 허리근육을 약화시킨다고 생각하시는데요. 근육은 생각보다 그렇게 쉽게 약화되지 않는다고 의사선생님께서 그러시더군요. 만약 약화된다고 해도 금방 원래대로 돌아온다고 합니다.

저는 앉아 있거나 장시간 차를 타야 할 때만 사용하는데 허리에 꽤 많이 도움이 됩니다.

허리가 바르게 서 있고 힘도 덜 들어서 좋더군요. 지지가 잘돼서 통증도 적게 느껴지고 앉아 있기가 수월해졌습니다.

이렇게 3개월간 보내고 나니 아프기 전 생활의 약 80% 이상이 회복되었습니다. 그리고 의자에 30분밖에 못 앉아 있던 것이 5시간은 거뜬해졌습니다.

물론 일정 간격으로 의자에서 일어나 스트레칭을 해 주고 있고요.

앞으로 허리 통증이 더 가시고 나면 허리강화운동을 해야겠어요.

다들 힘내시고 건강한 허리 되찾으시길 바랍니다.

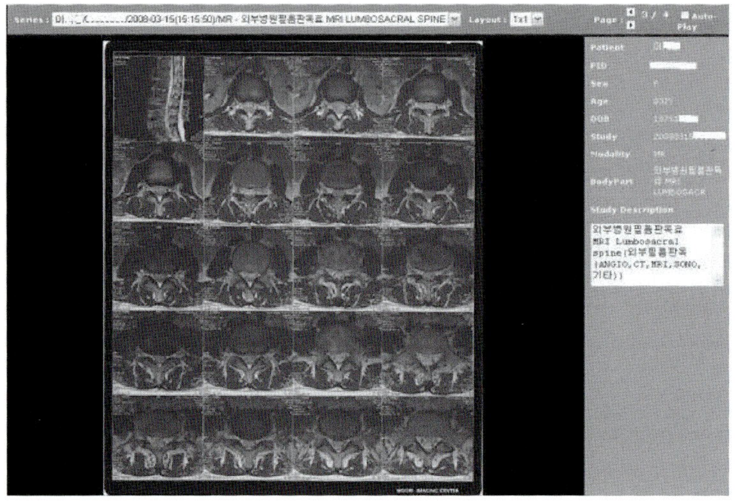

　저 같은 경우는 10년 넘게 만성으로 요통을 앓아 오고 있는데 겉으로 보기엔 표가 나지 않기 때문에 그냥 나이롱환자같이 보였지만 정말로 죽을 맛이었어요. 3년 전 아이를 출산하고 그 뒤로 산후조리를 제대로 못 하고 육아로 힘들어서인지 허리 때문에 한동안 생활도 안 되었고, 그래서 주위의 도움이 없으면 아무것도 되지 않는 상황이었죠. 정형외과에선 단순히 디스크 초기로만 얘기했었고 그냥 '운동해라' 그게 끝이더라고요. 주위에서 친구들이 오래만에 전화할 때면 "허리는 좀 괜찮아?" 할 정도였어요. 그렇게 3년을 방치했다가 하도 아프고(심지어 머리를 못 감아서 미용실 가서 감을 정도였으니….) 해서 유명한 병원은 다 가 봤지요. 000 신경외과…. 진짜 오래 기다린 기억밖에 안 납니다. 오전 9시에 가서 MRI 찍고 다시 4시에 진료봤는데 굉장히 안 좋고 수술할 시기는 지났는데 일단 인대강화주산지 그거 맞고 효과는 반반이라더군요. 다시 얘기하자고. 그렇게 많이 기다렸는데 그 말이 끝…. ㅜㅜ 완전 절망이었죠. 1번, 5번 추간판 탈출에 3, 4, 5번 퇴행성 디스크…. 허리 나이가 한 55세 됐다는군요. 당장 수영 끊어서 안 하면 큰일 난다고…. 근데 움직일 수 있어야 운동도 하죠, 나 참…. 주사치료는 별로 효과가 없었어요. 그 담은 0000병원…. MRI 판독비를 10만 원이나 더 받고…. 이해가 안 감…. 신경성형술인가 먼저 하고 효과 없으면 제일 심한 수술인 척추 유합술을 하자고 하더군요. 뭐 별다른 설명도 없고…. 그렇게 유명한 사람도 아니고 해서 이번엔 000 척추병원을 찾아갔죠. 거기서도 척추유합술을 권하더군요. 뼈 3개가 다 안 좋아서 우선 조형술인가 그걸 먼저 하자 그래서 했는데 정말 아파 죽는 줄 알았습니다. 다리도 마비가 오는 거 같더라고요. 한 30분 내내 고함지른 기억밖에…. 정말 끔찍했고요. 결과는 4, 5번 디스크를 수술해야 한다는군요. 전화로 날짜 잡고 바로 수술해야 한다고 그러더군요. 정말 수술을 해야 되나 하는 생각에 비통했고 인터넷 검색 중 수술 없이 허리디스크 치료하는 방법이란 책을 사서 보게 되었는데 그 전에 읽었던 책과는 다르게 아주 자세하게 일상생활 습관에서부터 하나하나 상세히 설명이 되어 있었고 단숨에 책을 읽고 나서 정말 마지막이라는 생각으로 병원을 방문하게 되었습니다. OOO병원에서 수술하기 전에 비수술적인 치료를 받아 보자. 하지만 여기도 별거 있겠나 하는 생각이 들었습니다. 병원도 조그맣고 첫 진료에서 인상은 별로였는데(죄송해요 선생님….) 하시는 말씀이 여기서 낫게 해 줄 거다. 그렇지만 나도 노력해야 되고…. 만약에 2주 정도 치료받아 보고 호전이 없으면 다른 방법을 생각해 보라고 하셨어요. 첨에 치료를 받을 때는 제가 침을 좀 무서워해서 아프다고 생각했는데 그래도 수술보단 낫겠지 하는 생각으로 받았고요. 안산에서 고대까지 갈 때 지하철 타고 가는 것도 너무 힘들어서 나이 든 이모까지 같이 갔는데 치료받고 나오면서 몸이 한결 나은 걸 느끼고…. 점심까지 사 먹고 집으로 돌아왔습니다. 그리고 긴가민가하는 생각으로 몇 번 더 치료를 받았는데 믿기 어려울 정도로 차도가 있었고(참고로 저는 한의원도 정말 많이 갔었는데 전혀 차도가 없었거든요.) 생활에도 조금 활력이 돌아오는 것 같습니다. 무엇보다 좋았던 건 선생님이 침 놓으면서 잘 때 어떻게 자고 걸을 때는 어떻게 걷고 운동도 지금은 걷기만 하라고…. 정말 상세하게 신경 쓰셔서 상담해 주시는 걸 느낄 수 있었고요. 정말 노력해서 나아야겠구나하는 생각이 들었어요. 선생님이 쓰신 책 중에 디스크는 빨리 낫는 병은 아니지만 불치병도 아니라고 하신 말씀…. 정말 가슴속에 많이 와 닿았고요. 저는 오랜 세월 중 많이 포기하고 산 부분도 있어서 그렇게 신경 써 주시고 또 차도가 있고 하니까 정말 뭐라 드릴 말이 없더라고요. 직업이 비교적 자유로운 편이어서 그나마 일을 하고 있지 회사생활은 꿈도 못 꿨습니다. 여러 가지로 짜증이 나고 표는 안 나는데 허리가 아프면 움직이지 못하잖아요. 이건 허리를 아파 본 사람만 알 수 있을 겁니다. 많이 우울하고 하루의 대부분을 드러누워 있어야 되니 쇼핑이나 약속도 거의 안 하게 되고 집도 엉망이고…. 그러니 활력 있고 건강한 생활은 저와는 거리가 먼 얘기 것 같죠. ^^ 지금도 완치는 안 됐지만. 꾸준히 병원 가서 치료받고 긍정적으로 생각하고 운동도 하고 그러면서 점점 낫는 걸 느낄 수 있고요. 한의학이 위대하다는 생각도 들더라고요. 몸의 관절이 다 안 좋아서 몇 년 전에 팔이 안 올라가서 중국 가서 치료받고 괜찮았거든요. 얘기가 옆으로 샜는데…. ㅎㅎ 나한테 맞는 의사가 있을 거란 생각으로 여러 병원 거치다 저한테는 아픔제로 한의원 원장님의 치료방법이 정말 잘 맞았고요. 따스하게 격려 말씀

주신 게 많은 힘이 된 거 같습니다. 다른 데는 거의 의사들이 말을 많이 아끼잖아요. 그냥 오늘은 좀 어때요. 다음에 나오세요. 이 말이 거의 대부분이던데요. 지금은 원장님이 추천해 주신 근력강화운동도 열심히 하고 있습니다. 운동방법도 다 설명해 주시고…. 암튼 자세하게 신경을 많이 써 주십니다. 요통 사이트 보시는 분들에게 저는 원장님이 쓰신 책을 추천해드리고 싶습니다. 『디스크 걸린 한의사가 쓴 허리병, 허리디스크 치료하는 방법』. 이 책만 보고 자기 증상을 파악하고 운동만 꾸준히 해도 효과가 있을 거 같아요. 물론 책에도 수술해야만 하는 경우에 대해서도 나와 있어요. 여러 가지 상황에 대해 나와 있고 누구나 쉽게 읽을 수 있게 설명되어 있는 점이 좋은 거 같아요. 지금 일하는 중에 적어서 거의 두서가 없군요. 이번 주에 감기가 심하게 걸려서 원장님 병원에 못 갔습니다. 담주나 토요일이 돼야 갈 수 있을 것 같아요. 다시 한 번 감사드립니다. 저희 부모님도 원장님 한 번 뵙고 치료에 만족하시더라고요. ^ ^ 그럼….

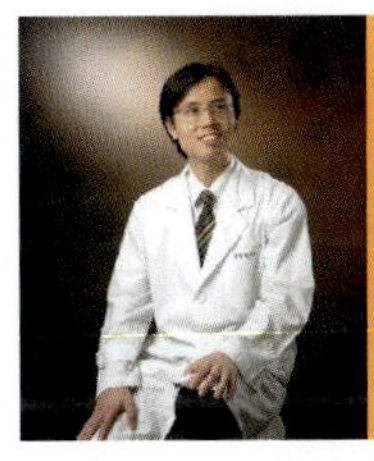

지은이
정재우 鄭在祐

▌1972년 경북 문경 출생
대구한의대학 한의과 졸업
前 대구 달서구 인곡(仁谷)한의원 원장
前 대구 남구 인곡(仁谷)한의원 원장
現 서울 (仁谷) 아픔제로 한의원 원장
－아픔제로 한의원
서울 서초구 서초동 1659-12번지 아치빌딩 2층
전화 0502-882-7582 / 02-3473-6688
홈페이지 www.painzero.co.kr

수술하지 않고
허리병, 허리디스크 치료하는 방법

초판 발행   2009년 4월 20일
초판 12쇄   2020년 2월 10일

지은이   정재우
펴낸이   채종준

펴낸곳   한국학술정보(주)
주소   경기도 파주시 회동길 230 (문발동)
전화   031 908 3181(대표)
팩스   031 908 3189
홈페이지   http://ebook.kstudy.com
E-mail   출판사업부 publish@kstudy.com
등록   제일산-115호(2000. 6. 19)

ISBN   978-89-534-1391-7 13510 (Paper Book)
         978-89-534-1392-4 18510 (e-Book)